Arzneimittelkompendium

Springer
*Berlin
Heidelberg
New York
Barcelona
Budapest
Hongkong
London
Mailand
Paris
Singapur
Tokio*

D. Schneider

Arzneimittel-
kompendium

für die praxisorientierte Pharmakotherapie

mit pharmakologisch-tabellarischen Übersichten
von D. Schneider und T. Bandorski

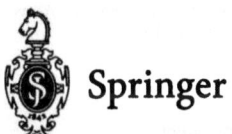

Dr. med. Detlev Schneider
Abteilung für Neurologie
Klinikum Krefeld
Lutherplatz 40

47805 Krefeld

e-mail: DSKrefeld@T-Online.de

ISBN-13: 978-3-540-64282-4 e-ISBN-13: 978-3-642-93585-5
DOI: 10.1007/978-3-642-93585-5

Die Deutsche Bibliothek – CIP-Einheitsaufnahme
Schneider, Detlev: Arzneimittelkompendium : für die praxisorientierte Pharmakotherapie / Detlev Schneider. Unter Mitarb. von D. Schneider ; T. Bandorski. - Berlin ; Heidelberg ; New York ; Barcelona ; Budapest ; Hongkong ; London ; Mailand ; Paris ; Santa Clara ; Singapur ; Tokio : Springer, 1998

Dieses Werk ist urheberrechtlich geschützt. Die dadurch begründeten Rechte, insbesondere die der Übersetzung, des Nachdrucks, des Vortrags, der Entnahme von Abbildungen und Tabellen, der Funksendung, der Mikroverfilmung oder der Vervielfältigung auf anderen Wegen und der Speicherung in Datenverarbeitungsanlagen, bleiben, auch bei nur auszugsweiser Verwertung, vorbehalten. Eine Vervielfältigung dieses Werkes oder von Teilen dieses Werkes ist auch im Einzelfall nur in den Grenzen der gesetzlichen Bestimmungen des Urheberrechtsgesetzes der Bundesrepublik Deutschland vom 9. September 1965 in der jeweils geltenden Fassung zulässig. Sie ist grundsätzlich vergütungspflichtig. Zuwiderhandlungen unterliegen den Strafbestimmungen des Urheberrechtsgesetzes.

© Springer-Verlag Berlin Heidelberg 1998

Die Wiedergabe von Gebrauchsnamen, Handelsnamen, Warenbezeichnungen usw. in diesem Werk berechtigt auch ohne besondere Kennzeichnung nicht zu der Annahme, daß solche Namen im Sinne der Warenzeichen- und Markenschutz-Gesetzgebung als frei zu betrachten wären und daher von jedermann benutzt werden dürften.

Produkthaftung: Für Angaben über Dosierungsanweisungen und Applikationsformen kann vom Verlag keine Gewähr übernommen werden. Derartige Angaben müssen vom jeweiligen Anwender im Einzelfall anhand anderer Literaturstellen auf ihre Richtigkeit überprüft werden.

Umschlaggestaltung: Design & Production, Heidelberg
Satz: Camera ready-Vorlage des Autors
SPIN: 10674306   9/3134 – 5 4 3 2 1 0 – Gedruckt auf säurefreiem Papier

Vorwort des Autors

Die Idee zu diesem Arzneimittelkompendium entstand während der klinischen Ausbildung am Ende des Studiums. Es soll einen Überblick über die schier grenzenlose Zahl von Wirkstoffen, den zugehörigen Handelsnamen und deren Dosierungsempfehlungen geben. Die alphabetische, tabellarische Darstellung und die Verschlüsselung nach dem ATC-Code ermöglichen hierbei einen raschen Zugriff auf einzelne Wirkstoffe und ganze Wirkstoffgruppen, die zeitaufwendiges Nachschlagen in entsprechender Fachliteratur erspart. Auf der jeweils rechten Seite der Tabelle finden Sie in komprimierter Form die wesentlichen klinisch relevanten Angaben zu Indikation, Wirkungsmechanismus/spektrum, Pharmakokinetik, Serumspiegel, Nebenwirkungen, Kontraindikationen, Wechselwirkungen und z.T. Intoxikationen.

Im Anhang finden sich zahlreiche praktikable pharmakologische Tabellen, die die wesentlichen klinischen Sachverhalte einiger Präparate unter speziellen Bedingungen übersichtlich darstellen.

Im Laufe der Zeit entstand ein umfassendes Nachschlagewerk für die tägliche klinische Praxis. Es umfaßt die wesentlichen 500 am häufigsten benötigten Monopräparate und ca. 1000 Handelsnamen mit den entsprechenden Applikationsformen, aufgrund dessen es der Mehrzahl der ärztlichen Arzneiverordnungen aller Fachbereiche gerecht wird. Zudem wurden Präparate zur antibiotischen Therapie, zur aktuellen HIV-Therapie und zur onkologischen Chemotherapie berücksichtigt, um weniger häufig angewandte, jedoch klinisch wichtige Arzneimittel in ihrem Wirkung- und Nebenwirkungsprofil darzustellen.

Mit Hilfe dieses Taschenbuches kann durch die Kompaktheit und Übersichtlichkeit bereits Erlerntes rasch rekapituliert werden, ohne daß aufwendiges Bücherstudium erforderlich ist. Zudem ist es jederzeit zur Hand, da es gut in jede Kitteltasche paßt.

Besonderen Dank bei der Erstellung des Arzneimittelkompendiums gebührt neben meinem Vater Dr. med. Dietrich Schneider, Facharzt für Innere Medizin in Battenberg/Eder, Prof. Dr. med. R. Besser, Direktor der Neurologie am Klinikum Krefeld, Dr. med. M. Kerschensteiner, Chefarzt der Neurologie am Kreiskrankenhaus in Siegen auch zahlreichen ärztlichen Kollegen, die ihre eigene umfassende klinische Erfahrung mit einbrachten und mir zahlreiche Tips und Anregungen gaben.

An dieser Stelle möchte ich auch Herrn Helmut Schröder und den Mitarbeitern vom Bundesverband der AOK, die bei der Zuteilung der ATC-Codes und der Erstellung der Stoffgruppenübersicht tatkräftige Unterstützung leisteten, für ihre Mitarbeit danken.

Für die Mitarbeit bei der Zusammenstellung der pharmakologischen Tabellen danke ich ganz besonders Dr. med. Thomas Bandorski, aus der Abteilung für Allgemeinchirurgie der Philipps-Universität Marburg.

Ich hoffe, dem praktizierenden Kollegen und Studenten mit diesem Arzneimittelkompendium eine praktische Hilfestellung bei der alltäglichen Arbeit und Verordnung von Medikamenten geben zu können.

Dr. med. Detlev Schneider

Krefeld, den 31. Januar 1998

Inhaltsverzeichnis

Stoffgruppengliederung nach dem ATC-Code 1

Handelsnamenregister nach ATC-Code geordnet 8

Tabellarische Darstellung der Wirkstoffe
in alphabetischer Reihenfolge 38

Pharmakologische Tabellen 307
Antibiotika (Stoffgruppen/Wirkungsmechanismus) 308
Antiepileptika 311
Benzodiazepine 312
Eradikation bei HP-Befall und GIT-Ulcus 313
Giftinformationszentralen 314
Insulintherapie 316
Medikamentendosierung bei Kindern 320
Medikamentendosierung bei Leberinsuffizienz 322
Medikamentendosierung bei Niereninsuffizienz 323
Medikamentendosierung über Perfusoren 328
Medikamente in der Schwangerschaft und Stillzeit 330
Neuroleptika 336
Notfallmedikamente im Kindesalter 337
Opioide 338
Parkinsonmittel 339
Schlafstörungen und deren Therapie 340
Schlafmittelvergiftung 341
Schmerztherapie 342
Steroide 343

Therapeutische Serumspiegel von Medikamenten 344
Tumormarker 346
Wechselwirkungen mit Phenprocoumon 348

Handelsregister in alphabetischer Reihenfolge 351

Literaturverzeichnis 385

Labornormalwerte für Erwachsene 388

Abkürzungsverzeichnis:

3TC:	Lamivudin
ACE-Hemmer:	Angiotensin-converting Enzymhemmer
AFP:	Alpha-Fetoprotein
ALS:	amyotrophe Lateralsklerose
Amp.:	Ampulle
Äquivalenzdosis:	entspricht 10 mg Diazepam
AT:	Augentropfen
AZT:	Azidothymidin, Zidovudin
BB:	Blutbild
CBZ:	Carbamazepin
CEA:	Carcino-embryonales Antigen
COLD:	chronisch obstruktive Lungenerkrankungen
d:	Tage
DDC:	Dideoxycytidin, Zalcitabin
DDI:	Dieoxyinosin, Didanosin
DM:	Diabetes mellitus
EMD:	Encephalomyelitis disseminata (MS)
EPM:	extrapyramidal motorische Symptome
Erw.:	Erwachsene
GBS:	Guillain-Barré-Syndrom
GIT:	gastrointestinale Beschwerden
Gneg:	Gram-positive Bakterien
Gpos:	Gram-negative Bakterien
h:	Stunden
HCG:	Choriongonadotropin
HF:	Herzfrequenz
HI:	Hinweise/Herzinfarkt
HOPS:	hirnorganisches Psychosyndrom
HRST:	Herzrhythmusstörungen
HWZ:	biologische Halbwertszeit
HZV:	Herzzeitvolumen
I:	Indikation
Inf.Fl.:	Infusionsflaschen mit Trockensubstanz
ISA:	partiell agonistische Aktivität
	(= PAA oder ISA)
J.:	Jahre
LJ:	Lebensjahr
Lsg.:	Lösung
KHK:	koronare Herzkrankheit
KI:	Kontraindikationen
KK:	Kleinkinder

Kps.:	Kapseln
KS:	Kopfschmerzen
MAK:	Mikrosomale Antikörper
MAO:	Monoaminooxidasehemmer
MCA:	Mucin-like Carcinoma-associated Antigen
min.:	Minuten
Mo:	Monate
NSA:	nichtsteoridale Antiphlogistika
NSE:	Neuronen-spezifische Enolase
NW:	Nebenwirkungen
PAP:	Prostata-spezifisch saure Phosphatase
pAVK:	periphere arterielle Verschlußkrankheit
PCP:	Primäre chronische Polyarthritis
PK:	Pharmakokinetik
PNP:	Polyneuropathie
PSA:	Prostata spezifisches Antigen
RR:	Blutdruck
S:	Säugling
SCC:	Squamous cell carcinoma Antigen
SHT:	Schädelhirntrauma
SK:	Schulkinder
s.l.:	sublingual
SS:	Schwangerschaft
subl.:	sublingual
Supp.:	Suppositorien
Susp.:	Suspension
SV:	supraventrikulär
TAK:	Thyreoglobulin Antikörper
Tbl.:	Tabletten
tgl.:	täglich
TPA:	tissue polypeptide antigen
Trpf.:	Tropfen
U40:	40 I.E. Insulin/ml
U100:	100 I.E. Insulin/ml
VHF:	Vorhofflimmern
WI:	Wirkungsmechanismus
Wo:	Wochen
WW:	Wechselwirkungen
ZNS:	Zentrales Nervensystem

Erläuterungen:

Allgemeiner Aufbau der tabellarischen Darstellung:

Wirkstoffe	Alphabetische Auflistung der Handelsnamen mit den entsprechend verfügbaren Handelsformen (erste Angabe = Tablettendosis, dann: Kps., Lsg., Trpf., Supp., Susp., Amp, Inj.Fl. je in mg/µg bzw. ml) [alle: die Angaben in Klammern beziehen sich auf alle zuvor aufgelisteten Handelsnamen] <u>DOSIERUNG:</u> Dosierungsangaben sind unterteilt in: akut: i.v.: p.o.: cutan: ggf. zu einzelnen Krankheitsbildern separat aufgeführte Dosierungsangaben <div align="right">Maximaldosierungen/Tag</div>

Ein Tip zur Benutzung:

Die unvermeidlich auftretenden Freiräume am unteren Rand jeder Seite sollte der Leser nutzen, um eigene Erfahrungen zu notieren, und die bestehenden Informationen so zu ergänzen.

I: Indikationen

Spektrum: Angabe des Erreger-Wirkungsspektrums bei Antibiotika/Chemotherapeutika

WI: Wirkungsmechanismus (Wirkstoffart/-gruppe, Wirkungsort, Wirkungsart und -mechanismus, aktive Metabolite, Äquivalenzdosen)

PK: Pharmakokinetik (Resorptionsquote, Bioverfügbarkeit nach p.o.-Gabe, max. Plasmakonzentrationen, HWZ, Wirkungsmaximum, Wirkungsdauer, Metabolismus, Eliminationswege)

NW: Nebenwirkungen

HI: allgemeine Hinweise (u.a. Plasmaspiegel einzelner Präparate, Tips und Tricks bei der Verordnung/Anwendung)

KI: Kontraindikationen

WW: Wechselwirkungen mit anderen Medikamenten/Stoffen

SS: besondere Hinweise beim Einsatz während der Schwangerschaft

CAVE: Gefahrenhinweise

Intoxikationen: Angaben zur Klinik und Therapie von Intoxikationen

Der ATC-Code

Anatomisch-therapeutisch-chemische Klassifikation für den deutschen Arzneimittelmarkt

ATC-Klassifikation nach WHO-Empfehlungen

Das anatomisch-therapeutisch-chemische Klassifikationssystem (ATC-System) der Weltgesundheitsorganisation (WHO) wird als wesentliche methodische Grundlage für die Erfassung des Arzneimittelverbrauchs im Rahmen des GKV-Arzneimittelindex verwendet. Erstmals wurde der ATC-Code 1976 durch den Nordic Council on Medicines als Methode für Studien über den Arzneimittelverbrauch in Skandinavien eingesetzt. 1981 hat die Weltgesundheitsorganisation die Methode der ATC-Klassifikation allgemein für internationale Arzneimittelverbrauchsstudien empfohlen.

Struktur des ATC-Systems

Die Klassifikation des ATC-Systems beruht grundsätzlich auf der "Anatomical Classification" (AC-System), das durch die European Pharmaceutical Market Research Association und die International Pharmaceutical Market Research Group entwickelt wurde. In dem AC-System werden Arzneimittel in Gruppen mit drei verschiedenen Ebenen klassifiziert. Die erste Ebene besteht aus 14 Hauptgruppen mit jeweils zwei therapeutischen Untergruppen in der zweiten und dritten Ebene. Dieses AC-System hat die erste skandinavische Arbeitsgruppe am norwegischen Medizinaldepot durch Einführung einer therapeutischen Untergruppe in der vierten Ebene und einer Wirkstoffgruppe in der fünften Ebene zu der fünfstufigen Klassifikation des ATC-Systems erweitert. Im folgenden soll die Struktur der ATC-Codierungen am Beispiel der Herzglykoside aus der kardiovaskulären Gruppe illustriert werden:

1. Ebene:	Anatomische ATC-Hauptklasse C	– Kardiovaskuläres System
2. Ebene:	Therapeutische Hauptgruppe C01	– Herztherapie
3. Ebene:	Pharmakologische Hauptgruppe C01A	– Herzglykoside
4. Ebene:	Chemisch-therapeutische Untergruppe C01AA	– Digitalisglykoside
5. Ebene:	Chemische Substanz C01AA01	– Acetyldigitoxin

Mit dieser Methode erhalten alle Monopräparate von Acetyldigitoxin den ATC-Code C01AA01. Eine derartige Klassifikation beinhaltet nicht notwendigerweise alle therapeutischen Anwendungsmöglichkeiten eines Wirkstoffes. Unter bestimmten Bedingungen können daher mehrere ATC-Codierungen für einen Wirkstoff vergeben werden.

Hauptprinzipien für die ATC-Klassifikation von Arzneimitteln

Arzneimittel werden gemäß ihrer therapeutischen Hauptindikation klassifiziert. Grundsätzlich wird für jede Darreichungsform eines bestimmten Fertigarzneimittels nur ein einziger ATC-Code vergeben. Ein Arzneimittel kann jedoch auch für zwei oder mehrere gleich bedeutsame therapeutische Indikationen eingesetzt werden. Die wesentliche therapeutische Anwendung kann sich in verschiedenen Ländern auch unterscheiden. Daraus resultieren oft verschiedene Klassifikationsalternativen. Solche Arzneimittel erhalten üblicherweise nur einen ATC-Code, wobei die Hauptindikation auf der Grundlage der verfügbaren Literatur festgelegt wird. Gegebenenfalls werden bei solchen Arzneimitteln Querverweise auf andere therapeutische Anwendungen gegeben.

Ein pharmakologischer Wirkstoff kann unter mehreren ATC-Codierungen klassifiziert werden, wenn er in verschiedenen Arzneiformen mit klar abgegrenzten therapeutischen Anwendungen zur Verfügung steht. So werden zum Beispiel bestimmte Sexualhormone in normalen Dosierungen mit dem ATC-Code G03 bei Sexualhormonen und Modulatoren des Genitalsystems klassifiziert, dagegen in höheren Dosierungen unter dem ATC-Code L02 bei der endokrinen Tumortherapie.

Mit der erstmaligen Integration des ATC-Codes in ein pharmakologisches Nachschlagewerk für die Praxis soll diese Arzneimittelverschlüsselung erstmals der breiteren Öffentlichkeit vorgestellt werden. Ziel soll es sein, die Praktikabilität des ATC-Klassifikationssystem darzustellen, und es als Standart zu etablieren. Wir verbinden dies mit der Hoffnung, Hinweise und Anregungen für die zukünftigen Entwicklungen zu erhalten.

Wissenschaftliche Leitung: Prof. Dr. med. Ulrich Schwabe (Pharmakologisches Institut der Universität Heidelberg) und Mitarbeit von: Uwe Fricke, Judith Günther, Björn Lemmer, Martin J. Lohse, Klaus Mengel, Gerhard Schmidt und Hasso Scholz

Herausgeber: Wissenschaftliches Institut der AOK (WIdO), Kortrijker Straße 1 in 53177 Bonn

Stoffgruppengliederung nach dem ATC-Code

ATC-Code	BEDEUTUNG
A	**Verdauungstrakt und Stoffwechsel**
A01	Stomatologische Präparate
A02	Antacida, Ulkustherapeutika und Carminativa
A03	Spasmolytika, Anticholinergika und Prokinetika
A04	Antiemetika
A05	Gallen- und Lebertherapeutika
A06	Laxantien
A07	Antidiarrhoika und intestinale Antiinfektiva
A08	Abmagerungsmittel (ohne Diätetika)
A09	Digestiva, incl. Enzyme
A10	Antidiabetika
A11	Vitamine
A12	Mineralstoffe
A13	Tonika
A14	Anabolika, systemisch
A15	Appetitstimulierende Präparate
A16	Andere Präparate des Verdauungstraktes und Stoffwechsels
B	**Blut und blutbildende Organe**
B01	Antikoagulantien
B02	Antihämorrhagika
B03	Antianämika
B05	Plasmaersatzmittel und Infusionslösungen
B06	Andere Hämatologika
C	**Cardiovaskuläres System**
C01	Herztherapie
C02	Antihypertonika

C03	Diuretika
C04	Periphere Vasodilatatoren
C05	Vasoprotektoren
C06	Sonstige Herz- und Kreislaufpräparate
C07	Betarezeptorenblocker
C08	Calciumkanalblocker
C09	Hemmstoffe des Renin-Angiotensin-Systems
C10	Lipidsenkende Mittel
D	**Dermatologika**
D01	Dermatologische Antimykotika, topisch
D02	Emollentia und Hautschutzmittel
D03	Wundbehandlungsmittel
D04	Antipruriginosa, incl. topische Antihistaminika, Anästhetika etc.
D05	Antipsoriatika
D06	Topische Antibiotika und Chemotherapeutika
D07	Topische Corticosteroide
D08	Dermatologische Antiseptika und Desinfizientia
D09	Arzneistoffhaltige Verbandmittel
D10	Aknemittel
D11	Andere Dermatika
G	**Urogenitalsystem und Sexualhormone**
G01	Gynäkologische Antiinfektiva und Antiseptika
G02	Andere Gynäkologika
G03	Sexualhormone und Modulatoren des Genitalsystems
G04	Urologika
H	**Systemische Hormonpräparate exclusive Sexualhormone**
H01	Hypophysen- und hypothalamische Hormone sowie Analoga
H02	Corticosteroide, systemisch

H03	Schilddrüsentherapeutika
H04	Pankreas-Hormone
H05	Calciumstoffwechsel
J	**Allgemeine Antiinfektiva, systemisch**
J01	Systemische Antibiotika
J02	Systemische Antimykotika
J04	Antimykobakterielle Pharmaka
J05	Systemische antivirale Mittel
J06	Immunseren und Immunglobuline
J07	Impfstoffe
L	**Antineoplastische und immunsuppressive Mittel**
L01	Antineoplastische Mittel
L02	Endokrine Therapie
L03	Immunmodulierende Substanzen
L04	Immunsuppressiva
M	**Muskel- und Skelettsystem**
M01	Antiphlogistika und Antirheumatika
M02	Topische Antirheumatika
M03	Muskelrelaxantien
M04	Gichtmittel
M05	Mittel zur Behandlung von Knochenkrankheiten
M09	Andere Mittel gegen Störungen des Bewegungsapparates
N	**Zentrales Nervensystem**
N01	Anästhetika
N02	Analgetika
N03	Antiepileptika
N04	Antiparkinsonmittel
N05	Psychopharmaka

N06	Psychoanaleptika
N07	Andere Mittel für das Nervensystem
P	**Antiparasitäre Mittel**
P01	Mittel gegen Amöbiasis und andere Protozoenkrankheiten
P02	Anthelmintika
P03	Ektoparasitizide, incl. Antiscabiosa
R	**Respirationssystem**
R01	Rhinologika
R02	Halsschmerzmittel
R03	Antiasthmatika
R04	Brusteinreibungen und sonstige Inhalate
R05	Husten- und Erkältungspräparate
R06	Systemische Antihistaminika des Respirationssystems
R07	Sonstige Präparate für das Respirationssystem
S	**Sinnesorgane**
S01	Ophthalmologika
S02	Otologika
S03	Kombinierte Ophthalmologika/Otologika
V	**Verschiedenes**
V01	Allergene
V03	Alle übrigen therapeutischen Präparate
V04	Diagnostika
V05	Chirurgische Antiseptika
V06	Allgemeine Diätetika
V07	Alle übrigen nichttherapeutischen Präparate
V08	Kontrastmittel
V09	Radioaktive Diagnostika
V10	Radioaktive Therapeutika
V20	Wundverband

Handelsnamen nach dem ATC-Code geordnet

ATC-Code	Handelsname	Präparat
A01AA01	Fluoretten®	Natriumfluorid
A01AA01	Zymafluor®	Natriumfluorid
A01AB04	Ampho Moronal®	Amphotericin B
A01AB09	Daktar®	Miconazol
A01AC01	Volon®	Triamcinolon
A01AD01	Suprarenin®	Adrenalin, Epinephrin
A01AD15	Bepanthen®	Panthothensäure
A02AB02	Aludrox®	Alluminiumhydroxid
A02AB02	Antacidum OPT®	Alluminiumhydroxid
A02AB02	Maaloxan®	Alluminiumhydroxid
A02AB02	Progastrit®	Alluminiumhydroxid
A02AB02	Trigastil®	Alluminiumhydroxid
A02AD02	Marax®	Magaldrat
A02AD02	Riopan®	Magaldrat
A02AD05	Simagel®	Almasilat
A02AH01	Natriumhydrogencarbonat®	$NaHCO_3$
A02BA01	Altramet®	Cimetidin
A02BA01	Azucimet®	Cimetidin
A02BA01	Cimebeta®	Cimetidin
A02BA01	Cimehexal®	Cimetidin
A02BA01	Cimet®	Cimetidin
A02BA01	Cimetidin-Heumann®	Cimetidin
A02BA01	CimLich®	Cimetidin
A02BA01	H2-Blocker-rat.®	Cimetidin
A02BA01	Tagamet®	Cimetidin
A02BA02	Ranitic®	Ranitidin
A02BA02	Ranitidin-rat.®	Ranitidin
A02BA02	Sostril®	Ranitidin

ATC-Code	Handelsname	Präparat
A02BA02	Ulcocur®	Ranitidin
A02BA02	Zantic®	Ranitidin
A02BA03	Ganor®	Famotidin
A02BA03	Pepdul®	Famotidin
A02BA04	Gastrax®	Nizatidin
A02BA04	Nizax®	Nizatidin
A02BB01	Cytotec®	Misoprostol
A02BC01	Antra®	Omeprazol
A02BC01	Gastroloc®	Omeprazol
A02BC02	Pantozol®	Pantoprazol
A02BC02	Rifun®	Pantoprazol
A02BC03	Agopton®	Lansoprazol
A02BX02	Ulcogant®	Sucralfat
A02BX03	Ulcoprotect®	Pirencepin
A02BX03	Gastricur®	Pirenzepin
A02BX03	Gastrozepin®	Pirenzepin
A02BX03	Pirenzepin-rat.®	Pirenzepin
A02DA01	Elugan®	Simethicon
A02DA01	Espumisan®	Simethicon
A02DA01	Lefax®	Simethicon
A02DA01	Sab Simplex®	Simethicon
A03BA01	Atropin sulfuricum®	Atropin
A03BA01	Atropinsulfat®	Atropin
A03BB01	BS-ratiopharm®	Butylscopolamin
A03BB01	Buscopan®	Butylscopolamin
A03DA02	Baralgin®	Metamizol
A03FA01	Gastrosil®	Metoclopramid
A03FA01	MCP-rat.®	Metoclopramid
A03FA01	Paspertin®	Metoclopramid
A03FA02	Alimix®	Cisaprid
A03FA02	Propulsin®	Cisaprid
A03FA03	Motilium®	Domperidon

ATC-Code	Handelsname	Präparat
A03FA05	Vergentan®	Alizaprid
A03FA07	Panthenol®	Dexpanthenol
A03FA07	Bepanthen®	Panthothensäure
A04AA01	Zofran®	Ondansetron
A04AB02	Vertigo-Vomex S®	Dimenhydrinat
A04AB02	Vomacur®	Dimenhydrinat
A04AB02	Vomex A®	Dimenhydrinat
A04AD06	Psyquil®	Triflupromazin
A04AD07	Aequamen®	Betahistin
A04AD07	Vasomotal®	Betahistin
A05AA02	Ursofalk®	Ursodesoxycholsäure
A06AA51	Agarol®	Paraffin + Phenolphthalein
A06AB02	Laxbene®	Bisacodyl
A06AB02	Laxoberal®	Bisacodyl
A06AC01	Plantocur®	Flohsamenschalen
A06AC01	Agiolax®	Plantago-Samen
A06AD11	Bifideral®	Lactulose
A06AD11	Eugalac®	Lactulose
A06AD11	Lactofalk®	Lactulose
A06AG02	Laxbene®	Bisacodyl
A06AG02	Laxoberal®	Bisacodyl
A06AX02	Natriumhydrogencarbonat®	$NaHCO_3$
A07AA02	Adiclair®	Nystatin
A07AA02	Biofanal®	Nystatin
A07AA02	Moronal®	Nystatin
A07AA02	Nystatin Lederle®	Nystatin
A07AB04	Pantolax®	Succinylbicholin
A07AC01	Daktar®	Miconazol
A07DA03	Azuperamid®	Loperamid
A07DA03	Imodium®	Loperamid
A07DA03	Lopedium®	Loperamid
A07DA03	Loperamid-rat.®	Loperamid

ATC-Code	Handelsname	Präparat
A07EC01	Colo-Pleon®	Sulfazosulfapyridin
A07EC01	Azulfidine®	Salazosulfapyridin/Sulfa-salazin
A07EC02	Salofalk®	Mesalazin = 5-Aminosalicylsäure
A09AA02	Kreon®	Pankreatin
A09AA02	Pankreon®	Pankreatin
A09AA02	Paspertase®	Pankreatin
A10AB	H-Insulin Hoechst®	Insulin (normal)
A10AB	Humaninsulin Lilly®	Insulin (normal)
A10AB	Insulin Actrapid HM®	Insulin (normal)
A10AB	Novo-Nordisk®	Insulin (normal)
A10AC	Depot-H15-Insulin®	Insulin (misch)
A10AC	Depot-H-Insulin®	Insulin (misch)
A10AC	Humaninsulin Profil I-III®	Insulin (misch)
A10AC	Insulin Mixtard Human®	Insulin (misch)
A10AC	Komb-H-Insulin Hoechst®	Insulin (misch)
A10AD	Insulin Ultratard HM®	Insulin (lang)
A10AD	Basal-H-Insulin Hoechst®	Insulin (verzögert)
A10AD	Berlinsulin H Basal®	Insulin (verzögert)
A10AD	Humaninsulin Basal®	Insulin (verzögert)
A10AD	Insulin Protaphan HM®	Insulin (verzögert)
A10BA02	Glucophage®	Metformin
A10BA02	Mediabet®	Metformin
A10BA02	Mescorit®	Metformin
A10BB01	Duraglucon®	Glibenclamid
A10BB01	Euglucon®	Glibenclamid
A10BB01	Glibenhexal®	Glibenclamid
A10BB01	Glucoreduct®	Glibenclamid
A10BB01	Glucovital®	Glibenclamid
A10BB01	Maninil®	Glibenclamid
A10BB12	Amaryl®	Glimepirid
A10BF01	Glucobay®	Acarbose
A10CA02	Proglicem®	Diazoxid

ATC-Code	Handelsname	Präparat
A11CC04	Rocaltrol®	Calcitriol
A11CC05	Vigantol®	Colecalciferol
A11CC05	Vigantoletten®	Colecalciferol
A11DA01	Aneurin AS®	Thiamin
A11DA01	Vitamin-B1®	Thiamin
A11DA01	Betabion®	Vitamin B1
A11DB	Milgamma®	Vitamin B-Komplex
A11DB	Milgamma N®	Vitamin B-Komplex
A11HA02	Benandion®	Pyridoxin
A11HA02	Hexobion®	Pyridoxin
A11HA02	Vitamin-B6-rat.®	Pyridoxin
A11HA03	Evion®	Tocopherol
A11HA03	Evit®	Tocopherol
A11HA03	Vitamin E Stada®	Tocopherol
A11HA03	Vitamin-E®	Tocopherol
A11HA30	Panthenol®	Dexpanthenol
A12BA01	Kalinor®	Kaliumchlorid
A12BA01	Kaliumchlorid Braun®	Kaliumchlorid
A12BA01	Kalium-Duriles®	Kaliumchlorid
A12BA01	Rekawan®	Kaliumchlorid
A12BA04	Kalinor-Brause®	KHCO3
A12CD01	Ossin®	Natriumfluorid
B01AA03	Coumadin®	Wafarin-Natrium
B01AA04	Marcumar®	Phenprocoumon
B01AB01	Liquemin®	Heparin
B01AB01	Thrombophob®	Heparin
B01AB04	Fragmin®	Dalteparin-Na
B01AB06	Fraxiparin®	Nadroparin-Calcium
B01AB13	Embolex NM®	Cetoparin-Natrium
B01AB13	Mono-Embolex multi®	Cetoparin-Natrium
B01AB13	Mono-Embolex NM®	Cetoparin-Natrium
B01AB13	Fragmin®	Dalteparin-Na

ATC-Code	Handelsname	Präparat
B01AB13	Fraxiparin®	Nadroparin-Calcium
B01AC05	Tiklyd®	Ticlopidin
B01AC06	Aspirin®	Acetylsalicylsäure
B01AC06	Godamed®	Acetylsalicylsäure
B01AC07	Persantin®	Dipyridamol
B01AD01	Streptase®	Streptokinase
B01AD02	Actilyse®	Rt-PA, Alteplase
B01BD01	Prothromplex S-TIM®	PPSB-Konzentrat
B02BA01	Konakion®	Phytomenadion
B02BC09	Suprarenin®	Adrenalin, Epinephrin
B03AA03	Ferrum Verla®	Eisen II-Gluconat
B03AA03	Löferon®	Eisen II-Gluconat
B03AA03	Ferrlecit®	Eisen-II-Gluconat
B03AA05	Ferro 66®	Eisen II-Chlorid
B03AA06	Ferrlecit 2®	Eisen-II-Succinat
B03AA07	Eryfer 100®	Eisen II-Sulfat
B03AA07	Ferro sanol/duodenal®	Eisen II-Sulfat
B03AA07	Plastufer®	Eisen II-Sulfat
B03AA07	Vitaferro®	Eisen II-Sulfat
B03AA57	Ferro-Folsan®	Eisen II-Sulfat + Folsäure
B03AA57	Hämatopan F®	Eisen II-Sulfat + Folsäure
B03AA57	Plastulen N®	Eisen II-Sulfat + Folsäure
B03BA01	Aquo-Cytobion®	Cobalamin
B03BA01	B12-Steigerwald®	Cobalamin
B03BA01	Cytobion®	Cobalamin
B03BA01	Vitamin-B12-rat.®	Cobalamin
B03XA01	Erypo®	Erythropoetin
B03XA01	Recormon®	Erythropoetin/Epoetin beta
B05AA01	Human Albumin 5%®	Humanalbumin
B05AA05	Promit®	Dextran 1
B05AA05	Rheomakrodex®	Dextran 40
B05AA05	Makrodex®	Dextran 60

ATC-Code	Handelsname	Präparat
B05AA08	HAES-Steril 10%®	Hydroxyäthylstärke
B05BB01	ADDEL®	E-Lyte-Lsg.
B05BC01	Mannit®	Mannitol
C01AA02	β-Acetyldigoxin-rat.®	Beta-Acetyldigoxin
C01AA02	Digostada®	Beta-Acetyldigoxin
C01AA02	Digotab®	Beta-Acetyldigoxin
C01AA02	Novodigal®	Beta-Acetyldigoxin
C01AA02	Stillacor®	Beta-Acetyldigoxin
C01AA04	Digimerck®	Digitoxin
C01AA04	Digitoxin AWD®	Digitoxin
C01AA04	Digitoxin Didier®	Digitoxin
C01AA05	Digacin®	Digoxin
C01AA05	Dilanacin®	Digoxin
C01AA05	Lanicor®	Digoxin
C01AA08	Lanitop®	Methyldigoxin
C01BA03	Rythmodul®	Disopyramid
C01BA05	Gilurytmal®	Ajmalin
C01BA51	Cordichin®	Verapamil + Chinidin
C01BB01	Xylocain®	Lidocain
C01BB02	Mexitil®	Mexiletin
C01BC03	Rytmonorm®	Propafenon
C01BC04	Tambocor®	Flecainid
C01BD01	Cordarex®	Amiodaron
C01BX01	Itrop®	Ipratropiumbromid
C01BX02	Alupent®	Orciprenalin
C01CA01	Effortil®	Etilefrin
C01CA01	Thomasin®	Etilefrin
C01CA03	Suprarenin®	Adrenalin, Epinephrin
C01CA03	Arterenol®	Noradrenalin
C01CA04	Dopamin Giulini®	Dopamin
C01CA05	Novadral®	Norfenefrin
C01CA07	Dobutamin AWD®	Dobutamin

ATC-Code	Handelsname	Präparat
C01CA07	Dobutamin Giulini®	Dobutamin
C01CA07	Dobutamin Hexal®	Dobutamin
C01CA07	Dobutamin Solvay®	Dobutamin
C01CA07	Dobutamin-rat.®	Dobutamin
C01CA07	Dobutrex®	Dobutamin
C01CA17	Gutron®	Midodrin
C01CA24	Suprarenin®	Adrenalin, Epinephrin
C01CB04	Carnigen®	Oxilofrin
C01DA02	Glycerosteril®	Glycerol
C01DA02	Nitrolingual®	Glyceroltrinitrat
C01DA02	Corangin Nitro®	Nitroglycerin
C01DA02	Nitrangin Isis®	Nitroglycerin
C01DA02	Nitrangin liquidum®	Nitroglycerin
C01DA02	Nitro Mack®	Nitroglycerin
C01DA02	Nitroderm®	Nitroglycerin
C01DA02	Nitro-Pohl®	Nitroglycerin
C01DA05	Pentalong®	Pentaerythrityltetranitrat
C01DA08	Duranitrat®	Isosorbiddinitrat
C01DA08	ISDN rat.®	Isosorbiddinitrat
C01DA08	ISDN Riker®	Isosorbiddinitrat
C01DA08	ISDN Stada®	Isosorbiddinitrat
C01DA08	ISDN von ct®	Isosorbiddinitrat
C01DA08	Iso Mack®	Isosorbiddinitrat
C01DA08	Isoket®	Isosorbiddinitrat
C01DA08	Isostenase®	Isosorbiddinitrat
C01DA08	Nitrosorbon®	Isosorbiddinitrat
C01DA14	Coleb®	Isosorbidmononitrat
C01DA14	Corangin®	Isosorbidmononitrat
C01DA14	Elantan®	Isosorbidmononitrat
C01DA14	IS 5 mono-rat.®	Isosorbidmononitrat
C01DA14	Ismo®	Isosorbidmononitrat
C01DA14	Isomonit®	Isosorbidmononitrat

ATC-Code	Handelsname	Präparat
C01DA14	Mono Mack®	Isosorbidmononitrat
C01DA14	Monoclair®	Isosorbidmononitrat
C01DA14	Monolong®	Isosorbidmononitrat
C01DA14	Monostenase®	Isosorbidmononitrat
C01DA14	Olicard®	Isosorbidmononitrat
C01DX11	Rocornal®	Trapidil
C01DX12	Corvaton®	Molsidomin
C01DX12	Molsidomin Heumann®	Molsidomin
C01DX12	Molsihexal®	Molsidomin
C01DX21	Persantin®	Dipyridamol
C01EA01	Prostavasin®	Alprostadil
C01EB71	Natriumhydrogencarbonat®	$NaHCO_3$
C02AA02	Serpasil®	Reserpin
C02AC01	Catapressan®	Clonidin
C02AC01	Clonidin-rat.®	Clonidin
C02AC01	Haemiton®	Clonidin
C02AC05	Cynt®	Moxonidin
C02AC05	Physiotens®	Moxonidin
C02CA01	Eurex®	Prazosin
C02CA01	Minipress®	Prazosin
C02CA01	Prazosin-rat.®	Prazosin
C02CA04	Cardular®	Doxazosin
C02CA04	Diblocin®	Doxazosin
C02CA05	Heitrin®	Terazosin
C02CA06	Ebrantil®	Urapidil
C02CA07	Andante®	Bunazosin
C02CC02	Ismelin®	Guanethidin
C02DB01	Depressan®	Dihydralazin
C02DB01	Nepresol®	Dihydralazin
C02DD01	Nipruss®	Nitroprussid-Na
C02LA01	Briserin N®	Clopamid, Reserpin
C03AA03	Esidrix®	Hydrochlorothiazid

ATC-Code	Handelsname	Präparat
C03BA04	Hygroton®	Chlortalidon
C03BA10	Aquaphor®	Xipamid
C03CA01	Furo von ct®	Furosemid
C03CA01	Furorese®	Furosemid
C03CA01	Furosemid®	Furosemid
C03CA01	Lasix®	Furosemid
C03CA01	Ödemase®	Furosemid
C03CA03	Arelix®	Piretanid
C03CA04	Torem®	Torasemid
C03CA04	Unat®	Torasemid
C03DA01	Aldactone®	Spironolacton
C03DA01	Spironolacton-rat.®	Spironolacton
C03DB02	Jatropur®	Triamteren
C03EA21	Dytide H®	Triamteren + Hydrochlorothiazid
C04AD03	Azutrental®	Pentoxifyllin
C04AD03	Claudicat®	Pentoxifyllin
C04AD03	Rentylin®	Pentoxifyllin
C04AD03	Trental®	Pentoxifyllin
C04AE01	Circanol®	Dihydroergotoxin
C04AE01	DCCK®	Dihydroergotoxin
C04AE01	Hydergin®	Dihydroergotoxin
C04AX21	Dusodril®	Naftidrofurylhydrogenoxalat
C04AX33	Cinnaricin AL®	Cinnarizin
C04AX33	Cinnaricin forte von ct®	Cinnarizin
C04AX33	Cinnaricin forte-rat.®	Cinnarizin
C04AX43	Sibelium®	Flunarizin
C05BA03	Essaven®	Heparin
C05BA03	Thrombophob®	Heparin
C06AA02	Angionorm®	Dihydroergotamin
C06AA02	DHE®	Dihydroergotamin
C06AA02	Dihydergot®	Dihydroergotamin
C06AA02	Ergont®	Dihydroergotamin

ATC-Code	Handelsname	Präparat
C07AA03	Durapindol®	Pindolol
C07AA03	Visken®	Pindolol
C07AA05	Dociton®	Propranolol
C07AA05	Elbrol®	Propranolol
C07AA05	Indobloc®	Propranolol
C07AA05	Obsidan®	Propranolol
C07AA07	Sotalex®	Sotalol
C07AB02	Beloc®	Metoprolol
C07AB02	Beloc Zok®	Metoprolol
C07AB02	Lopressor®	Metoprolol
C07AB02	Metohexal®	Metoprolol
C07AB02	Prelis®	Metoprolol
C07AB03	Atehexal®	Atenolol
C07AB03	Atenolol®	Atenolol
C07AB03	Tenormin®	Atenolol
C07AB04	Acebutolol®	Acebutolol
C07AB04	Prent®	Acebutolol
C07AB07	Concor®	Bisoprololfumarat
C07AB07	Fondril®	Bisoprololfumarat
C07AG02	Dilatrend®	Carvedilol
C08CA01	Norvasc®	Amlodipin
C08CA02	Modip®	Felodipin
C08CA02	Munobal®	Felodipin
C08CA03	Lomir®	Isradipin
C08CA03	Vascal®	Isradipin
C08CA05	Adalat®	Nifedipin
C08CA05	Cordicant®	Nifedipin
C08CA05	Corinfar®	Nifedipin
C08CA05	Corotrend®	Nifedipin
C08CA05	Duranifin®	Nifedipin
C08CA05	Nifedipat®	Nifedipin
C08CA05	Nifehexal®	Nifedipin

ATC-Code	Handelsname	Präparat
C08CA05	Nifelat®	Nifedipin
C08CA05	Pidilat®	Nifedipin
C08CA05	Pidilat®	Nifedipin
C08CA06	Nimotop®	Nimodipin
C08CA07	Baymycard®	Nisoldipin
C08CA08	Bayotensin®	Nitrendipin
C08CA08	Nitrendipin®	Nitrendipin
C08DA01	Azupamil®	Verapamil
C08DA01	Isoptin®	Verapamil
C08DA01	Verahexal®	Verapamil
C08DA01	Veramex®	Verapamil
C08DA51	Cordichin®	Verapamil + Chinidin
C08DB01	Diltahexal®	Diltiazem
C08DB01	Diltiuc®	Diltiazem
C08DB01	Dilzem®	Diltiazem
C09AA01	ACE-Hemmer-rat.®	Captopril
C09AA01	Acenorm®	Captopril
C09AA01	Captogamma®	Captopril
C09AA01	Captohexal®	Captopril
C09AA01	Capto-Isis®	Captopril
C09AA01	Captopril®	Captopril
C09AA01	Lopirin®	Captopril
C09AA01	Tensobon®	Captopril
C09AA02	Pres®	Enalapril
C09AA02	Xanef®	Enalapril
C09AA03	Acerbon®	Lisinopril
C09AA03	Coric®	Lisinopril
C09AA05	Delix®	Ramipril
C09AA05	Vesdil®	Ramipril
C09AA07	Cibacen®	Benazepril
C09AA08	Dynorm®	Cilazapril
C09AA09	Dynacil®	Fosinopril

ATC-Code	Handelsname	Präparat
C09AA09	Fosinorm®	Fosinopril
C09CA01	Lorzaar®	Losartan
C09CA02	Teveten®	Eprosartan
C09CA04	Aprovel®	Irbesartan
C09CA04	Karvea®	Irbesartan
C10A	Sortis®	Atorvastatin
C10A	Lipobay®	Cerivastatin
C10AA01	Denan®	Simvastatin
C10AA01	Zocor®	Simvastatin
C10AA02	Mevinacor®	Lovastatin
C10AA03	Liprevil®	Pravastatin
C10AA03	Pravasin®	Pravastatin
C10AA04	Cranoc®	Fluvastatin
C10AB02	Azufibrat®	Bezafibrat
C10AB02	Befibrat®	Bezafibrat
C10AB02	Bezacur®	Bezafibrat
C10AB02	Bezafibrat Stada®	Bezafibrat
C10AB02	Bezafibrat-rat.®	Bezafibrat
C10AB02	Cedur®	Bezafibrat
C10AB04	Gevilon®	Gemfibrozil
C10AB05	Durafenat®	Fenofibrat
C10AB05	Fenofibrat-rat.®	Fenofibrat
C10AB05	Lipanthyl®	Fenofibrat
C10AB05	Lipidil®	Fenofibrat
C10AB05	Normalip N®	Fenofibrat
C10AB09	Lipo-Merz®	Etofibrat
C10AC01	Quantalan®	Colestyramin
D01AA01	Adiclair®	Nystatin
D01AA01	Biofanal®	Nystatin
D01AA01	Candio-Hermal®	Nystatin
D01AA01	Moronal®	Nystatin
D01AA01	Nystatin Lederle®	Nystatin

ATC-Code	Handelsname	Präparat
D01AA10	Ampho Moronal®	Amphotericin B
D01AC01	Antifungol®	Clotrimazol
D01AC01	Canesten®	Clotrimazol
D01AC02	Daktar®	Miconazol
D01AC03	Epi-Pevaryl®	Econazol
D01AC08	Nizoral®	Ketoconazol
D01AC08	Terzolin®	Ketoconazol
D01AC10	Mycospor®	Bifonazol
D01AC60	Mycospor®	Bifonazol
D01AE14	Batrafen®	Ciclopiroxolamin
D01AE15	Lamisil®	Terbinafin
D01BA02	Lamisil®	Terbinafin
D03AX03	Panthenol®	Dexpanthenol
D03AX03	Bepanthen®	Panthothensäure
D04AA13	Fenistil®	Dimetinden
D04AA14	Tavegil®	Clemastin
D04AA32	Emesoan®	Diphenhydramin
D04AB01	Xylocain®	Lidocain
D06AX07	Refobacin®	Gentamicin
D06BB03	Zovirax®	Aciclovir
D07AB09	Volon®	Triamcinolon
D07AC05	Ultralan®	Fluocortolon
D08AA01	Rivanol®	Ethacridin
D08AK04	Mercurochrom®	Merbromin
D10AF01	Sobelin®	Clindamycin
D10AF02	Aknemycin®	Erythromycin
D11AX15	Linoladiol N Creme®	Estradiol
G01AA01	Adiclair®	Nystatin
G01AA01	Biofanal®	Nystatin
G01AA01	Moronal®	Nystatin
G01AA01	Nystatin Lederle®	Nystatin
G01AA03	Ampho Moronal®	Amphotericin B

ATC-Code	Handelsname	Präparat
G01AA10	Sobelin®	Clindamycin
G01AF01	Arilin®	Metronidazol
G01AF01	Clont®	Metronidazol
G01AF01	Flagyl®	Metronidazol
G01AF01	Metronidazol Artesan®	Metronidazol
G01AF01	Vagimid®	Metronidazol
G01AF02	Antifungol®	Clotrimazol
G01AF02	Canesten®	Clotrimazol
G01AF02	Canifugol Vaginal®	Clotrimazol
G01AF02	Fungizid-rat. Vaginal®	Clotrimazol
G01AF02	Kadefungin Vaginal®	Clotrimazol
G01AF02	Mykofungin Vaginal®	Clotrimazol
G01AF04	Gyno-Daktar®	Miconazol
G01AF05	Gyno-Pevaryl®	Econazol
G01AX12	Batrafen®	Ciclopiroxolamin
G02AB01	Methergin®	Methylergometrin
G02AB01	Methylergobrevin®	Methylergometrin
G02CA03	Partussisten®	Fenoterol
G02CB01	Pravidel®	Bromocriptin
G02CB02	Dopergin®	Lisurid
G02CC02	Dysmenalgit N®	Naproxen
G03CA03	Estraderm TTS®	Estradiol
G03CA04	Estriol LAW®	Estriol
G03CA04	OeKolp Vaginal®	Estriol
G03CA04	Oestro Gynaedron®	Estriol
G03CA04	Ovestin®	Estriol
G03CA20	Estrifam®	Estradiol
G03CD01	Estriol LAW®	Estriol
G03CD01	OeKolp Vaginal®	Estriol
G03CD01	Oestro Gynaedron®	Estriol
G03HA01	Androcur®	Cyproteron
G04AC01	Cystit®	Nitrofutantoin

ATC-Code	Handelsname	Präparat
G04AC01	Furadantin®	Nitrofutantoin
G04BA04	Acimethin®	L-Methionin
H01BA01	Pitressin®	Vasopressin
H01BA02	Minirin®	Desmopressin
H01CB02	Sandostatin®	Somatostatin
H02AA01	Aldocorten®	Aldosteron
H02AA02	Astonin®	Fludrocortison
H02AB02	Dexa-Allvoran®	Dexamethason
H02AB02	Dexabene®	Dexamethason
H02AB02	Dexaflam®	Dexamethason
H02AB02	Fortecortin®	Dexamethason
H02AB02	Lipotalon®	Dexamethason
H02AB03	Ultralan®	Fluocortolon
H02AB04	Urbason®	Methylprednisolon
H02AB06	Decortin H®	Prednisolon
H02AB06	Predni-H-Tablinen®	Prednisolon
H02AB06	Prednisolon®	Prednisolon
H02AB06	Solo-Decortin H®	Prednisolon
H02AB07	Decortin®	Prednison
H02AB07	Prednison®	Prednison
H02AB07	Rectodelt®	Prednison
H02AB08	Triamhexal®	Triamcinolon
H02AB08	Triam-Lichtenstein®	Triamcinolon
H02AB08	Triam-oral®	Triamcinolon
H02AB08	Volon®	Triamcinolon
H02AB08	Volon A®	Triamcinolon
H03AA01	Eferox®	Levothyroxin
H03AA01	Euthyrox®	Levothyroxin
H03AA01	L-Thyroxin Henning®	Levothyroxin
H03BA02	Propycil®	Propylthiouracil
H03BA02	Thyreostat®	Propylthiouracil
H03BB01	Carbimazol Henning®	Carbimazol

ATC-Code	Handelsname	Präparat
H03BB01	Neo-Thyreostat®	Carbimazol
H03BB02	Favistan®	Thiamazol
H03BB02	Methimazol®	Thiamazol
H03BB02	Thiamazol®	Thiamazol
H03BC	Irenat®	Natriumperchlorat
H03CA	Jodid®	Jodid
H03CA01	Jodetten®	Jodid
H03CA01	Jodid®	Jodid
H03CA01	Thyrojod®	Jodid
H05BA01	Calcitonin Stada®	Calcitonin
H05BA01	Calcitonin von ct®	Calcitonin
H05BA01	Calcitonin-dura®	Calcitonin
H05BA01	Calcitonin-rat.®	Calcitonin
H05BA01	Karil®	Calcitonin
J01AA02	Azudoxat®	Doxycyclin
J01AA02	Doxy von ct®	Doxycyclin
J01AA02	Doxy Wolff®	Doxycyclin
J01AA02	Doxycyclin Heumann®	Doxycyclin
J01AA02	Doxycyclin-rat.®	Doxycyclin
J01AA02	Doxyhexal®	Doxycyclin
J01AA02	Supracyclin®	Doxycyclin
J01AA02	Vibramycin®	Doxycyclin
J01BA01	Leukomycin®	Chloramphenicol
J01BA01	Paraxin®	Chloramphenicol
J01CA01	Ampicillin-rat.®	Ampicillin
J01CA01	Binotal®	Ampicillin
J01CA04	Amoxicillin®	Amoxicillin
J01CA04	Amoxihexal®	Amoxicillin
J01CA04	Amoxypen®	Amoxicillin
J01CA04	Amoxi-Wolf®	Amoxicillin
J01CA04	Clamoxyl®	Amoxicillin
J01CA10	Baypen®	Mezlocillin

ATC-Code	Handelsname	Präparat
J01CA12	Pipril®	Piperacillin
J01CE01	Penicillin G®	Penicillin G
J01CE01	Penicillin Grünenthal®	Penicillin G
J01CE02	Isocillin®	Penicillin V
J01CE02	Megacillin®	Penicillin V
J01CE02	Penicillin V®	Penicillin V
J01CE03	Baycillin®	Propicillin
J01CF04	Stapenor®	Oxacillin
J01CF05	Staphylex®	Flucloxacillin
J01CR01	Unacid®	Ampicillin + Sulbactam
J01CR04	Unacid PD®	Sultamicillintosilat
J01DA04	Gramaxin®	Cefazolin
J01DA06	Zinacef®	Cefuroxim
J01DA06	Elobact®	Cefuroximaxetil
J01DA08	Kefspor®	Cefaclor
J01DA08	Panoral®	Cefaclor
J01DA10	Claforan®	Cefotaxim
J01DA11	Fortrum®	Ceftazidim
J01DA13	Rocephin®	Ceftriaxon
J01DA19	Spizef®	Cefotiam
J01DA22	Ceftix®	Ceftizoxim
J01DA23	Cephoral®	Cefixim
J01DA23	Suprax®	Cefixim
J01DA33	Orelox®	Cefpodoxim
J01DA33	Podomexef®	Cefpodoxim
J01DA38	Elobact®	Cefuroximaxetil
J01DA38	Zinnat®	Cefuroximaxetil
J01DH01	Zienam®	Imipenem
J01EE01	Kepinol®	Cotrimoxazol
J01EE01	Bactrim®	Trimethoprim + Sulfamethoxazol/ Cotrimoxazol
J01EE01	Eusaprim forte®	Trimethoprim + Sulfamethoxazol/ Cotrimoxazol

ATC-Code	Handelsname	Präparat
J01FA01	Erycinum®	Erythromycin
J01FA01	Eryhexal®	Erythromycin
J01FA01	Paediathrocin®	Erythromycin
J01FA06	Rulid®	Roxithromycin
J01FA09	Klacid®	Clarithromycin
J01FA09	Mavid®	Clarithromycin
J01FA10	Zithromax®	Azithromycin
J01FF01	Sobelin®	Clindamycin
J01GB01	Gernebcin®	Tobramycin
J01GB05	Bykomycin®	Neomycin
J01GB05	Nneomycin®	Neomycin
J01MA01	Tarivid®	Ofloxacin
J01MA02	Ciprobay®	Ciprofloxacin
J01MA06	Barazan®	Norfloxacin
J01XA01	Vancomycin®	Vancomycin
J01XA02	Targocid®	Teicoplanin
J01XD01	Arilin®	Metronidazol
J01XD01	Clont®	Metronidazol
J01XD01	Vagimid®	Metronidazol
J01XX01	Fosfocin®	Fosfomycin
J02AA01	Ampho Moronal®	Amphotericin B
J02AA01	Amphotericin B®	Amphotericin B
J02AB01	Daktar®	Miconazol
J02AB02	Nizoral®	Ketoconazol
J02AC01	Diflucan®	Fluconazol
J02AC01	Funagta®	Fluconazol
J02AC02	Sempera®	Itraconazol
J02AC02	Siros®	Itraconazol
J04AB02	Eremfat®	Rifampicin
J04AB02	Rimactan®	Rifampicin
J04AK01	Pyrafat®	Pyrazinamid
J04AK02	Myambutol®	Ethambutol

ATC-Code	Handelsname	Präparat
J05AB01	Zovirax®	Aciclovir
J05AB05	Retrovir®	Zidovudin
J05AB06	Cymeven®	Ganciclovir
J05AB08	Hivid®	Dideoxycytidin
J05AB09	Famvir®	Famciclovir
J05AB10	Epivir®	Lamivudin
J05AE01	Invirase®	Saquinavir
J05AE02	Crixivan®	Indinavir
J06BA02	Gammabulin Immuno S®	Immunglobulin (human)
J06BA02	Gammonativ®	Immunglobulin (human)
J06BA02	Intraglobin F®	Immunglobulin (human)
J06BA02	Venimmun®	7S-Immunglobulin
J06BB02	Tetagam®	Tetanus humanes Anti-IG
J06BB02	Tetanobulin S®	Tetanus humanes Anti-IG
J07AM01	Tetanol®	Tetanus-Toxoid
J07AM01	Tetarax®	Tetanus-Toxoid
L01AA01	Endoxan®	Cyclophosphamid
L01AA02	Leukeran®	Chlorambuzil
L01AA03	Alkeran®	Melphalan
L01AB01	Myleran®	Busulfan
L01BA01	Methotrexat®	Amethopterin
L01BA01	MTX®	Methotrexat
L01BC01	Udicil®	Cytarabin
L01BC01	Alexan®	Cytarabin
L01CA02	Vincristin Bristol®	Vincristin
L01CA02	Vincristin Liquid®	Vincristin
L01CB01	Vepesid®	Etoposid
L01DB01	Adriablastin®	Doxorubicin
L01DB01	Doxorubicin®	Doxorubicin
L01DB01	Adriamycin®	Doxorubicin
L01DB07	Mitoxantron AWD®	Mitoxantron
L01DB07	Novatron®	Mitoxantron

ATC-Code	Handelsname	Präparat
L01XA01	Cisplatin®	Cisplatin
L01XA01	Platinex Lsg.®	Cisplatin
L01XA02	Carboplat®	Carboplatin
L02BA01	Kessar®	Tamoxifen
L02BA01	Novaldex®	Tamoxifen
L03AA02	Neupogen®	Filgrastim (G-CSF)
L03AA04	Roferon A®	Interferon alpha 2a
L03AA04	Intron A®	Interferon alpha 2b
L03AA11	Avonex®	Interferon beta 1 a
L03AA11	Betaseron®	Interferon beta 1b
L04AA01	Sandimmun®	Ciclosporin A
L04AX01	Imurek®	Azathioprin
M01AB01	Ammuno®	Indometacin
M01AB01	Indomet®	Indometacin
M01AB05	Diclac®	Diclofenac
M01AB05	Diclophenac-rat.®	Diclofenac
M01AB05	Diclophlogont®	Diclofenac
M01AB05	Duravoletten®	Diclofenac
M01AB05	Effekton®	Diclofenac
M01AB05	Rewodina®	Diclofenac
M01AC01	Brexidol®	Piroxicam
M01AC01	Felden®	Piroxicam
M01AE01	Anco®	Ibuprofen
M01AE01	Contraneural®	Ibuprofen
M01AE01	Dolgit®	Ibuprofen
M01AE01	Ibuhexal®	Ibuprofen
M01AE01	Ibuphlogont®	Ibuprofen
M01AE01	Ibutad®	Ibuprofen
M01AE01	Imbun®	Ibuprofen
M01AE01	Jenaprofen®	Ibuprofen
M01AE01	Optalidon®	Ibuprofen
M01AE01	Tabalon®	Ibuprofen

ATC-Code	Handelsname	Präparat
M01AE02	Dysmenalgit N®	Naproxen
M01AE02	Proxen®	Naproxen
M01CC01	Metalcaptase®	Penicillamin
M01CC01	Trolovol®	Penicillamin
M02AA07	Felden®	Piroxicam
M02AA13	Dolgit®	Ibuprofen
M02AA15	Diclac®	Diclofenac
M02AA15	Diclophlogont®	Diclofenac
M02AA15	Effekton®	Diclofenac
M02AA15	Rewodina®	Diclofenac
M02AA15	Voltaren®	Diclofenac
M03AC03	Norcuron®	Vecuronium
M03BB02	Muskel-Trancopal®	Chlormezanon
M03BX01	Lioresal®	Baclofen
M03BX02	Sirdalud®	Tizanidin
M03BX07	Tetramdura®	Tertrazepam
M03BX07	Tetrazepam-rat.®	Tertrazepam
M03BX07	Mobifortin®	Tetrazepam
M03BX07	Musaril®	Tetrazepam
M03BX07	Tethexal®	Tetrazepam
M03BX31	Akatinol-Memantine®	Memantin
M03CA01	Dantamacrin®	Dantrolen
M03CA01	Dantrolen®	Dantrolen
M04AA01	Allo von ct®	Allopurinol
M04AA01	Allopurinol-rat.®	Allopurinol
M04AA01	Foligan®	Allopurinol
M04AA01	Remid®	Allopurinol
M04AA01	Uripurinol®	Allopurinol
M04AA01	Urtias®	Allopurinol
M04AA01	Zyloric®	Allopurinol
M04AB01	Probenecid®	Probenecid
M04AB03	Benzbromaron®	Benzbromaron

ATC-Code	Handelsname	Präparat
M04AB03	Narcaricin®	Benzbromaron
M04AC01	Colchicum dispert®	Colchizin
M05BA02	Ostac®	Clodronsäure
M09AA02	Chinidin-Duriles®	Chinidin
M09AA02	Chinidin-ret®	Chinidin
N01AF01	Brevimytal®	Methohexital
N01AF03	Trapanal®	Thiopental
N01AH01	Fentanyl®	Fentanyl
N01AH01	Fentanyl-Hexal®	Fentanyl
N01AH01	Fentanyl-Janssen®	Fentanyl
N01AH03	Sufenta / mite 10®	Sufentanil
N01AH03	Sufenta epidural®	Sufentanil
N01AX03	Ketamin-rat.®	Ketamin
N01AX03	Ketanest®	Ketamin
N01AX07	Hypnomidate®	Etomidat
N01AX10	Disoprivan®	Propofol
N01BA02	Novocain®	Procain
N01BB02	Xylocain®	Lidocain
N01BB03	Scandicain®	Mepivacain
N02AA01	Morphin Merck®	Morphin
N02AA01	MSI®	Morphin
N02AA01	MST Mundipharma®	Morphin
N02AA08	DHC®	Dihydrocodein
N02AB02	Dolantin®	Pethidin
N02AC03	Dipidolor®	Piritramid
N02AC52	L-Polamidon®	Methadon
N02AD01	Fortral®	Pentazocin
N02AE01	Temgesic®	Buprenorphin
N02AX02	Tramadolor®	Tramadol
N02AX02	Tramadol-rat.®	Tramadol
N02AX02	Tramagetic®	Tramadol
N02AX02	Tramagit®	Tramadol

ATC-Code	Handelsname	Präparat
N02AX02	Tramal®	Tramadol
N02AX02	Tramundin®	Tramadol
N02AX51	Valoron N®	Tilidin
N02BA01	Acesal®	Acetylsalicylsäure
N02BA01	Aspisol®	Acetylsalicylsäure
N02BA01	ASS 100 Lichtenstein®	Acetylsalicylsäure
N02BA01	ASS 500 Stada®	Acetylsalicylsäure
N02BA01	ASS-rat.®	Acetylsalicylsäure
N02BB02	Analgin®	Metamizol
N02BB02	Baralgin®	Metamizol
N02BB02	Novalgin®	Metamizol
N02BB02	Novaminsulfon-rat.®	Metamizol
N02BE01	Ben-u-ron®	Paracetamol
N02BE01	Captin®	Paracetamol
N02BE01	Doloreduct®	Paracetamol
N02BE01	Enelfa®	Paracetamol
N02BE01	Paedialgon®	Paracetamol
N02BG07	Katadolon®	Flupirtin
N02CA01	DET MS®	Dihydroergotamin
N02CA01	DHE®	Dihydroergotamin
N02CA01	Dihydergot®	Dihydroergotamin
N02CA01	Ergont®	Dihydroergotamin
N02CA02	Ergo sanol®	Ergotamintartrat
N02CA02	Ergotamin Medihaler®	Ergotamintartrat
N02CA02	Migrexa®	Ergotamintartrat
N02CA04	Deseril®	Methysergid
N02CC01	Imigran®	Sumatriptan
N02CX01	Sandomigran®	Pizotifen
N03AA02	Lepinal®	Phenobarbital
N03AA02	Phenaemal®	Phenobarbital
N03AA03	Liskantin®	Primidon
N03AA03	Mylepsinum®	Primidon

ATC-Code	Handelsname	Präparat
N03AA04	Maliasin®	Barbexaclon (Phenobarbital)
N03AB02	Epanutin®	Phenytoin
N03AB02	Phenhydan®	Phenytoin
N03AB02	Phenytoin®	Phenytoin
N03AB02	Zentropil®	Phenytoin
N03AD01	Petnidan®	Ethosuximid
N03AD01	Pyknolepsinum®	Ethosuximid
N03AD01	Suxinutin®	Ethosuximid
N03AD03	Petinutin®	Mesuximid
N03AE01	Rivotril®	Clonazepam
N03AF01	Finlepsin®	Carbamazepin
N03AF01	Sirtal®	Carbamazepin
N03AF01	Tegretal®	Carbamazepin
N03AF01	Timonil®	Carbamazepin
N03AG01	Convulex®	Valproinsäure
N03AG01	Ergenyl®	Valproinsäure
N03AG04	Sabril®	Vigabatrin
N03AX03	Ospolot®	Sultiam
N03AX09	Lamictal®	Lamotrigin
N03AX10	Taloxa®	Felbamat
N03AX12	Neurontin®	Gabapentin
N04AA01	Artane®	Trihexyphenidyl
N04AA02	Akineton®	Biperiden
N04AA02	Biperiden-neuraxpharm®	Biperiden
N04AA03	Tremarit®	Metixen
N04BA01	Brocadopa®	L-Dopa
N04BA02	Madopar®	Benseracid + L-Dopa
N04BA02	Nacom®	Levodopa + Carbidopa
N04BB01	PK-Merz®	Amantadinsulfat
N04BC01	Pravidel®	Bromocriptin
N04BC02	Parkotil®	Pergolidmesilat
N04BC03	Almirid®	Dihydroergocryptin

ATC-Code	Handelsname	Präparat
N04BC03	Cripar®	Dihydroergocryptin
N04BC04	Requip®	Ropinirol
N04BD01	Deprenyl®	Selegilin
N04BD01	Movergan®	Selegilin
N04BH02	Tiapridex®	Tiaprid
N04BH03	Dopergin®	Lisurid
N05AA02	Neurocil®	Levomepromazin
N05AA03	Protactyl®	Protamin
N05AA08	Atosil®	Promethazin
N05AA08	Prothazin®	Promethazin
N05AA25	Equilibrium®	Amitryptillinoxid
N05AB10	Taxilan®	Perazin
N05AC02	Melleril®	Thioridazin
N05AD01	Haldol®	Haloperidol
N05AD03	Eunerpan®	Melperon
N05AD05	Dipiperon®	Pipamperon
N05AD07	Glianimon®	Benperidol
N05AD08	Dehydrobenzperidol®	Droperidol
N05AF01	Fluanxol®	Flupentixol
N05AF02	Ciatyl®	Clopenthixol
N05AF03	Truxal®	Chlorprothixen
N05AF05	Ciatyl®	Zuclopenthioxol
N05AG01	Imap®	Fluspirilen
N05AG02	Orap®	Pimozid
N05AH02	Leponex®	Clozapin
N05AH03	Zyprexa®	Olanzapin
N05AK01	Nitoman®	Tetrabenazin
N05AL01	Dogmatil®	Sulpirid
N05AL01	Neogama®	Sulpirid
N05AL03	Tiapridex®	Tiaprid
N05AN01	Hypnorex®	Lithium
N05AN01	Li 450®	Lithium

ATC-Code	Handelsname	Präparat
N05AN01	Lithium-Duriles ret.®	Lithium
N05AN01	Quilonum®	Lithium
N05AX08	Risperdal®	Risperidol
N05AX12	Nipolept®	Zotepin
N05BA01	Diazepam-Destin rectal®	Diazepam
N05BA01	Diazepam-rat.®	Diazepam
N05BA01	Faustan®	Diazepam
N05BA01	Tranquase®	Diazepam
N05BA01	Valiquid®	Diazepam
N05BA01	Valium®	Diazepam
N05BA02	Librium®	Chlordiazepoxid
N05BA03	Rudotel®	Medazepam
N05BA04	Adumbran®	Oxazepam
N05BA04	Praxiten®	Oxazepam
N05BA04	Uskan®	Oxazepam
N05BA05	Tranxilium®	Dikaliumclorazetat
N05BA06	Laubeel®	Lorazepam
N05BA06	Tavor®	Lorazepam
N05BA08	Bromazanil®	Bromazepam
N05BA08	Durazanil®	Bromazepam
N05BA08	Lexotanil®	Bromazepam
N05BA08	Normoc®	Bromazepam
N05BA09	Frisium®	Clobazam
N05BA12	Tafil®	Alprazolam
N05CC01	Chloraldurat®	Chloralhydrat
N05CD01	Dalmadorm®	Flurazepam
N05CD01	Staurodorm®	Flurazepam
N05CD02	Eatan N®	Nitrazepam
N05CD02	Imeson®	Nitrazepam
N05CD02	Mogadan®	Nitrazepam
N05CD02	Novanox®	Nitrazepam
N05CD02	Radedorm®	Nitrazepam

ATC-Code	Handelsname	Präparat
N05CD03	Flunitrazepam-rat.®	Flunitrazepam
N05CD03	Rohypnol®	Flunitrazepam
N05CD05	Halcion®	Triazolam
N05CD06	Loretam®	Lormetazepam
N05CD06	Noctamid®	Lormetazepam
N05CD08	Dormicum®	Midazolam
N05CD08	Dormicum V®	Midazolam
N05CF01	Ximovan®	Zopiclon
N05CG01	Bikalm®	Zolpidem
N05CG01	Stilnox®	Zolpidemtartrat
N05CM02	Distraneurin®	Clomethiazol
N05CM20	Sediat®	Diphenhydramin
N06AA01	Pertofan®	Desipramin
N06AA02	Tofranil®	Imipramin
N06AA04	Anafranil®	Clomipramin
N06AA05	Insidon®	Opipramol
N06AA06	Stangyl®	Trimipramin
N06AA08	Noveril®	Dibenzepin
N06AA09	Amineurin®	Amitriptylin
N06AA09	Amitriptylin-neuraxpharm®	Amitriptylin
N06AA09	Novoprotect®	Amitriptylin
N06AA09	Saroten®	Amitriptylin
N06AA10	Nortrilen®	Nortriptylin
N06AA12	Aponal®	Doxepin
N06AA12	Doxepin-Dura®	Doxepin
N06AA12	Doxepin-neuraxpharm®	Doxepin
N06AA12	Doxepin-rat.®	Doxepin
N06AA12	Sinquan®	Doxepin
N06AA21	Deprilept®	Maprotilin
N06AA21	Ludiomil®	Maprotilin
N06AB03	Fluctin®	Fluoxetin
N06AB03	Fluctin-rat.®	Fluoxetin

ATC-Code	Handelsname	Präparat
N06AB05	Seroxat®	Paroxetin
N06AB05	Tagonis®	Paroxetin
N06AB08	Fevarin®	Fluvoxamin
N06AG02	Aurorix®	Moclobemid
N06AX03	Tolvin®	Mianserin
N06AX05	Thombran®	Trazodon
N06BA05	Tradon®	Pemolin
N06BX03	Avigilin®	Piracetam
N06BX03	Nootrop®	Piracetam
N06BX03	Normabrain®	Piracetam
N06BX03	Piracetam-rat.®	Piracetam
N07AA01	Neostigmin®	Neostigmin
N07AA02	Mestinon®	Pyridostigmin
N07AA03	Ubretid®	Distigminbromid
N07AA04	Cognex®	Tacrin
N07AB01	Doryl®	Carbachol
N07AB01	Isopto-Carbachol®	Carbachol
N07CA01	Vasomotal®	Betahistin
N07CA02	Cinnaricin AL®	Cinnarizin
N07CA02	Cinnaricin forte von ct®	Cinnarizin
N07CA02	Cinnaricin forte-rat.®	Cinnarizin
N07CA03	Sibelium®	Flunarizin
N07XB01	Neurothioct®	a-Liponsäure
N07XB01	Neurothioct®	a-Liponsäure
N07XB01	Thioctacid T®	a-Liponsäure
N07XB56	Milgamma®	Vitamin B-Komplex
N07XB56	Milgamma N®	Vitamin B-Komplex
N07XX02	Rilutek®	Riluzol
P01BC01	Chinidin-Duriles®	Chinidin
P01BC01	Chinidin-ret®	Chinidin
P01BD01	Daraprim®	Pyrimethamin
P02CA01	Vermox®	Mebendazol

ATC-Code	Handelsname	Präparat
R01AA07	Imidin N/S®	Xylometazolin
R01AA07	Nasenspray-rat.®	Xylometazolin
R01AA07	Nasentropfen-rat.®	Xylometazolin
R01AA07	Olynth®	Xylometazolin
R01AA07	Otriven Lsg.®	Xylometazolin
R01AC01	Allergocrom®	Cromoglicinsäure
R01AC01	Intal®	Cromoglicinsäure
R01AC01	Vividrin®	Cromoglicinsäure
R01AC01	Cromoglycin-rat.®	Cromoglycinsäure
R01AD05	Budesonid Stada®	Budesonid
R01AD05	Budesonid rat.®	Budesonid
R01AD05	Budesonid von ct®	Budesonid
R01AD05	Pulmicort®	Budesonid
R01AX03	Atrovent®	Ipratropiumbromid
R01AX03	Itrop®	Ipratropiumbromid
R01AX08	Panthenol®	Dexpanthenol
R03AA01	Suprarenin®	Adrenalin, Epinephrin
R03AC02	Apsomol®	Salbutamol
R03AC02	Broncho Spray®	Salbutamol
R03AC02	Sultanol®	Salbutamol
R03AC03	Bricanyl®	Terbutalin
R03AC04	Berotec®	Bromhexin + Fenoterol
R03AC04	Partussisten®	Fenoterol
R03AK03	Berotec®	Bromhexin + Fenoterol
R03BA01	Bronchocort®	Beclometason
R03BA01	Sanasthmax®	Beclometason
R03BA02	Pulmicort®	Budesonid
R03BB01	Atrovent®	Ipratropiumbromid
R03BB02	Ventilat®	Oxitropiumbromid
R03BC01	Intal®	Cromoglicinsäure
R03BC01	Vividrin®	Cromoglicinsäure
R03BC01	Cromoglycin-rat.®	Cromoglycinsäure

ATC-Code	Handelsname	Präparat
R03CB03	Alupent®	Orciprenalin
R03CC02	Sultanol®	Salbutamol
R03CC02	Volmac®	Salbutamol
R03CC04	Berotec®	Bromhexin + Fenoterol
R03CC04	Partussisten®	Fenoterol
R03CC13	Spiropent®	Clenbuterol
R03DA04	Aerobin®	Theophyllin
R03DA04	Afonilum®	Theophyllin
R03DA04	Bronchoparat®	Theophyllin
R03DA04	Bronchoretard®	Theophyllin
R03DA04	Solosin®	Theophyllin
R03DA05	Aminophyllin®	Aminophyllin
R03DA05	Euphyllin®	Theophyllin, Aminophyllin
R05CB01	ACC®	Acetylcystein
R05CB01	Acemuc®	Acetylcystein
R05CB01	Bromuc®	Acetylcystein
R05CB01	Fluimucil®	Acetylcystein
R05CB01	Mucret®	Acetylcystein
R05CB01	NAC-rat.®	Acetylcystein
R05CB01	Pulmicret®	Acetylcystein
R05CB02	Bisolvon®	Bromhexin
R05CB02	Bromhexin 12®	Bromhexin
R05CB02	Bromhexin-BC®	Bromhexin
R05CB02	Bromhexin-rat.®	Bromhexin
R05CB06	Ambrohexal®	Ambroxol
R05CB06	Ambroxol®	Ambroxol
R05CB06	Mucosolvan®	Ambroxol
R05DA04	Codicompretten®	Codein
R05DA04	Codipertussin®	Codein
R05DA04	Optipect®	Codein
R05DA04	Tryasol®	Codein
R05DB03	Silomat®	Clobutinol

ATC-Code	Handelsname	Präparat
R05DB03	Tussamed®	Clobutinol
R06AA02	Sedovergan®	Diphenhydramin
R06AA04	Tavegil®	Clemastin
R06AB03	Fenistil®	Dimetinden
R06AE07	Zyrtec®	Cetirizin
R06AX12	Hisfedin®	Terfenadin
R06AX12	Teldane®	Terfenadin
R06AX12	Terfemundin®	Terfenadin
R06AX17	Zaditen®	Ketotifen
S01AA11	Refobacin®	Gentamicin
S01AD03	Zovirax®	Aciclovir
S01AX11	Floxal®	Ofloxacin
S01BC03	Voltaren®	Diclofenac
S01EA01	Suprarenin®	Adrenalin, Epinephrin
S01EA04	Haemiton®	Clonidin
S01EB06	Neostigmin®	Neostigmin
S01EC01	Diamox®	Azetazolamid
S01ED07	Durapindol®	Pindolol
S01EX02	Ismelin®	Guanethidin
S01GX01	Allergocrom®	Cromoglicinsäure
S01GX01	Vividrin®	Cromoglicinsäure
S01GX01	Cromoglycin-rat.®	Cromoglycinsäure
S01XA12	Bepanthen AS®	Dexpanthenol
S01XA12	Panthenol®	Dexpanthenol
S01XA12	Bepanthen®	Panthothensäure
V03AA01	Antabus®	Disulfiram
V03AB07	Apomorphin®	Apomorphin
V03AB14	Protamin®	Protaminchlorid
V03AB15	Narcanti®	Naloxon
V03AB19	Anticholium®	Physostigmin
V03AB25	Anexate®	Flumazenil
V04AB06	Natriumthiosulfat®	Natriumthiosulfat

ATC-Code	Handelsname	Präparat
V06DD	Hämaccel 35®	Gelantine, Polypeptide
V08AB02	Ultravist®	Iopromid
V08AB04	Solutrast®	Iopamidol
V08AB06	Isovist®	Iotrolan

Acarbose	Glucobay® 50/100 mg <u>DOSIERUNG:</u> p.o.: anfangs mit 3 * 50 mg/Tag, später (langsame Dosissteigerung) auf 3 * 100 mg/Tag bis 3 * 200 mg/Tag Max 3 * 200 mg/Tag
Acebutolol	Acebutolol®, Prent® [alle 200/400 mg] <u>DOSIERUNG</u> p.o. beginnen mit 1-2 * 200 mg/Tag, später Dosissteigerung auf 800 mg/Tag p.o. Max 1200 mg/Tag
Acetazolamid	Diamox® 250 mg, ret 500 mg, Amp = 500 mg <u>DOSIERUNG:</u> akut 1-2 * 500 mg/Tag i.v Glaukom beginnen mit 2 * 250 mg/Tag, später 125-500 mg/Tag Diurese 1 * 250 mg/Tag für 2-3 Tage, dann 250-375 mg 2 mal pro Wo

I:	Diabetes-Therapie in Verbindung mit Diät, postprandiale BZ-Spitzen
WI:	α-Glucoronidasehemmer, Verzögerung der Glucoseresorption aus dem Magen-Darm-Trakt durch Enzymhemmung der Glucosidase, Glättung des BZ-Profiles insbesondere bei postprandialen BZ-Spitzen
NW:	Blähungen, Durchfall, Bauchschmerzen
HI:	da die NW häufig Ursache eines vorzeitigen Absetzen auf Wunsch des Patienten sind, sehr langsame Doissteigerung sinnvoll
KI:	< 18 J., chron. Darmerkrankung, Schwangerschaft und Stillzeit
WW:	stärkerer Wirkungseffekt von Sulfonylharnstoffpräparaten und Insulin

I:	arterielle Hypertonie, Prophylaxe und Therapie der Angina pectoris und des Herzinfarktes, tachykarde HRST
WI:	partieller β-Blocker mit ISA, kardioselektiv (überwiegend $β_1$-Blocker)
PK:	Bioverfügbarkeit 20-60 %, HWZ 7-13 h, relative Wirkungsstärke 0,3-0,5 (Propranolol = 1), Metabolite noch wirksam, renale Elimination zu 35 %
NW:	Nausea und Erbrechen, Diarrhoe zu Beginn der Therapie
HI:	Dosisanpassung bei eingeschränkter Nierenfunktion, ungünstig bei Diabetes mellitus
KI:	Herzinsuffizienz NYHA III-IV, AV-Block II-III°, Bradykardie (< 50/min), Asthma bronchiale, COLD, metabolische Azidose, keine Langzeittherapie in der Schwangerschaft, Stillzeit

I:	Glaukom, respirat. Insuffizienz mit respirat. Azidose oder kompensierte metabolischer Alkalose, Pankreatitis, Epilepsie, M. Meniere, Hirnödem, zur Verringerung der Liquorproduktion
WI:	Carboanhydrasehemmer, Wirkung durch vermehrte Wasser- und Elektrolytausscheidung (5-8 % des Glomerulumfiltrates) und Liquor-pH-Senkung über Reduktion der Liquor-Bikarbonatkonzentration => Atemstimulation, Kammerwasserproduktionshemmung
PK:	max. Wirkung nach ca. 2-3 h, Wirkungsdauer 4-6 h, Plasmaeiweißbindung 90 %, HWZ 7-8 h, nahezu vollständige renale Elimination
NW:	Folgen der Elektrolytausscheidung (metabolische Azidose, Hypokaliämie, Hyperglykämie), Verwirrtheit, Bewußtseinsstörung, allerg. Reaktionen, Blutdruckabfall, ...
HI:	Dosisanpassung bei Niereninsuffizienz
KI:	Niereninsuffizienz, Hypokaliämie, Hypovolämie, Hyperkalzämie, Schwangerschaft
WW:	mit kaliumsenkenden Medikamenten, Lithium-Spiegelanstieg, mit NSA stärkere Diurese

Acetylcystein	ACC®, Acemuc®, Bromuc®, Fluimucil®, Mucret®, NAC-rat.®, Pulmicret® [alle: 100/200/600 mg, Amp = 3 ml = 300 mg] <u>DOSIERUNG:</u> i.v.: 1-2 * 300 mg/Tag langsam i.v. p.o.: 3 * 1 Btl. Granulat á 100/200 mg p.o. Paracetamol-Intoxikation: 150 mg/kg KG in 15 min i.v., dann für 4 h 50 mg/kg KG als Infusion in G-5%, dann bis zur 20. Stunde 100 mg/kg KG in G-5%

Acetyldigoxin (β)	β–Acetyldigoxin-rat.®, Digotab®, Digostada®, Novodigal® Amp = ½ ml = 0,2/0,4 mg, **Stillacor**®
	 [alle: 0,1/0,2 mg]
	
	 <u>DOSIERUNG:</u>
	 => Aufsättigung langsam
	  p.o.: 0,2-0,3 mg/Tag =
	   Vollwirkdosis in 8 Tagen
	 => Aufsättigung mittelschnell:
	  i.v.: 3 Tage 0,4 mg/Tag, dann 0,2 mg/Tag
	  p.o.: 3 Tage 3 * 0,2 mg/Tag, dann
	   Erhaltungsdosis. 0,2-0,3 mg/Tag
	 => Aufsättigung schnell:
	  i.v.: initial 0,4 mg i.v., dann
	   2 Tage 4 * 0,2 mg/Tag i.v., dann 0,35 mg/Tag p.o.

I:	alle mit starker Schleimsekretion einhergehenden akuten und chron. Erkrankungen der Luftwege, Bronchiektasen, Bronchitis, Sinusitis, Paracetamol-Intoxikation
WI:	Mucolyticum, Spaltung von Disulfidbrücken, dadurch Verringerung der Schleimviskosität => leichteres Abhusten / unterstützt die Glutathionsynthese der Leber => schnellerer Abbau von Paracetamol (Antioxidans)
PK:	Bioverfügbarkeit 5-10 %, max. Plasmaspiegel nach 1 h, HWZ 2-4 h
NW:	GIT-Symptome, allerg. Reaktionen, in 3 % anaphylaktische Reaktionen, Bronchospasmen, Hustenanfälle, Tachykardie
HI:	bei Paracetamolvergiftungen früher Therapiebeginn (< 8 h) notwendig, sonst geringer Erfolg absehbar
WW:	nicht mit β-Laktamantibiotika mischen => Inaktivierung

I:	chron. manifeste Herzinsuffizienz NYHA III + IV, supraventr. Tachykardie, Vorhofflimmern und Vorhofflattern bei absoluter Arrhythmie
WI:	β-Acetyldigoxin wird im Darm in Digoxin umgewandelt, erhöhte Empfindlichkeit bei: Hypokaliämie, Hyperkalzämie, Hypomagnesiämie, Hypoxie, Myokardischämie, AV-Block, Azidose, hohes Alter
PK:	Bioverfügbarkeit 60-80 % (gering besser als Digoxin), Proteinbindung 30 %, Wirkungsbeginn nach i.v. 3-30 min./p.o. nach 60-180 min., Wirkungsdauer 4-8 Tage, HWZ 1,6 Tage, Abklingquote = 20 %, Elimination 75 % durch Niere
NW:	Nausea und Erbrechen, Sehstörungen, Kopfschmerzen, Delirien, Halluzinationen
KI:	AV-Block II°, Myokarditis, Sick-Sinus-Syndrom, WPW-Syndrom, Kammer-tachykardie, Aortenaneurysma, obstruktive Kardiomyopathie, Hypo/Hyperkaliämie, Hyperkalzämie, Niereninsuffizienz, subvalvuläre Aortenstenose
HI:	therapeutischer Blutspiegel: 0,7-2,0 µg/l, Erhaltungsdosis = Wirkspiegel * Abklingquote/100, Dosisreduktion bei Niereninsuffizienz !

Cave: nie Ca-Infusionen => WI-Steigerung => Kammerflimmern

Intoxikation: Verlängerung der PQ-Zeit, Verkürzung der QT-Dauer, ST-Senkung, Verminderung der T-Höhe bzw. T-Negativierung, HRST => keine Hämoperfusion, K-Spiegel erhöhen

Acetylsalicylsäure	**Aspirin**®, **ASS**®, **ASS-rat.**® [alle: 100/300/500 mg] **Acesal**® 250 mg, **Aspisol**® Inj.Fl., **ASS Stada**® 100 mg, **ASS**® von ct 100 mg, **Godamed**® 100 mg [alle: 500 mg] <u>DOSIERUNG:</u> p.o. 500-1000 mg/Tag p.o. i.v. 500-1000 mg/Tag i.v. Migräneanfall: 1 * 500-1000 mg/Tag i.v. oder p.o., ggf. 20-30 mg Domperidon oder Metoclopramid vorweg Insultprophylaxe: 300 mg/Tag (bis 1000 mg/Tag) Arteriosklerose: 300 mg/Tag (bis 1000 mg/Tag) Coronarsklerose: 100 mg/Tag allg. Schmerzen: 1-2-(3) * 500-1000 mg/Tag Rheumatische Erkrankungen: 3 * 1000 mg/Tag Max. 6000 mg/Tag

Aciclovir	**Zovirax**® 200/400/800 mg, Amp. = 250/500 mg
	
	<u>DOSIERUNG:</u>
	Herpes zoster:
	    i.v.: 3 * **5-10** mg/kg KG/Tag i.v. für 5-7-(10) Tage oder
	    p.o. 5 * 800 mg/Tag p.o. für 5-7-(10) Tage
	H. genitalis + labialis (prim.+ rez.)
	    p.o. 5 * 200-400 mg/Tag p.o. (Dauer je 5-10 Tage)
	Herpes simplex (Prophylaxe):
	    p.o.: 2-4 * 400 mg/Tag für max. 12 Mo
	    (Dosis abhängig vom Immunstatus des Patienten)
	Herpesenzephalitis:
	    i.v. 3 * 10 mg/kg KG/Tag i.v. (14 Tage lang)

Adenosin	**Adrekar**® Amp. = 2 ml = 6 mg
	
	<u>DOSIERUNG:</u>
	i.v. 1. Dosis 3 mg i.v. (in 2 s als Bolus), dann
	     2. Dosis 6 mg i.v., dann
	     3. Dosis 9 mg i.v., dann
	     4. Dosis 12 mg i.v.

I:	allg. Schmerzzustände, Migräne, Thromboseprophylaxe, Ischämie/Infarktprophylaxe (Herz, Gehirn), pAVK ab Stadium I°, als Antiphlogistikum, ...
WI:	NSA, peripher wirkendes Schmerzmittel, Prostaglandinsynthesehemmer, irreversible Thrombozytenaggregationshemmung, wirkt analgetisch, antiphlogistisch (ab 3-5 g/Tag) und antipyretisch
PK:	max. Plasmaspiegel nach 2 h, Proteinbindung 70-90 %, HWZ 4 h, HWZ der Metabolite 3 h, Elimination zu 80 % hepatisch, zu 20 % renal, bei alk. Urin bis zu 80 % renal
NW:	Thrombozytenaggregationshemmung, GIT-Symptome, Magenblutung, Bronchospasmen => Asthmaanfälle, Überempfindlichkeit, verlängerte Blutungszeit, allerg. Reaktionen, anaphylaktische Reaktionen, Tinnitus
HI:	irreversible Thrombozytenaggregationshemmung => Wirkung dauert über 7-10 Tage an, bis alte Thrombozyten durch neue ersetzt worden sind
KI:	Magen-Darm-Ulzera, Blutungsstörungen, allerg. Reaktionen auf Salycilate, Asthma bronchiale, Hypakusis, Niereninsuffizienz, Glc-6-Phosphat-DHG-Mangel, Schwangerschaft Monat 1-3 und 6-9
WW:	Valproinsäure und Antikoagulantien (Blutungsgefahr höher), Barbituratspiegel höher, stärkere Hypoglykämiegefahr bei Einnahme von Sulfonylharnstoffen

I:	Herpes-Zoster, Herpes simplex-Meningitis/Enzephalitis, Herpes genitalis et labialis, Varizellen-Infekte bei HIV
WI:	Hemmung der DNA-Synthese durch Einbau von Aciclovirtriphosphat in die DNA und teilweise Inaktivierung der DNA-Polymerase
PK:	nach oraler Gabe lediglich 20 %ige Resorption, maximaler Serumspiegel nach 1,5-2 h, Liquorspiegel 50 % unter dem Serumspiegel, HWZ 2-3 h, Elimination zu 90 % über die Nieren
NW:	reversible Hautausschläge, GIT-Störungen, Übelkeit, Erbrechen, passagere Verwirrtheit, Halluzinationen, Schwindel, Abgeschlagenheit, Venenreizungen, Phlebitis
HI:	bei i.v. Gabe => Venenreizung, daher bei höherer Dosierung ZVK, bei Niereninsuffizienz verlängerte Dosierungsintervalle notwendig: Krea-Clearance (ml/min.) => Dosierungsintervall: > 50 => alle 8 h / 50-25 => alle 12 h / 25-10 => alle 24 h / < 10 => alle 24 h halbe Dosis
KI:	Schwangerschaft, Stillzeit
WW:	mit Probenicid verminderte Ausscheidung
Cave:	nie s.c., i.m. oder im Bolus i.v. !

I:	beschränkt auf atrioventrikuläre Reentry-Tachykardie und AV-Knoten Tachykardie, bei denen vagale Manöver nicht zum Erfolg führen
WI:	Klasse II Antiarrhythmicum, neg. dromotrop (Wirkung vorwiegend am AV-Knoten), vasodilatierend
PK:	kurze Wirkungsdauer, max. WI nach 10-30 s, HWZ < 10 s
NW:	Flush, Dyspnoe, Bronchospasmus, Übelkeit, Schwindel, KS, Bradykardie, Asystolie, RR-Abfall, ...
KI:	Asthma bronchiale, Myokardinfarkt, dilatative Kardiomyopathie, bradykarde HRST, ventrikuläre Tachykardien, AV-Block II-III°

Adrenalin	**Suprarenin**® Amp. = 1 ml = 1 mg
	DOSIERUNG:
	i.v.: 0,1 mg auf 1 ml (1:10) verdünnt i.v
	akut: 1 mg verdünnt i.v., dann alle 2-3 min. wiederholen
	endobronchial: 2-3 mg auf 10 ml Aqua dest
Adriamycin = **Doxorubicin** **(ADR)**	**Adriablastin**® 10/20/50/100 mg Inf.Fl.,
	Doxorubicin® 10/50 mg Inf.Fl.
	DOSIERUNG:
	Einzeldosis: 40-75 mg/m², hochdosiert 90-150 mg/m²
	pro Woche 20 mg/m²
Ajmalin	**Gilurytmal**® Amp = 2/10 ml = 50 mg
	DOSIERUNG:
	akut: 25-50 mg i.v. (langsam)
	Perfusor 1 mg/kg KG/h i.v.
	Max: 2,5-10 mg/min
	(unter EKG-Kontrolle)
Alizaprid	**Vergentan**® 50 mg, Amp = 2 ml = 50 mg
	DOSIERUNG:
	p.o.: 3-6 * 50 mg/Tag je nach Wirkung
	i.v.: 1-4 Amp tgl i.v. als Kurzinfusion (je nach Klinik)
	bei Zytostatika: je 4 h vor und nach Zytostatikagabe je 2 Amp. i.v als Kurzinfusion

I:	Kreislaufstillstand, anaphylaktischer Schock, orciprenalinresistente Bradykardie, Bronchospasmus
WI:	α_1- und α_2-Rezeptoren-Stimulation, Hebung von: Kontraktilität, Frequenz, HZV, art. Mitteldruck, RR-Amplitude bei Abnahme des peripheren Widerstandes, Senkung der elektr. Reizschwelle, Broncholyse
PK:	HWZ 3-10 min., Wirkungsdauer 3-5 min.
NW:	Tachykardie, ES bis Kammerflimmern, Kaliumabfall, BZ- und RR-Anstieg
HI:	immer vor dem Bikarbonat geben

I:	solide Tumoren, maligne Lymphome, Leukämien
WI:	führt zu Einzel- und Doppelstrang-Chromosomenbrüchen der DNA, wirkt zyklusspezifisch (S/G_2-Phase)
PK:	triphasische HWZ 12 min, 3 h und 25-28 h, Elimination über Niere und Galle
NW:	Alopezie, Übelkeit, Erbrechen, knochenmarks- und herzmuskeltoxisch
HI:	nicht mit Heparin mischen => chemische Reaktion, regelmäßige Kontrolle der kardialen Funktion, Dosisreduktion bei Bilirubinanstieg im Serum > 2 mg/dl auf 50 %, > 3 mg auf 25 %

I:	paroxysmale Tachykardien, salvenartige Extrasystolien, Kammertachykardie, Präexzitationssyndrom
WI:	Klasse IA Antiarrhythmikum, Membranstabilisierung durch chinidinartige Wirkung, Erregungsdämpfung, Verlängerung der Refraktärzeit bei Hemmung der AV-Überleitung
PK:	Wirkungsdauer 20-30 min., HWZ 5-6 h
NW:	Hemmung der Reizleitung => EKG, Puls- und RR-Kontrolle
HI:	therapeutischer Spiegel. 0,09-0,15 µmol/l = 0,03-0,05 mg/l, nicht mit $NaHCO_3$ zusammen infundieren!
KI:	AV-Block, Bradykardie, Schenkelblock, kardiogener Schock

I:	Erbrechen, Übelkeit, u.a. bei Zytostatikatherapie
WI:	Dopaminantagonist
NW:	RR-Senkung möglich (orthostatische Hypotonie), Müdigkeit, KS, Angst, Unruhe, Parkinsonismus, verstärkte Darmtätigkeit, Prolaktinerhöhung
HI:	Therapie auf 1-2 Wochen beschränken

Allopurinol	**Allopurinol-rat®, Allo von ct®, Foligan®, Zyloric®, Remid®, Uripurinol®, Uritas®** [alle: 100/300 mg] <u>DOSIERUNG:</u> p.o. 1 * 100-300 mg/Tag p.o. nach dem Essen Erhaltungsdosis: 1 * 200-400 mg/Tag p.o Max: 3 * 300 mg/Tag
Alprazolam	**Tafil®** 0,5/1 mg <u>DOSIERUNG:</u> p.o.: beginnen mit 3 * 0,25-0,5 mg/Tag, dann 0,5-4 mg/Tag p.o. Max: 4 mg/Tag
Alprostadil	**Prostavasin®** Amp. = 20 µg <u>DOSIERUNG:</u> pAVK: 10-20 µg verdünnt auf 50 ml über 60-120 min 1 mal am Tag intraarteriell, ggf bei schweren Fällen Wiederholung möglich Perfusor: 0,1-0,6 µg/kg KG/min über 12 h i.a.
Aluminium-hydroxid	**Aludrox®, Antacidum OPT®, Maaloxan®, Progastrit®, Trigastril®** <u>DOSIERUNG:</u> p.o.: 4-5 * 400-1000 mg/Tag

I:	Hyperurkämie, Harnsäuresteine
WI:	Xanthinoxidasehemmung => Senkung der Harnsäuresynthese, die wasserlöslichen Vorstufen werden dadurch vermehrt ausgeschieden
PK:	HWZ 2-3 h, 20-30 % werden renal eliminiert, der Rest durch hepatische Umwandlung zu Oxipurinol (selber aktiv, HWZ 28 h)
NW:	allerg. Reaktionen, Muskel- und Gelenkschmerzen, Benommenheit, Schwindel, GIT-Beschwerden, Leukopenien, Leukozytose, alle BB-Veränderungen, ggf. initial Gichtanfall
HI:	bei eingeschränkter Nierenfunktion Dosis in Abhängigkeit der Krea-Clearance
WW:	+ Cumarine => stärkere Cumarin-WI, + Ampicillin u. Amoxicillin => vermehrte allerg. Reaktionen, + Azathioprim u. Mercaptopurin => erhöhte Toxizität (Dosisreduktion um 50-75 %), + Thiazide => verminderte Wirkung

I:	akute und chronische Spannungs-, Erregungs- und Angstzuständen
WI:	mittellang wirksames Benzodiazepin mit aktiven Metaboliten, leicht stimmungsaufhellende Eigenschaften
PK:	HWZ 12-15 h, Äquivalenzdosis 1 mg
NW:	siehe Benzodiazepin-NW, Gewichtszunahme, Verhaltensveränderungen, reaktive/neurotische Depressionen, ataktische Störungen

I:	chronische pAVK III-IV°
WI:	= Prostaglandin E_1, vasodilatierend und Thrombozytenaggregationshemmung, wegen rascher Metabolisierung in der Lunge nur intraarterielle Anwendung sinnvoll
PK:	HWZ 5-10 min.
NW:	RR-Abfall, Tachykardie, KS, Verwirrtheit, Krämpfe, Fieber
KI:	KHK, schwere Herzinsuffizienz, Herzinfarkt, Asthma bronchiale
WW:	Wirkungsverstärkung von gerinnungshemmenden Medikamenten und Antihypertensiva

I:	Gastritis, Refluxösophagitis
WI:	Al bindet Säure, Pepsin, Phosphat und Gallesalze, keine reaktive Hypersekretion auf Aluminium, führt zur Relaxation der glatten Muskulatur => verzögerte Magenentleerung und Obstipation
PK:	Wirkungsbeginn nach 5-10 min., Wirkungsdauer 100 min.
NW:	Obstipation, durch verminderte Phosphatresorption Hypophosphatämie, Osteomalazie, bei Niereninsuffizienz: Enzephalopathie (Bewußtseinsstörung, Krämpfe, psychotische Episoden)
KI:	Niereninsuffizienz
WW:	verminderte Resoption von Tetrazyclinen und Alkaloiden und Phenytoin

Amantadinsulfat	**Amantadin-rat.**® 100 mg, **PK-Merz**® 100 mg, forte 150 mg, Inf.Fl.= 500 ml = 200 mg <u>DOSIERUNG:</u> i.v. 1-3-(6) * 200 mg/Tag i.v (1-1-0) [á 500 ml in 3 h] p.o.: 2-3 * 50-100 mg/Tag p.o. Max: 500-600 mg/Tag
Ambroxol	**Ambril**®, **Ambroxol-rat.**®, **Ambrohexal**®, **Mucosolvan**®, **Mucophlogat**®, **Mucobroxol**® [alle: 30 mg, ret. 75 mg, Amp. = 2 ml = 15 mg, Saft 5 ml = 15 mg] <u>DOSIERUNG:</u> akute Sekretolyse. 3 * 1 Amp. = 45 mg/Tag i.v., i.m. oder s.c. p.o.: beginnen mit 3 * 30 mg/Tag, später 2 * 30 mg/Tag p.o. Retardpräparate: 1 * 75 mg ret./Tag p.o.
Amiodaron	**Cordarex**® 200 mg, Amp. = 3 ml = 150 mg <u>DOSIERUNG:</u> i.v. Aufsättigung. 10 mg/kg KG i.v. über 6 Tage oder 300 mg in 30-120 min. einmalig als Kurzinfusion i.v. p.o.: 2-3-(4) * 200 mg/Tag p.o. für einige Wochen, dann Erhaltungsdosis: ca. 200-(400) mg/Tag p.o.

I:	M. Parkinson, parenterale Gabe bei akinetischen Krisen, Begleittherapie bei Herpes-Infektionen (Varizellen-Zoster, Herpes labialis)
WI:	erhöht Dopaminkonzentration im synaptischem Spalt, meist Wirkungsverlußt in Wo bis Mo, antagonistischen Effekt an zentralen Glutamat-Rezeptoren, wirkt besonders gegen Rigor und Akinesie, wirkt u.a. auch als Virostatikum
PK:	100 mg p.o. wirkt 1-8 h lang, max. Plasmaspiegel nach 1-3 h, keine Plasmaeiweißbindung, HWZ 10-15 h, überwiegend renale Elimination
NW:	Übelkeit, Schlafstörungen, Schwindel, Mundtrockenheit, Herzinsuffizienz, Herzrhythmusstörungen, periphere Ödeme, RR-Abfall, livide Hautveränderungen, Verwirrtheit, Halluzinationen, Psychosen
HI:	Kombination mit Anticholinergika meiden, Kontrolle der Nierenfunktion
KI:	Psychosen, akute Verwirrtheitszustände, schwere Leber- und Nierenfunktionsstörungen
WW:	kaum Probleme mit Bromocriptin und L-Dopa, in Kombination mit Anticholinergika => vermehrte anticholinerge WI und psychotische NW

Intoxikation: Giftelimination (Erbrechen oder Magenspülung), Gabe von Physostigmin (**Anticholium**®) 1-2 mg i v., je nach Klinik ggf. wiederholen

I:	akute und chron. bronchopulmonale Erkrankungen mit Störung der Schleimsekretion, Sekretolytikum bei Hyperkrinie und Dyskrinie
WI:	Mucolytikum, Sekretolytikum, vermehrte dünnflüssige Schleimbildung und Stimulation der Ziliarbewegungen
PK:	rasche Resorption, Beginn der Wirkung nach 30 min., Wirkungsdauer 6-10 h, HWZ 10-12 h, hepatischer Abbau
NW:	alle relevanten NW durch allergische Reaktionen bedingt, GIT-Symptome, selten allerg. Reaktionen, Kopfschmerzen
KI:	schwere Niereninsuffizienz, rel. KI im 1. Trimenon der Schwangerschaft

Cave: kann Patient abhusten ?

I:	supraventrikuläre und vertrikuläre Tachykardien
WI:	gehört zur Klasse III der Antiarrhythmika, verlängert anterograde Erregungsleitung durch Verlängerung der effektiven Refraktärzeit => verbreitertes Aktionspotential
PK:	Bioverfügbarkeit 20-80 %, sehr langsame Resorption (5-10 h), Plasmaeiweißbindung 95 %, max. therapeutischer Effekt nach Tagen bis Wo, HWZ 2-4 Wo
NW:	Kornea-Trübung, Photosensibilisierung, SD-Stoffwechselstörung, Lungenfibrose, GIT-Symptome, Ataxie, KS, Schwindel
HI:	hoher Jodgehalt (36 %), therap. Spiegel 0,8-4,7 µmol/l = 0,5-3 mg/l
KI:	autonome Schilddrüsenfunktionsstörungen, Hyperthyreose
WW:	Wirkungsverstärkung mit anderen Antiarrhythmika, Digoxinspiegelanstieg, Wirkungsverstärkung von Antikoagulantien

Amitriptylin	**Amineurin**® 50 mg, ret. 50/75/100 mg, **Amitriptylin-neuraxpharm**® 50/100 mg, Amp. = 1 ml = 40 mg, **Novoprotect**® ret. 75 mg, **Saroten**® ret 50/75 mg, Amp. = 2 ml = 50 mg [alle 10/25 mg, ret. 25 mg] <u>DOSIERUNG:</u> p.o.: 3-4 * 10 mg oder 3 * 25 mg/Tag p.o., dann tgl. um 25 mg bis 150-200 mg/Tag steigern i.v. 3 * 25-50 mg/Tag i.v. für 5-7 Tage, ggf. Umstellung auf p.o. atyp. Gesichtsschmerz: 50-75 mg/Tag p.o. Spannungs-KS.: 2 * 25-50 mg/Tag i.v. für einige Tage, zur Prohpylaxe 25-50-(75) mg abends p.o. bei Schlafstörungen: 10-25-75 mg ret. zur Nacht Max. ambulant 150 mg/Tag Max. stationär 225-300 mg/Tag
Amitriptylinoxid	**Equilibrium**® 30/60/90/120 mg <u>DOSIERUNG:</u> p.o.: 2 * 30-60 mg /Tag p.o. ambulant bis 2 * 120 mg/Tag p.o. stationär mit schleichendem Therapiebeginn weniger NW (veg. NW und Sedationseffekt) Max. 300 mg/Tag p.o.

I:	alle Formen des depressiven Syndroms (psychogen, endogen, organ. begründbar), Melancholien, bei chron. Schmerzsyndromen, atyp. Gesichtsschmerz (1.Wahl), Spannungskopfschmerz
WI:	Trizyklisches Antidepressivum, Hemmung der neuronalen Aufnahme von Serotonin und Noradrenalin => sedierende, anxiolytische und antidepressive WI, Blockade von D_2-Dopaminrezeptoren, α_1-antiadrenerge und anitcholinerge WI (erst Sedation, dann gesteigerter Antrieb, dann nach 2-3 Wo Stimmungsaufhellung)
PK:	Bioverfügbarkeit 40-60 %, max. Plasmakonzentration nach 2-5 h, HWZ 15-30 h
NW:	neben Sedation vorwiegend veg. NW: Mundtrockenheit, Obstipation, Miktionsstörungen, Schlafstörungen, feinschlägiger Tremor, KS, Schwindel, allerg. Reaktionen, Herzrhythmusstörungen
HI:	therapeutischer Spiegel 0,4-0,9 µmol/l = 0,1-0,2 mg/l
KI:	akute Intoxikationen, Delirien, AV-Block III°, Cave bei Krampfneigung, keine Kombination mit MAO-Hemmern, Leberinsuffizienz
WW:	Verstärkung von sedierenden/zentral wirkenden Medikamenten, Wirkungsverstärkung von Alkohol

Cave: Alkoholverbot !

Intoxikation: Klinik. Krampfanfälle, Hyperthermie und da anticholinerg => Erbrechen => Aspiration + Unruhe, evtl. Muskelrigidität, Mydriasis, trockene Schleimhäute, Darmatonie, HRST (Tachykardie, QRS-Verbreiterung) => Therapie: Gabe von Cholesterasehemmern (1 Amp. Physostigmin i.v.) und Diazepam, Hämoperfusion über Aktivkohle

---

I:	alle Formen des depressiven Syndroms (psychogen, endogen, organ. begründbar), Melancholien, bei chron. Schmerzsyndromen, atyp. Gesichtsschmerz (1.Wahl), Spannungskopfschmerz
WI:	trizyklisches Antidepressivum, depressionslösende und sedative Wirkung (für 2-3 Wo), starke Anxiolyse, antidepressive Wirkung erst nach 2-3 Wo
PK:	gute enterale Resorption, HWZ 10-20 h, stark schwankende Plasmakonzentrationen
NW:	neben Sedation vorwiegend veg. NW: Mundtrockenheit, Obstipation, Miktionsstörungen, Schlafstörungen, feinschlägiger Tremor, KS, Schwindel, allerg. Reaktionen
KI:	akute Intoxikationen, Delirien, AV-Block III°, Cave bei Krampfneigung, keine Kombination mit MAO-Hemmern, Leberinsuffizienz
WW:	Verstärkung von sedierenden Medikamenten, Wirkungsverstärkung von Alkohol

Cave: Alkoholverbot !

Intoxikation: siehe Amitriptylin

Amlodipin	**Norvasc®** 5 mg DOSIERUNG. p.o.: 1 * 5 mg/Tag p.o., ggf. Dosissteigerung auf 1 * 10 mg/Tag p.o. Max: 10 mg/Tag

Amoxicillin	**Amoxicillin®, Amoxihexal®, Amoxi-Wolf®, Amoxypen®, Clamoxyl®**
	[alle: 500/750/1000 mg, Saft und Brausetablette]
	
	DOSIERUNG.
	
	i.v.: > 14 J : 3 * 1000-2000 mg/Tag i.v.
	        schwere Fälle: 4 * 3000-5000 mg/Tag i.v.
	        < 14 J.: 3 * 20-60 mg/kg KG/Tag i.v.
	
	p.o.: > 14 J 3-4 * 500-1000 mg/Tag p.o.
	       schwere Fälle: 2-3 * 2000-3000 mg/Tag p.o.
	       < 14 J.: 3 * 500 mg/Tag p.o.
	
	Max: normal 6000 mg/Tag

Amphotericin B	**Ampho-Moronal®** 100 mg, Susp. 1 ml = 100 mg, Creme 30 mg = 1 g, Lutschtbl. 10 mg,
	
	Amphotericin B® Inj.Fl. = 50 mg
	
	DOSIERUNG:
	p.o.: 50-100 mg/Tag nach dem Essen bis 4 * 400 mg/Tag p.o.
	i.v.: beginnen mit 0,25 mg/kg KG i.v., dann
	               0,8-1,0 mg/kg KG alle 48 h (vorweg 250 mg Testdosis)
	Prophylaxe: 2 * 50-100 mg/Tag
	Kryptokokken-Meningitis: 0,5-0,75 mg/kg KG/Tag in 1000 ml Lsg. für 4-6 Wochen (in Kombi mit Flucytosin u. Fluconazol)
	Intrathekal: 0,1-0,5 mg mit 10-20 ml Liquor verdünnen und injizieren
	               (2-3 mal pro Wo)

I:	arterielle Hypertonie, KHK, Angina pectoris
WI:	Kalziumantagonist, Wirkungsmechanismus entspricht dem des Nifedipin (vorwiegend durch periphere Vasodilatation)
PK:	Bioverfügbarkeit 60-80 %, max. Wirkung nach 6-12 h, lange Wirkungsdauer, HWZ 35-50 h, Elimination nach hepatischem Abbau
NW:	Flush, allerg. Reaktionen, Kopfschmerzen, Schwindel, Parästhesien, Muskelkrämpfe, Bauchschmerzen, Tachykardie
HI:	Vorteil: Einmalgabe am Tag möglich (siehe HWZ)
KI:	schwere Lebererkrankungen, allerg. Reaktionen gegen den Wirkstoff

I:	Entzündungen der Atemwege, eitrige chron Brochitis, Galle, GIT, Typhus, Endokarditisprophylaxe, Keuchhusten
Spektrum:	Gpos + Gneg, u.a.. Actinomyces, Bacillus, Clostridium, Enterokokken, Listerien, Streptokokken, Treponemen, Bordetella, Brucella, Campylobacter, H. influenza, weniger gut gegen: E.coli, Proteus mirabilis, Salmonellen, Shigellen und gegen penicillinasebildende Bakterien, schlecht gegen Gneg Enterobakterien und Pseudomonas aeruginosa
WI:	Breitspektrumpenicillin, β-Lactamantibiotikum, Aminopenicillin, Synthesehemmung von Murein (Zellbestandteil), bakterizide Wirkung auf proliferierende Keime
PK:	Bioverfügbarkeit 75-90 %, max. Plasmaspiegel nach 2 h, HWZ 1h, Plasmaeiweißbindung 17 %, überwiegend renale Elimination
NW:	GIT-Symptome, Diarrhoe, allerg. Reaktionen, Urtikaria, Exanthem, Leukopenie, Thrombopenie, Fieber, GOT-Erhöhung, Nephritis, pseudomembranöse Kolitis
HI:	Dosisanpassung bei Niereninsuffizienz, wird 2-3fach besser als Ampicillin resorbiert, weniger intestinale Symptome, höhere Plasmaspiegelkonzentrationen als Ampicillin, jedoch schwächer auf Gpos-Bakterien wirksam als Penicillin G
KI:	Allergien gegen Penicilline
WW:	verbesserte Resorptionsquote von Digoxin, mit Allopurinol vermehrte allerg. Hautreaktionen

I:	intestinale Hefemykosen, Schleimhautmykosen, Candida-Infektion, Pilzmeningitis/Encephalitis, Kryptokokkenmeningitis, Aspergillusinfekte, Histoplasmose
Spektrum:	u.a.: Hefe- und Sproßpilze, Aspergillus-Erreger, Kryptokokken
WI:	Polyen-Makrolid => durch Bindung an Ergosterin erhöhte Permeabilität der Pilzmembran => Zellzerstörung (fungistatische Wirkung)
PK:	keine Resorption nach oraler Gabe, Liquorkonzentration ist 3 % der des Serums, 90-95 % an Serumlipide gebunden, rascher Abfall der Blutspiegel, langsame renale Elimination (5 % in 24 h), HWZ 20 h
NW:	Nierenfunktionsschäden in 80 %: renal tubuläre Acidose, Nephrocalcinose, Hypokaliämie => Schäden reversibel, Schüttelfrost + Fieber + Kopfschmerz, GIT-Symptome in 50 %, HB-Abfall bei 40 % - bei lokaler Gabe kaum NW !
HI:	sowohl systemisch als auch lokal applizierbar, schlechte passage der Blut/Liquor-Schranke, BB + Krea + Harnstoff + Kalium-Kontrollen
KI:	schwere Leber- und Nierenfunktionsstörungen, Schwangerschaft und Stillzeit bei systemischer Gabe
Cave:	nicht mit NaCl/Ringer zusammen infundieren => Ausfällung !

Ampicillin	**Ampicillin-rat.**® 1000 mg, **Binotal**® [alle: 0,5/1,0/2,0/5,0 g Inf.Fl.] <u>DOSIERUNG:</u> p.o 3-4 * 1 g/Tag p.o 3-4 * 2 g/Tag p o (schwerer Infekt) i v. 3 * 5 g/Tag i.v als Kurzinfusion (schwerer Infekt) oder 150-200 mg/kg KG/Tag i v Meningitis 6 * 2 g/Tag i v Endokarditisprophylaxe: 2 g 2 h vor der Untersuchung i v. Max: normal 8 g/Tag
Ampicillin + Sulbactam	**Unacid**® 0,75/1,5/3 g Inf.Fl., **Unacid**® **PD oral** 375 mg <u>DOSIERUNG:</u> p.o.: 2-3 * 375-750 mg/Tag p.o Dauer 5-14 Tage i.v.: 2-3 * 0,75-3 g/Tag i v , Dauer 5-14 Tage Max: 12 g/Tag
Apomorphin	**Apomorphin**® Amp. = 10 mg <u>DOSIERUNG.</u> akut als Emetikum: 10 mg s.c oder 0,1 mg/kg KG s c., ggf. + 10 mg Norfenefrin i.m. Abstinenzsyndrom bei Opiatabhängigkeit: 3-4 * 10 mg s.c. in 4-5 h Abstand Alkoholintoxikation: 5-10 mg s.c. oder i.m. (+ 10 mg Norfenefrin) Akinetische Krise: beginnen mit 2-5 mg s.c., dann 4-10 mg/h als s.c. Infusion je nach Wirkung Apomorphin-Test: Prämedikation mit 3 * 20-30 mg/Tag Domperidon (**Motilium**®), dann 2-5 mg Apomorphin s.c [vor dem Test Dopaminerge Medikamente absetzen]

I:	antibiotische Therapie gegen empfindliche Erreger bei Infekten aller Art
Spektrum:	Gpos + Gneg, u.a.: Actinomyces, Bacillus, Borrelia, Clostridium, Enterokokken, Listerien, Streptokokken, Treponemen, Bordetella, Brucella, Campylobacter, H. influenza, weniger gut gegen: E.coli, Proteus mirabilis, Salmonellen, Shigellen und gegen penicillinasebildende Bakterien, schlecht gegen Gneg Enterobakterien und Pseudomonas aeruginosa, nicht gegen Klebsiellen und Enterobakter
WI:	Breitspektrumpenicillin, β-Lactamantibiotikum, Aminopenicillin, Synthesehemmung von Murein (Zellbestandteil), baktericide Wirkung auf proliferierende Keime
PK:	Bioverfügbarkeit 30-40 %, HWZ 1 h
NW:	GIT-Symptome, Diarrhoe, allerg. Reaktionen, Urtikaria, Exanthem, Leukopenie, Thrombopenie, Fieber, GOT-Erhöhung, Nephritis, pseudomembranöse Kolitis
HI:	geringe Liquorgängigkeit, bei Meningitis jedoch genug, nicht mit Glucose zusammen infundieren!
KI:	EBV-Infektion + Virus, Penicillin-Allergie
WW:	verbesserte Resorptionsquote von Digoxin, mit Allopurinol vermehrte allerg. Hautreaktionen, reduzierte Sicherheit von Kontrazeptiva

I:	Infektion durch Sulbactam/Ampicillin-empfindliche Erreger, Infektionen der Atemwege, Nieren, Harnwege, Bauchraum, Geschlechtsorgane, Haut- und Weichteilgewebe
Spektrum:	viele Gpos + Gneg, u a.: Staphylokokken, Streptokokken, Haemophilus, Enterokokken, Klebsiella, Proteus
WI:	Breitspektrumpenicillin, β-Lactamantibiotikum, Aminopenicillin, nach Resorption rasche Spaltung in Sulbactam und Ampicillin, Synthesehemmung von Murein (Zellbestandteil), baktericide Wirkung auf proliferierende Keime
PK:	Bioverfügbarkeit 30-40 %, HWZ 1 h
NW:	GIT-Symptome, Diarrhoe, allerg. Reaktionen, Urtikaria, Exanthem, Leukopenie, Thrombopenie, Fieber, GOT-Erhöhung, Nephritis, pseudomembranöse Kolitis
KI:	EBV-Infektion + Virus, Penicillin-Allergie, Schwangerschaft

I:	als Emetikum bei Vergiftungen, Alkohol-, Heroin- und Opiatsucht, Ultima ratio bei M. Parkinson, Akinetische Krise
WI:	Reizung der „Trigger-Zone" der Medulla oblongata und veg. Zentren des Hypothalamus, D_2-Rezeptoragonist
PK:	nach ca. 4-6 min. wird Erbrechen ausgelöst, nach s.c. Gabe setzt nach 10-15 min. beim M. Parkinson die Wirkung ein und kann je nach Dosis bis 120 min. anhalten, hepatische Elimination
NW:	Müdigkeit, Hypotonie, Kollaps, Koma (daher gleichzeitige Norfenefrin-Gabe), Atemdepression, Krämpfe, Erregungszustände
HI:	Antidot: Naloxon
KI:	Kinder nach Verschlucken von Laugen und Säuren
WW:	Dopamin-Antagonisten (Neuroleptika) schwächen emetische Wirkung ab

Atenolol	Atehexal®, Atenolol-rat.®, Atenolol Stada®, Blocotenol®, Tenormin® Amp. = 10 ml = 5 mg, [alle. 25/50/100 mg] <u>DOSIERUNG</u> akut. 2,5 ml i.v. bis max 0,15 mg/kg KG Hypertonie 1-2 * 50 mg/Tag KHK 1-2 * 50 mg/Tag Tremor 50-100 mg/Tag funkt. Herzbeschwerden: 1 * 25/50 mg/Tag
Atorvastatin	Sortis® 10/20 mg <u>DOSIERUNG:</u> p.o.: 1 * 10-20 mg/Tag abends p.o , ggf. Dosissteigerung alle 4 Wo Max: 80 mg/Tag
Atropin	Atropinsulfat® Amp. = 1 ml = 0,5 mg, **Atropin sulfuricum** 0,5 mg [andere: Augentropfen und Augensalben] <u>DOSIERUNG:</u> i.v.: 1-2 Amp. = 0,5-1 mg initial i.v., ggf. nach 5 Min wiederholen p o. 1-3 * 0,5-1 mg/Tag p.o Hypersalivation: 3 * 0,25-1 mg/Tag Vergiftung: 2 mg i.v., ggf. Wiederholung bis Wirkung eintritt (bei Intoxikation: 2, 5, 10, ... mg i.v) Max: 200 mg/Tag

I:	KHK, tachykarde Rhythmusstörungen, funkt. Herzbeschwerden, art. Hypertonie, Angina pectoris, psychisch agitierte Störungen (Phobien, Ängste), Tremor
WI:	kardioselektiver β-Blocker (β_1:β_2 = 35:1) ohne ISA
PK:	Bioverfügbarkeit 50-60 %, HWZ 6-9 h, relative Wirkungsstärke < 1 (Propranolol = 1), 90 % werden renal eliminiert
NW:	Müdigkeit, Verstärkung von: Herzinsuffizienz, AV-Block, periph. Durchblutungsstörungen, Bradykardie, Bronchokonstriktion, Hypoglykämieneigung bei insulinbehandeltem DM, Depressionen
HI:	therap. Plasmaspiegel 0,1-2,2 µg/ml
KI:	NYHA III-IV, AV-Block II-II°, Asthma bronchiale, COLD

I:	Hypercholesterinämie, Hypertriglyceridämie
WI:	Lipidsenker, Cholesterinsyntheseenzymhemmer
NW:	GIT-Symptome, Übelkeit, Erbrechen, Transaminasenerhöhung, CPK-Anstiege, Muskelkrämpfe, Pankreatitis, allerg. Reaktionen, KS, Schlafstörungen
HI:	bei Transaminasenerhöhung auf mehr als das 3fache auf längere Zeit => Therapieabbruch
KI:	floride Lebererkrankungen und Muskelerkrankungen, bei Frauen ohne Kontrazeption, Kinder und Jugendliche < 18 J., Schwangerschaft und Stillzeit
WW:	erhöhte Myopathierisiko bei Kombination mit anderen HMC-CoA-Reduktasehemmern mit Cyclosporin, Fibraten, Erythromycin und Antimykotika

I:	Vagusdämpfung bei Bradykardien, Magen/Darmspasmen, Hypersekretion, Hypersalivation, bradykarde Herzrhythmusstörungen, Vergiftung mit Alkylphosphaten/Parasympathomimetika
WI:	Hemmung der Wirkung des am parasympathischen Nervenende freigesetzten Acetylcholin (kompetitiver Antagonist vom Acetylcholin), Dämpfung der vagalen Reflexe, Hemmung der muskarinähnlichen Giftwirkung, wirkt peripher und zentra, HF geht hoch, weniger Tonus der glatten Muskulatur, Mydriasis
PK:	HWZ 2,5 h, Wirkungsdauer 30-120 Min., Elimination zu 30-50 % unverändert renal
NW:	Tachykardie, tachykarde HRST, trockener Mund, Mydriasis, Miktionsstörungen
KI:	Glaukom, Tachykardie, Hyperthyreose

Intoxikation: Klinik: Mydriasis, Tachykardie, Erregungszustand + Halluzinationen, zentrale Hyperthermie, Hautrötung, trockene Haut, Mundtrockenheit,

Therapie: Gifteelimination (Magnspülung, Kohle etc.), Kühlung, β-Blocker wegen Tachykardie, **Anticholium**® (Physostigmin) 0,03 mg/kg KG

Azathioprin	**Imurek**® 25/50 mg, Amp. = 50 mg DOSIERUNG: i.v : 1-2,5 mg/kg KG/Tag = 50-150 mg/Tag p.o.: 1-2,5 mg/kg KG/Tag = 50-150 mg/Tag GBS: 2-3 mg/kg KG/Tag MS: 2,0-2,5 mg/kg KG/Tag (1-1-1) Vaskulitis: 50-150 mg/Tag, beginnen mit 100 mg Rheumatoide Arthritis 1-2,5 mg/kg KG/Tag = 50-150 mg/Tag p.o. oder i.v. [nach 4-6 Wo soll meßbare Suppression der Leukozyten vorliegen, sonst Dosis um 50 mg/Tag erhöhen, Ziel: 3500-4000/µl und MCV > 100 µm³, Lymphozyten ca. 1000/µl]
Azithromycin	**Zithromax**® 250 mg, 1 Eßl. Saft = 200 mg DOSIERUNG: p.o. 1 * 2 Kps. = 500 mg/Tag p.o. über 3 Tage bei schweren Infekten für einige Tage 250 mg/Tag p.o.
Baclofen	**Lioresal**® 5/10/25 mg DOSIERUNG: p.o.: zunächst 3 * 5 mg/Tag p.o., alle 3 Tage + 5 mg bis 4 * 10-20 mg/Tag p.o. Max: 80 mg/Tag p.o.: 30-60 mg/Tag p.o. bei eingeschränkter Nierenfunktion T-Neuralgie: 3-4 * 5-10 (20) mg/Tag Max: 60-80 mg/Tag

I:	Organtransplantation, Autoimmunerkrankungen, Leukämie, zerebrale Vaskulitis, MS, GBS, ...
WI:	Immunsuppressivum, Purinantagonist = wegen strukturelle Ähnlichkeit Einbau in DNA und RNA, Hemmung der zelleigenen Nukleotidsynthese und der Lymphozytenproliferation, Wirkungserfolg erst nach mehr als 4-6 Wochen, oft erst nach 3-4 Monaten
PK:	HWZ ca. 5 h
NW:	Leukopenie > Anämie > Thrombopenie, Übelkeit, Anorexie, Erbrechen, Diarrhoe, Knochenmarksdepression, Haarausdünnung, Cholestase, Pankreatitis, allerg. Hautreaktionen, Muskel- u. Gelenkschmerzen
HI:	Leuko´s nicht unter 3000/µl abfallen lassen, wöchentl. BB- + Leberwert-Kontrollen im 1. Monat, dann 1 mal monatlich
KI:	Schwangerschaft, schwere Leberschäden, schwere Knochenmarksdepression
WW:	durch die gleichzeitige Einnahme von Allopurinol wird der Abbau von Mercaptopurin (aktiver Metabolit) gehemmt => deutliche Dosisreduktion notwendig

I:	Infekte der oberen und unteren Atemwege, Otitis media, Weichteil- und Genitalinfekte
Spektrum:	Gpos und Gneg: u.a. Staphylokokken und Streptokokken, Haemophilus influenza, Chlamydien, Mykoplasmen, Legionellen, Bordetella pertussis, Corynebakterium diphtherii, Moraxella catarrhalis, Enterobacter und Toxoplasmen
WI:	Makrolidantibiotikum, Wirkungsmechanismus entspricht dem des Erythromycins durch Bindung an Bakterienribosomen => Hemmung der Proteinbiosynthese
PK:	Bioverfügbarkeit 20-40 %, HWZ 2-4 Tage, daher 3 tägige Therapie ausreichend, hepatische Elimination, 20 % über Urin
NW:	GIT-Störungen, Übelkeit und Erbrechen, Diarrhoe, KS
KI:	Stillzeit, schwere Leberfunktionsstörungen, allerg. Reaktionen gegen den Wirkstoff

I:	Spastizität, Trigeminusneuralgie, EMD, ALS, Syringomyelie, Paraplegie, Paraparese, Trigeminusneuralgie (4.Wahl)
WI:	GABA-agonist, WI spinal und prä-/postsynaptisch auf GABA$_B$-Rezeptoren wirkt, geringer Effekt bei Spastik infolge zerebraler Läsionen
PK:	HWZ 3-4 h
NW:	Psychose, Verwirrtheit, Tagessedation, Übelkeit, Mundtrockenheit, Erschöpfung, Schwindel, Übelkeit, Brechreiz, Kopfschmerzen, Schlaflosigkeit, resp + kardiale Depression, ...
HI:	rasche Dosisänderung kann epileptische Anfälle und Halluzinationen auslösen
KI:	zerebrale Krampfanfälle, schwere Leber- und Nierenfunktionsstörungen
WW:	Verstärkung von zentral wirksamen Medikamenten und Alkohol

Barbexaclon	**Maliasin**® 25/100 mg
	<u>DOSIERUNG:</u>
	Sgl 25-50 mg/Tag p.o.
	Kleink.: 50-100 mg/Tag p.o.
	Schulk. 50-300 mg/Tag p.o.
	Erw. 200-400 mg/Tag p.o
Beclometason	**Sanasthmax**® Sprühstoß 0,25 mg,
	Bronchocort® 50 mite/250, Sprühstoß 0,05/0,25 mg
	<u>DOSIERUNG:</u>
	akut: 2 * 4-6 Hübe inhalieren, dann später auf
	Erhaltungsdosis von 2 * 1-2 Hübe übergehen
	Max. 20 Hübe pro Tag
Benazepril	**Cibacen**® 5/10/20 mg
	<u>DOSIERUNG:</u>
	p.o.: 1 * 5 mg/Tag p.o , Dosissteigerung nach 2-3 Wochen auf
	10 mg/Tag p o
	Max: 40 mg/Tag

I:	GM-Epilepsie, insbesondere vom Aufwachtyp, isoliert oder mit Petit mal-Anfällen
WI:	Barbexaclon entspricht Phenobarbital, jedoch geringere sedierende Wirkung
NW:	nervöse Reizbarkeit, Unruhe, Müdigkeit, Halluzinationen, Benommenheit, Ataxie, Nystagmus, Schwindel, Erbrechen, ...
HI:	einschleichend dosieren!
KI:	akute Intoxikationen, mit zentraldämpfenden Pharmaka und Alkohol, schwere Nieren- und Leberfunktionsstörungen, tachykarde Arrhythmien, .

I:	Asthma bronchiale, chron. obstruktive Bronchitis
WI:	inhalatives Glucokortikoid
PK:	10-20 % gelangen in die Lunge, der Rest wird resorbiert
NW:	allerg. Reaktionen, Mundsoor, trockene Nasenschleimhaut
HI:	1 Hub = 0,25 mg, 2-3 Hübe entspricht 7 mg Prednisolon, jeweils vor dem Essen inhalieren, damit Risiko des Soorbefalles verringert wird (Spül- und Reinigungseffekt)
KI:	floride Infekte mit TBC, Mykosen, schwere andere bakterielle Infekte

I:	arterielle Hypertonie, Herzinsuffizienz
WI:	ACE-Hemmer mit langer Wirkung, erst nach Spaltung in Benazeprilat aktiv, Angiotensin II-Konzentration nimmt ab => der peripherer Gefäßwiderstand und die Aldosteronkonzentration nehmen ab, neg Na-Bilanz, Hemmung des Bradykininabbaus
PK:	Bioverfügbarkeit 40 %, Wirkungsbeginn nach 1,5 h, Wirkungsdauer ca. 1 Tag, HWZ 10 h
NW:	allerg. Hautreaktionen (Vaskulitis, ANA-Titer-Erhöhung), Muskel/Gelenkschmerzen, zentralnervöse Störungen, Elektrolytstörungen (K^+ ↑, Na^+ ↓), GIT-Symptome, Bronchitis und Husten, BB-Veränderungen, Leberfunktionsstörungen, RR-Abfall und seine Folgen
KI:	Schwangerschaft, prim. Hyperaldosteronismus, Nierenarterienstenose, Niereninsuffizienz (Clearance < 30 ml/min.), Herzinsuffizienz III-IV°, Leberfunktionsstörungen
HI:	venöse Seite wird stärker erweitert als die arterielle
WW:	+ NSA => größere RR-Senkung, + K-sparende Diuretika => Hypokaliämie, + Immunsuppr. => mehr BB-Veränderungen, + Lithium => geringer Li-Ausscheidung, verstärkte Alkoholwirkung

Intoxikation: Volumengabe (NaCl-Infusion)

Benperidol	**Glianimon**® 2/5/10 mg, Amp. = 2 ml = 2 mg DOSIERUNG: akut: 2 * 5-20 mg/Tag = 10-40 mg/Tag s.c p.o.: 3 * 0,5-4 mg/Tag p.o., dann später als Dauertherapie 3 * 0,2-2 mg/Tag p.o.
Benserazid + **L-Dopa** (siehe auch Levodopa)	**Madopar**® 62,5/125/250 mg DOSIERUNG: p.o . 3 * 62,5-125 mg/Tag bei leichtem M.P p.o 3 * 125-250 mg/Tag bei schwerem M.P 50-1000 mg/Tag Dosisbereich (350-800 mg/Tag mittlerer Bereich)
Benzbromaron	**Benzbromaron**®, **Narcaricin**® [alle 100 mg] DOSIERUNG: p.o.: 1 * 50-100 mg/Tag p.o.

I:	akute psychomotorische Erregungszustände, Halluzinationen, akute Psychosen
WI:	Neuroleptikum aus der Klasse der Butyrophenone, Wirkung entspricht dem des Haloperidol, derzeit stärkstes auf dem Markt befindliche Neuroleptikum
PK:	Bioverfügbarkeit 40-50 %, schneller Wirkungsbeginn, HWZ 4-6 h
NW:	Frühdyskinesien = paroxysmale hyperkinetisch dystone Symptome (Therapie: Biperiden i.v.), Parkinsonoid, Akathisie = unangenehme innere Unruhe mit Bewegungszwang, Spätdyskinesien = hyperkinetische Dauersyndrome choreatischer Form, endokrine Störungen, erhöhte Krampfbereitschaft, vegetative Symptome
KI:	organ. Hirnerkrankung, Vorsicht bei Epileptikern bei gleichzeitige Gabe von Barbituraten und Opiaten, akute Alkohol- oder Medikamentenintoxikation, schwere Leber- und Nierenfunktionsstörungen, kardiale Vorschädigung
WW:	geringere Wirkung von Levadopa und Bromocriptin, bei gleichzeitiger Gabe von Phenytoin Wirkungsabschwächung, Zunahme der Blutungsgefahr bei Antikoagulation
Cave:	parasympatholytische Wirkung => Harnverhalt, Augeninnendruckanstieg, Akkomodationsstörung

I:	M. Parkinson, symptomat. Parkinsonismus (postencephalitisch, toxisch, arteriosklerot., ausgenommen Medikamenten-induzierter), besonders bei Akinese und Rigor
WI:	nach Aufnahme ins Neuron => Umwandlung in Dopamin, Decarboxylasehemmer, der die periphere Metabolisierung verhindert, kann die Blut-Hirn-Schranke nicht überwinden
PK:	HWZ 1-3 h, Retardform 2-4 h, kompletter Wirkungsverlußt jedoch erst nach 3-4 Tagen
NW:	sofort: Nausea, Erbrechen, Schwindel, art. orthostatische Hypotonie, tachykarde HRST, Unruhe, Agitiertheit, Depression, Verwirrtheit, Psychose, opt. + ark. Halluzinationen, selten hämolyt. Anämie, Schlafstörungen
NW:	Langfristig: Wirkungsverlußt (end off dose), On/Off-Oszillationen, Dyskinesien, biphasische Dystonie, Hautreaktionen, selten hämolytische Anämie, Schlafstörungen
KI:	primäre Psychose, frischer Herzinfarkt, Niereninsuffizienz

I:	Hyperurikämie, nicht bei Gichtanfall
WI:	Urikosurikum, durch Hemmung der tubulären Rückresoption wird die Harnsäureelimination gesteigert
PK:	nach hepatischer Metabolisierung entstehen die aktiven Metabolite Benzaron (HWZ 14 h) und Brombenzaron (HWZ 3 h)
NW:	GIT-Symptome, Harnsteinbildung in den ableitenden Harnwegen, Auslösung eines akuten Gichtanfalls
KI:	Nephrolithiasis, Niereninsuffizienz
Cave:	bei älteren Patienten und bekannte Nephrolithiasis

Benzylpenicillin = **Penicillin G**	**Penicillin G**® 0,5/1/3/10 Mega I.E. **Penicillin Grünenthal**® 1/5/10 Mega I E. DOSIERUNG: niedrig. 3-4 * 0,5-1 Mio. I.E. i.v. oder i.m. hoch: 6 * 5 Mio. I.E. i.v. oder i.m. Meningitis 3-4 * 10 Mega/Tag i.v , Therapiedauer. 10-14 Tage oder 7 Tage nach Fieberfreiheit Max: normal 8 Mio. I.E./Tag i.v.

Beta-
 	
Acetyldigoxin
	β–Acetyldigoxin-rat.®, **Digotab**®, **Digostada**®,
	Novodigal® Amp = ½ ml = 0,2/0,4 mg, **Stillacor**®
	[alle· 0,1/0,2 mg]
	
	DOSIERUNG
	=> Aufsättigung langsam:
	    p o.. 0,2-0,3 mg/Tag =
	           Vollwirkdosis in 8 Tagen
	=> Aufsättigung mittelschnell:
	    i v.: 3 Tage 0,4 mg/Tag, dann 0,2 mg/Tag
	    p.o.: 3 Tage 3 * 0,2 mg/Tag, dann
	           Erhaltungsdosis: 0,2-0,3 mg/Tag
	=> Aufsättigung schnell:
	    i.v initial 0,4 mg i.v , dann
	         2 Tage 4 * 0,2 mg/Tag i v., dann
	         0,35 mg/Tag p.o.

Betahistin	**Aequamen**® 6 mg, forte 12 mg, ret. 20 mg,
	Vasomotal® 8 mg, forte 16 mg
	
	DOSIERUNG·
	M.Menier· 1.-3 Wo 3 * 12 mg/Tag und 2.-6. Mo
	              3 * 6 mg/Tag je nach den Mahlzeiten
	p o. ret.. 1.-3. Wo 3 * 20 mg ret./Tag, dann
	              2 * 20 mg ret./Tag für 2-6 Monate

I:	Antibiotische Therapie gegen empfindliche Keime
Spektrum:	Gpos + (Gneg Kokken), u.a.: Actinomyces, Bacillus, Borrelia, Streptokokken, Clostridien, Leptospiren, Pneumokokken, Treponema, Gonokokken, Meningokokken, Spirochäten, schlecht gegen: Staphylokokken, Gneg. Stäbchen und Anaerobier (außer Bacteroides fragilis)
WI:	β-Lactamantibiotikum, Synthesehemmung von Murein (Zellbestandteil), bakterícide Wirkung auf proliferierende Keime, gute Liquorgängigkeit bei Meningitis
PK:	HWZ 40 min., Plasmaeiweißbindung 50 %, renale Elimination
NW:	allerg. Reaktionen: Fieber, Urtikaria, anaphylaktische Reaktionen, hämolyt Anämien, Dosisabhängige Hemmung der Thrombozytenaggregation, interstitielle Nephritis, Nephrotoxizität, meningeale Reizsymptome, epileptische Anfälle, Hyperkaliämie, Übelkeit und Erbrechen
HI:	erniedrigt die Krampfschwelle, Dosisreduktion bei Niereninsuffizienz
KI:	bei Penicillinallergie, schwere Niereninsuffizienz
WW:	verlängerte Eliminations-HWZ mit NSA

I:	chron manifeste Herzinsuffizienz NYHA III + IV, supraventrikuläre Tachykardie, Vorhofflimmern und Vorhofflattern bei absoluter Arrhythmie
WI:	β-Acetyldigoxin wird im Darm in Digoxin umgewandelt, erhöhte Empfindlichkeit bei: Hypokaliämie, Hyperkalzämie, Hypomagnesiämie, Hypoxie, Myokardischämie, AV-Block, Azidose, hohes Alter
PK:	Bioverfügbarkeit 60-80 % (gering besser als Digoxin), Proteinbindung 30 %, Wirkungsbeginn nach i.v. 3-30 min./p.o. nach 60-180 min., Wirkungsdauer 4-8 Tage, HWZ 1,6 Tage, Abklingquote = 20 %, Elimination 75 % durch Niere
NW:	Nausea und Erbrechen, Sehstörungen, Kopfschmerzen, Delirien, Halluzinationen
KI:	AV-Block II°, Myokarditis, Sick-Sinus-Syndrom, WPW-Syndrom, Kammer-tachykardie, Aortenaneurysma, obstruktive Kardiomyopathie, Hypo/Hyperkaliämie, Hyperkalzämie, Niereninsuffizienz, subvalvuläre Aortenstenose
HI:	Therapeutischer Blutspiegel: 0,7-2,0 µg/l, Erhaltungsdosis = Wirkspiegel * Abklingquote/100, Dosisreduktion bei Niereninsuffizienz !

Cave: nie Ca-Infusionen => WI-Steigerung => Kammerflimmern

Intoxikation: Verlängerung der PQ-Zeit, Verkürzung der QT-Dauer, ST-Senkung, Verminderung der T-Höhe bzw. T-Negativierung, HRST => keine Hämoperfusion, K-Spiegel erhöhen

I:	M. Menier, zerebrale Mangeldurchblutung (Effekt nicht bewiesen)
WI:	gehört zur Gruppe der Histaminanaloga, H_1-Rezeptoragonist => vasodilatierend und Verbesserung der zerebralen Durchblutung
PK:	max. Plasmaspiegel nach 1 h
NW:	GIT-Symptome, Herzklopfen, Kopfdruck, Nervosität
KI:	Nierentumor, Bronchialasthma, Schwangerschaft

Bezafibrat	Azufibrat®, Befibrat®, Bezafibrat-rat.®, Bezafibrat Stada®, Bezacur®, Cedur® [alle: 200 mg, ret. 400 mg] <u>DOSIERUNG:</u> p.o.: 3 * 200 mg oder 1 * 400 mg ret. zur Nacht
Biperiden	Akineton®, Biperiden-neuraxpharm® [alle: 2/4 mg, ret 4 mg, Amp = 5 mg = 1 ml] <u>DOSIERUNG</u> M Parkinson einschleichend dosieren mit 2 mg/Tag p.o., dann 3 * 2-4 mg/Tag (= 6-12 mg/Tag) extrapyr Sympt.. 2,5-5 mg langsam i.v./i.m
Bisacodyl	Dulcolax® Lsg = 5 ml = 10 mg, Florisan®, Laxbene®, Laxoberal®, Pyrilax® [alle 5 mg, Supp. 10 mg] <u>DOSIERUNG:</u> p.o.: 5-10 mg p.o. abends oder 10 mg als Supp.
Bisoprolol-fumarat	Concor®, Fondril® [alle: 5/10 mg] <u>DOSIERUNG:</u> p.o : 1 * 5 mg/Tag, ggf Steigerung auf 10 mg/Tag (morgens nüchtern einnehmen)

I:	kombinierte Hyperlipidämien, Kombination mit Anionenaustauschern
WI:	Clofibrinsäurederivat aus der Gruppe der Fibrate, Cholesterin um – 5-15 %, Triglyceride um – 50 %, LDL um – 10-25 %, HDL um + 50 %
PK:	max. Plasmaspiegel nach 2 h, HWZ 2 h, renale Elimination
NW:	GIT-Störungen, CK-Anstieg, Myositis, Myalgien, allerg. Reaktionen, Thrombosen
KI:	Leber- und Nierenerkrankungen, Schwangerschaft und Stillzeit
WW:	Wirkungsverstärkung von: Antidiabetika und Antikoagulatien
Cave:	bei Kombination mit HMG-CoA Fettsenkern

I:	M. Parkinson, Parkinsonismus, sonstige extrapyramidale NW von Medikamenten (Neuroleptika) = Frühdyskinesien, Nikotin- u. organ. Phosphorvergiftung
WI:	Anticholinergikum, Acetylcholinrezeptorblockade (muskarinische und nikotinische), wirkt nicht gegen Spätdyskinesien !
PK:	Bioverfügbarkeit 30 %, HWZ 18 h
NW:	Tachykardie, Mundtrockenheit, selten Obstipation, Übelkeit, Magenbeschwerden, Müdigkeit, Schwindel, Angst, Erregung, Unruhe, Akkomodationsstörungen
HI:	bei Spätdyskinesien ist Biperiden wirkungslos, ggf. kann sogar eine Symptomverschlechterung auftreten, daher sind Antiparkinsonmittel bei Spätdyskinesien kontraindiziert !
KI:	Glaukom, Prostatahypertrophie

I:	Obstipation, zur Darmentleerung vor Röntgenaufnahmen im Magen-Darm-Bereich und Operationsvorbereitungen
WI:	Diphenolisches Laxans, nach enzymatischer nach Esterabspaltung, hepatischer Glucuronidierung und biliärer Exkretion, im Darm bakterielle Spaltung in Diphenole, Wirkung durch Stimulation der Peristaltik des Kolon, H_2O- und E-Lyte-Resorptionshemmung und Sekretionsförderung im Kolon
PK:	WI nach 8-12 h nach p.o., nach 15-30 min nach Supp., nach hepatischer Transformation zu 50 %ige Elimination über Faeces und 30 % renal
NW:	Wasser- und Elektrolytstörungen, Magenbeschwerden, Kalziumverlußt => Osteoporose
KI:	paralytischer und mechanischer Ileus, Kinder unter 2 J., strenge Indikationsstellung in der Schwangerschaft
WW:	durch Hypokaliämie Gefahr bei Kombination mit Glykosiden, verstärkte Hypokaliämie mit Diuretika und Kortikosteroiden

I:	Hypertonie, KHK, Prophylaxe und Therapie der Angina pectoris und Herzinfarktes, tachykarde HRST
WI:	kardioselektiver β-Blocker ($β_1$:$β_2$ = 75:1) ohne ISA
PK:	Bioverfügbarkeit 90 %, HWZ 10-12 h, keine aktiven Metaboliten, je zur Hälte hepatisch und renal eliminiert
NW:	Bronchospasmen, GIT-Symptome, Verstärkung der Hypoglykämieneigung (bei DM + Insulin), allerg. Reaktionen, Bradykardie
KI:	frischer Herzinfarkt, AV-Block II-III°, Herzinsuff. III-IV°, Bradykardie, COLD, metabol. Azidose
HI:	nicht abrupt absetzen, langsam ausschleichen (Rebound-Phänomen)

Bromazepam	**Bromazanil**® 3 mg, **Durazanil**®, **Lexotanil**®, **Normoc**® [alle: 6 mg] DOSIERUNG: Ambulant: 3 mg = ½ Tbl. 1 h vor dem Schlafengehen stationär : bis 3 * 6 mg/Tag
Bromhexin	**Berotec**® (+ 2,5 mg Fenoterol), **Bisolvon**®, **Bromhexin BC**® 16 mg [alle: 8 mg] **Bromhexin 12**® 12 mg, **Bromhexin-rat.**® Amp. = 4 ml = 8 mg DOSIERUNG: i.v.. 3-4 * 8 mg/Tag = 3-4 * 1 Amp./Tag i.v. p.o : 3 * 8-16 mg/Tag p.o.

Bromocriptin	**Pravidel**® 2,5 mg, Kps. 5/10 mg
	
	DOSIERUNG:
	p.o.: 2,5-20 mg/Tag langsam steigend aufdosieren
	M.Parkinson: initial: 2,5 mg/Tag, dann + 2,5 mg jede Woche oder
	  1,25 mg alle 4-7 Tage (ggf. auch schneller)
	  Erhaltungsdosis: 7,5-30 mg/dl
	  Max: 60 mg/Tag
	Hyperprolaktinämie: 2-3 * 2,5 mg/Tag für 10-14 Tage, dann nach klinischem Effekt und Prolaktinspiegel dosieren

Budesonid	**Budesonid Stada**®, **Budesonid von ct**®, **Budesonid rat.**®,
	Pulmicort® 1 Hub = 0,2/0,4 mg, Susp = 2 ml = 0,5/1 mg
	[alle: 1 Sprühstoß = 0,2 mg]
	
	DOSIERUNG.
	akut 2 * 4-6 Hübe inhalieren, dann später auf
	  Erhaltungsdosis von 2 * 1-2 Hübe/Tag übergehen
	
	Normal: 2 * 1-2 Hübe/Tag inhalieren
	  Max: 2 * 2 Hübe/Tag

I:	Angststörungen, Schlafstörungen mit Angststörung
WI:	die durch GABA vermittelte synaptische Hemmung wird gefördert (freigesetztes GABA wirkt effektiver) => vermehrter Cl-Einstrom => Reduktion der Erregbarkeit der Neuronenmembran, mittellang wirksames Benzodiazepin-Tranquilizer mit vorwiegend anxiolytischer Wirkkomponente, ein Metabolit wirksam, Verstärkung des GABAergen Hemmungsmechanismus
PK:	HWZ 8-20 h, Äquivalenzdosis 4,5 mg
NW:	insgesamt sehr gering
WW:	Verstärkung zentral wirkender Medikamente/Alkohol

Intoxikation: Anexate (0,2 mg i.v.)

I:	bronchopulmonale Erkrankungen mit Störung der Schleimbildung/-exkretion
WI:	Sekretolytikum
PK:	Plasmaeiweißbindung 99 %, renale Elimination zu 80 % unverändert und als Metabolit
NW:	Übelkeit und Erbrechen, Diarrhoe
HI:	Dosisreduktion bei Niereninsuffizienz, Interferenzgefahr mit Cytochrom-P450
KI:	schwere Niereninsuffizienz, rel. KI im 1. Trimenon

Cave: kann Patient abhusten ?

I:	Parkinsonmittel (in Kombination mit L-Dopa in allen Krankheitsstadien), bei Hypophysenadenom (Prolaktinom), Galaktorrhoe
WI:	Dopaminrezeptoragonist, Ergolin-Derivat (V.a. D_2-Agonist), Einsparung von L-Dopa, Ausgleich von „end of dose akinesia" und On/Off-Oszillationen, verringert die Prolaktinsekretion
PK:	unvollständige Resorption, Bioverfügbarkeit 3-6 %, max. Plasmaspiegel nach 70-100 min., Plasmaeiweißbindung 90-96 %, HWZ 3-6 h, 2,5 mg p.o. wirkt ca. 1-6 h lang, Elimination über Faeces
NW:	RR-Senkung, brechreizfördernd, Übelkeit, wie L-Dopa, mehr psychotische und GIT-NW, Raynaud-Phänomen, Erythromegalie, retroperitoneale Fibrose, Pleuraergüsse, KS, Unruhe, Schlafstörung
HI:	10 mg Bromocryptin entsprechen 125 mg L-Dopa + Decarboxylasehemmer
KI:	rel. KI sind schwere pAVK (vasokonstorischer Effekt) + Koronarinsuffizienz, Schwangerschaft, bedingt in der Stillzeit

I:	Asthma bronchiale, COLD, bronchopulmonale Erkrankungen mit spast. Komponente
WI:	nichthalogeniertes Glukokortikoid
PK:	10-20 % gelangen in die Lunge, der Rest wird resorbiert, HWZ 2,8 h
NW:	allerg. Reaktionen, Mundsoor, trockene Nasenschleimhaut
HI:	1 Hub = 0,2 mg, 2-3 Hübe entspricht 7 mg Prednisolon, jeweils vor dem Essen inhalieren, damit Risiko des Soorbefalles verringert wird (Spül- und Reinigungseffekt)
KI:	floride Infekte mit TBC, Mykosen, schwere andere bakterielle Infekte

Bunazosin	**Andante**® ret. 3/6 mg <u>DOSIERUNG:</u> p o : 1 * 6 mg ret./Tag p.o., ggf. Dosissteigerung auf 12 mg ret./Tag p.o. möglich, bei älteren Patienten mit 3 mg ret./Tag beginnen
Buprenorphin	**Temgesic**® Amp = 1 ml = 0,3 mg, 0,2 mg Sublingualtablette, 0,4 mg forte Sublingualtablette <u>DOSIERUNG</u> i.v.: 4 * 0,15-0,3-0,6 mg i.m., s.c oder i v , ggf. alle 6-8 h wiederholbar Max. 1,2 mg/Tag p.o.: 4 * 0,2-0,4 mg sublingual Max. 1,6 mg/Tag
Busulfan	**Myleran**® 0,5/2 mg <u>DOSIERUNG:</u> Induktionsphase: 0,06 mg/kg KG/Tag p.o. bis max. 4 mg/Tag p.o., dann Dauertherapie: 0,5-2 mg/Tag
Butylscopolamin	**BS-rat.**® Amp. = 20 mg, Zäpf. = 10 mg, **Buscopan**® Supp. 10 mg, Inj. Fl.= 10 ml = 200 mg [alle: 10 mg, Amp. = 1 ml = 20 mg] <u>DOSIERUNG:</u> akut: 1-2 * 20 mg = 1-2 Amp. Langsam i.v , i.m. oder s c (bis zu 4 * pro Tag wiederholbar) Max. bis 100 mg/Tag p.o.: 3-5 * 10-20 mg/Tag p.o. oder 1-3 * 10-10 mg/Tag rektal

I:	essentielle Hypertonie
WI:	α$_1$-Rezeptorblocker
PK:	Bioverfügbarkeit 45 %, HWZ 15-20 h
NW:	insgesammt seltene NW, insbesondere bei Therapiebeginn, Miktionsstörungen, Orthostasereaktion, Synkopen, Schwindel, GIT-Symptome, Mundtrockenheit
KI:	schwere Nieren- und Herzinsuffizienz, Schwangerschaft und Stillzeit

I:	Analgetikum der 3. Stufe, schwere und schwerste Schmerzzustände
WI:	Opioidanalgetikum => analgetisch (spinal + supraspinal + im limbischen System), atemdepressiv, sedativ, euphorisch, dysphorisch und antitussiv wirksam
PK:	Bioverfügbarkeit ca. 50 %, max. Plasmaspiegel nach 5 min, Plasmaeiweißbindung 96 %, Wirkungsdauer 6-8 h, HWZ 3-5 h, im Vergleich zum Morphin 30-60 fache Wirkung, Äquivalenzdosis i.v. 0,4 mg/p.o. 0,8 mg
NW:	Sedation, atemdepressiv, Schwindel, Schwitzen, Obstipation, Übelkeit und Erbrechen, Verwirrtheitszustände, Unruhe, RR- und HF-Anstieg
HI:	Antagonisierung mit Doxapram

I:	chron. myeloische Leukämie, Polyzythämie, andere myeloproliferative Erkrankungen
WI:	Alkylierung von RNS und DNS (Einzel- und Doppelstrangvernetzung) in der S/G2-Phase, Wirkungseffekt setzt erst nach 10-14 Tagen ein und dauert 4 Wochen nach Absetzen an
PK:	HWZ 2,4 h, renale Elimination nach Metabolisierung
NW:	KM-toxisch, potentiell mutagen, kanzerogen und teratogen
HI:	BB-Kontrolle mindestens 1 mal pro Woche

I:	Magen-/Darm-/Gallen- und Harnwegsspasmen, Koliken
WI:	parasympatholytisch, spasmolytisch an der glatten Muskulatur (krampflösend und Verlangsamung der Magenentleerung)
PK:	kaum perorale Resorption
NW:	Tachykardie, Mundtrockenheit, RR-Abfall, Pupillenerweitung, Akkomodationsstörungen, Harnverhalt
KI:	Glaukom, Tachyarrhythmie, GIT-Stenosen

Calcitonin	**Calcitonin-dura**®, **Calcitonin-rat.**®, **Calcitonin Stada**®, **Calcitonin von ct**®, **Karil**® [alle. Amp = 1 ml = 50/100 I E.] DOSIERUNG: akut. 2 * 5 I.E./kg KG/Tag i.v. Langzeittherapie: 5 I E./kg KG/Tag s.c Hypercalcämische Krise: 5-10 I.E./kg KG = 4-6 * 100 I E als Tropfinfusion/24 h Osteolyse/Osteoporose: 100 I.E /Tag i m. oder s.c.
Calcitriol	**Rocaltrol**® Kps. = 0,25/0,5 µg DOSIERUNG. p.o: beginnen mit 1 Kps 0,25 µg/Tag, ggf. Dosissteigerung auf 2 * 0,25 µg/Tag

Captopril	**ACE-Hemmer-rat.**®, **Acenorm**®, **Capto-Isis**®, **Captogamma**® 100 mg, **Captohexal**® 6,25/100 mg, **Captopril**®, **Lopirin**® 6,25/75 mg, **Tensobon**® 75 mg
	 [alle: 12,5/25/50 mg]
	
	 DOSIERUNG:
	 bei Hypertonie:
	   p.o.: beginnen mit 3 * 12,5 mg/Tag, später
	     bis 3 * 50 mg/Tag p.o
	 bei Herzinsuffizienz:
	   p.o.: 3 * 6,5 mg/Tag p.o., ggf. in Kombination mit Diuretikum oder β-Blocker
	 Verordnung nach Captopriltest:
	   12,5 mg Captopril p.o. => positiv bei RR-Abfall und/oder Reninanstieg > 180 µU/ml
	
	 Max. 75-(150) mg/Tag

I:	Hyperkalcämie, Hypercalcämische Krise, Folgeerscheinung bei Osteoporose, Wirbelkörperfrakturen, Knochenschmerzen, M.Paget
WI:	wirkt analgesierend, Ca-Spiegel senkend (Osteoklastenaktivitätshemmung, Steigerung der renalen Ca-Elimination)
PK:	HWZ 90 min., Wirkungsdauer ca. 8 h
NW:	Übelkeit, Brechreiz, Durchfall, Flush, Überempfindlichkeitsreaktion
HI:	Suppression der Leukopoese
KI:	Stillzeit, Hypokalcämie

I:	Hypoparathyreoidismus, renale Osteopathie, Prophylaxe der Rachitis, Rachitis
WI:	nach Metabolisierung entspricht es dem Vitamin D_3, gesteigerte Ca- und Phosphat-Resorption im Darm, verringert renale Elimination und mobilisiert beide aus dem Knochen => Serum-Ca-Anstieg
PK:	HWZ ca. 50-100 h
NW:	psych. Symptome, Ca-Anstieg mit seinen Folgen (HRST, Durstgefühl, Übelkeit, Erbrechen, Verkalkung von Geweben)
KI:	Hyperkalzämie, relativ in der Schwangerschaft
WW:	Phenytoin und Phenobarbital fördern den Vitamin D-Abbau und können eine Rachitis und Osteomalazie auslösen, Thiazide erhöhen die Gefahr einer Hyperkalzämie
I:	Bluthochdruck, schwere Herzinsuffizienz
WI:	ACE-Hemmer, Angiotensin II-Konzentration nimmt ab => der peripherer Gefäßwiderstand und die Aldosteronkonzentration nehmen ab, neg. Na-Bilanz, Hemmung des Bradykininabbaus
PK:	Resorptionsquote 70 %, Bioverfügbarkeit 60-70 %, Plasmaeiweißbindung 25-30 %, max. Plasmaspiegel nach 0,5-1,5 h, Wirkungsbeginn nach 15-30 min., Wirkungsdauer 8-12 h, HWZ 0,7-1,9 h, hepatischer Metabolismus, dialysierbar
NW:	allerg. Hautreaktionen (Vaskulitis, ANA-Titer-Erhöhung), Muskel/Gelenkschmerzen, zentralnervöse Störungen, Niereninsuffizienz, Elektrolytstörungen (K↑, Na↓), GIT-Symptome, Bronchitis/Husten, BB-Veränderungen, Leberfunktionsstörungen, RR-Abfall und seine Folgen, Neutropenie
KI:	Schwangerschaft, prim. Hyperaldosteronismus, Nierenarterienstenose, Niereninsuffizienz (Clearance < 30 ml/min.), Herzinsuffizienz III-IV°, Leberfunktionsstörungen
HI:	venöse Seite wird stärker erweitert als die arterielle, bei Kombination mit Diuretika => Hypotonie, 2-3 * tgl. Gabe nötig (s.h. HWZ)
WW:	mit NSA => größere RR-Senkung, mit K-sparende Diuretika => Hypokaliämie, mit Immunsuppressiva => mehr BB-Veränderungen, mit Lithium => geringer Li-Ausscheidung

Carbachol	**Doryl**® 2 mg, Amp = 0,25 mg, **Isopto-Carbachol**® Augentrpf. 0,75 %/1,5 %/3 % <u>DOSIERUNG:</u> p.o. 3 * 1-4 mg/Tag p.o i m 3 * 0,125-0,250 mg/Tag i m. Glaukom 3 * 0,75-3 % Augentropfen/Tag 1-3 * 1-4 mg/Tag p o
Carbamazepin	**Finlepsin**® ret. 200 mg, **Sirtal**® [beide: 200 mg, ret 400 mg], **Tegretal**® 200 mg, ret. 200/400mg, **Timonil**® 200/400mg, ret. 150/300/600 mg, <u>DOSIERUNG:</u> p.o beginnen mit 2 * 100-150 mg ret./Tag, dann tgl um 150 mg auf bis zu 2 * 300-600 mg ret./Tag (je nach Serumspiegel) erhöhen, oder 3 * 200-400 mg/Tag p.o. Max: 1800 mg/Tag => 15-20 mg/kg KG/Tag für Erwachsene => 20-25 mg/kg KG/Tag für Kinder Mittlere Dosis: 600-1000 mg/Tag T-Neuralgie: 3 * 200 mg/Tag p.o. Atyp. G.: 2 * 100 mg/Tag p.o , tgl. + 100 mg C_2-Entzug: 4 * 200 mg/Tag p.o , 3 * 200 mg und 2 * 200 mg für je 2 Tage

I:	Blasenentleerungsstörung, Detrusorschwäche, Darmatonie, Glaukom
WI:	direktes Parasympathomimetikum (Acetylcholineffekt), Harnblasen-Sphinkteröffnung, Detrusorkontraktion, gesteigerte GIT-Sekretion, Steigerung der GIT-Motilität, Miosis => verbesserter Kammerwasserabfluß
PK:	HWZ 12-15 h
NW:	cholinerge-NW: Miosis, Akkommodationsstörungen, Augenschmerzen, Akkommodationskrampf, Bradykardie, Bronchospasmus, Bronchosekretion, erhöhte Magen-Darm-Motilität, Schwitzen, Übelkeit und Erbrechen
KI:	GIT-Ulcera, fricher Myokardinfarkt, Bradykardie, Hypotonie, Hyperthyreose, schwere Herzinsuffizienz, mechanischer Subileus, Briden-Ileus
WW:	stärkere Bradykardie bei Kombination mit: Glykosiden, Ca-Antagonisten, β-Blockern, Antiarrhythmika
Cave:	nie i.v. geben => kardiale und bronchospastische NW !
I:	fokale / komplex-fokale Anfälle und general. tonisch-klonische Anfälle (Grand mal), Trigeminusneuralgie (1.Wahl), atypischer Gesichtsschmerz, Diabetes insipidus, Hemispasmus facialis
WI:	Hemmung der spannungsabhängigen Na-Kanäle der Nervenzellen => Hemmung der hochfrequenten repetitiven Entladungen
PK:	rasche Resorption nach 30-60 min., max. Plasmaspiegel nach 1-2 h, HWZ 12 h (5-26 h), in Kombination auch HWZ 22-55 h, Plasmaeiweißbindung 75 %, Metabolit: CBZ-Epoxid (antikonvulsiv wirksam)
NW:	ZNS-Effekte, allergische Hautreaktionen in 10 %, vorübergehende Leukopenien und Thrombozytopenien, Hepatotoxizität, Erhöhung der Leberenzyme, Wasserretention mit Hyponatriämie, gastrointestinale Beschwerden, Übelkeit und Erbechen, Schwindel, Müdigkeit, Verschwommensehen, Ataxie, Nystagmus
HI:	therapeutischer Spiegel: 4-10 mg/l = 17-42 µmol/l, NW meist bei S-Spiegel > 10 mg/l, Intoxikation bei S-Spiegel > 20 mg/l
KI:	AV-Block, schwere Leberfunktionsstörung, Kombination mit MAO-Hemmern
WW:	Cumarine + Antikonzeptiva => Wirkungsverlußt durch Enzyminduktion / Cimetidin, Diltiazem, Erythromycin, Isoniacid, Verapamil => CBZ-Serum-Anstieg, mit Phenytoin => CBZ-Abfall, Wirkungsabschwächung von Kontrazeptiva

Intoxikation: Gifteelimination (Erbrechen oder Magenspülung), Physostigmin (**Anticholium**®) 1-2 mg i.v., je nach Klinik ggf. wiederholen

Carbimazol	**Carbimazol Henning**® 5/10 mg, **Neo-Thyreostat**® 10 mg DOSIERUNG: p.o. initial: 30-60 mg/Tag für ca 3-4 Wochen, dann nach TSH und SD-Parametern, dann Erhaltungsdosis: p.o.: 1 * 4-8 mg/Tag, ggf. in Kombination mit 50-100 µg/Tag Levothyroxin (Kombinationstherapie dient der Hemmung der reaktiven TSH-Exkretion und dadurch bedingten strumigenen WI)
Carboplatin	**Carboplat**® Lsg. 50/100/450 mg DOSIERUNG: i.v. 300-400 mg/m² mit viel Flüssigkeit langsam i v. je nach Schemata
Carvedilol	**Dilatrend**® 6,25/12,5/25 mg DOSIERUNG: p o.: 1.+ 2. Tag 12,5 mg/Tag p.o., im Mittel 1 * 25 mg/Tag p.o. Max: 50 mg/Tag

I:	Hyperthyreose, M. Basedow, Schilddrüsen (SD)-Autonomie, akute Thyreoiditis mit Hyperthyreose
WI:	Thioharnstoff, dosisabhängige Hemmung der durch die Schilddrüsenperoxidase katalysierten Jodisation des Thyrosins (Hemmung des Jodideinbaus in Thyreoglobulin), Wirkung nur auf Synthese der SD-Hormone, nicht die Sekretion von SD-Hormon, Carbimazol wird bereits im Darm in Thiamazol umgewandelt
PK:	Wirkungsbeginn erst nach 1-3 Wochen, HWZ 3-6 h, in der SD deutlich länger, Elimination über die Niere
NW:	allerg. Reaktionen: in 15 % => Hautreaktionen (6 %), Haarausfall (4 %), GIT-Symptome, < 1 % = Leberschäden, Cholestase, Thrombozytopenie, Granulozytopenie, Agranulozytose (0,5 %), Panzytopenie (Dosisabhängig)
HI:	10 mg Thiamizol = 16 mg Carbimazol, ggf. + β-Blocker (Propranolol), Kombinationstherapie dient u.a. der Suppression stimulierender Antikörper
KI:	Schwangerschaft (plazentagängig), schwere Leberschäden mit Leberenzymerhöhung und Cholestase
WW:	Wirkungsverstärkung von oralen Antikoagulantien
Cave:	Agranulozytose: Fieber, Pharyngitis, Laryngitis, Schleimhautulzerationen, Hautausschläge, Sepsis, Lymphadenitis

I:	Ovarial-Ca (epithelial), Zervixkarzinome, kleinzelliges Bronchial-Ca
WI:	Zytostatikum, Alkylierung der DNS-Einzel- und Doppelstränge, zyklusspezifisch (G1/S-Phase)
PK:	HWZ 90 min. und 6 h (biphasisch), renale Elimination
NW:	knochenmarkstoxisch, Thrombozytopenie, nephrotoxisch, neurotoxisch, Übelkeit, Erbrechen, Alopezie, allerg. Reaktionen, Fieber und Schüttelfrost
HI:	Dosisreduktion bei Niereninsuffizienz
WW:	stärker nephro- und ototoxisch durch: Aminoglykoside und Schleifendiuretika

I:	essentielle Hypertonie, chron. Herzinsuffizienz, Sekundärprävention nach Herzinfarkt, instabile Angina pectoris
WI:	nicht selektiver β-Blocker mit zusätzlich a_1-Rezeptor-blockierender Wirkung und Antioxidans, Vasodilatator
PK:	Bioverfügbarkeit 20-25 %, HWZ ca. 6 h
NW:	Angina pectoris, Orthostasereaktionen, KS, Schwindel, BB-Veränderungen, Transaminaseanstiege
KI:	instabile Angine pectoris, frischer HI, Leber- und Niereninsuffizienz, Cor pulmonale, Einnahme von MAO-Hemmern, Schwangerschaft und Stillzeit

Cefaclor	**Kefspor**® 375/500 mg, **Panoral**® 250 mg Kp., Saft 5 ml = 125/250 mg, Trpf. = 2,5 mg DOSIERUNG: p.o.: leicht: 2 * 375 mg/Tag für 5 Tage schwer: 2-3 * 500 mg/Tag Max. 1000 mg/Tag

Cefazolin	**Elzogram**®, **Gramaxin**® Inf.Fl. 500 mg
	[alle: Inf Fl. 1,0/2,0 g]
	
	DOSIERUNG:
	
	i.v. 3 * 0,5 bis 2 * 1,0 g/Tag (gpos)
	      3 * 1,0 bis 2 * 2,0 g/Tag (gneg)
	      3 * 2 g i.v. /Tag (allg.)

Cefixim	**Cephoral**®, **Suprax**® [alle: 200 mg, Saft und Susp.= 5 ml = 100 mg] DOSIERUNG: p.o.: 1 * 400 mg/Tag oder 2 * 200 mg/Tag p.o.

I:	Atemwegsinfektionen, Infektionen der Haut und des Weichteilgewebes, HNO-Infekte
Sppektrum:	Gpos und Gneg u.a.: Actinomyces, β-lactamasebildende Staphylokokken, Pseudo- u. Streptokokken, Brucella, Haemophilus, Neisseria, Proteus
WI:	Breitspektrum-Cephalosporin der 1. Generation, nicht β-Lactamasefest mit baktericider Wirkung, schlechte Liquorgängigkeit
PK:	Bioverfügbarkeit 90 %, Plasmaeiweißbindung 50 %, HWZ 45-60 min., überwiegend renale Elimination
NW:	allerg. Reaktionen, GIT-Symptome, Übelkeit und Erbrechen, pseudomembranöse Kolitis, Exanthem, Fieber, Transaminasenanstieg, Thrombophlebitis, nephrotoxisch, Agranulozytose
HI:	nicht in Kombination mit Mg/Al-haltigen Antacida, keine Kombination mit bakteriostatisch wirksamen Medikamenten (Bakterienwandsynthese notwendig für Wirkung der C.), Dosisanpassung bei Niereninsuffizienz
KI:	Allergien gegen Cephalosporine
WW:	bei Nierenschäden nicht mit Diuretika oder Aminoglykosiden Kombinieren

I:	Atemwegsinfekte, Meningitis, Urogenitalinfekte, Knocheninfekte, Hautinfekte, Sepsis
Spektrum:	Gneg + Gpos, u.a.: E-coli, Clostridium, Streptokokken, β-lactamasebildende Staphylokokken, Klebsiellen, Neisserien, Proteus, nicht auf Enterokokken
WI:	Cephalosporin der 1. Generation, Hemmung der Bakterienwandsynthese, somit nur Wirkung auf wachsende Keime, schlechte Liquorgängigkeit
PK:	Plasmaeiweißbindung 80 %, HWZ ca. 2 h, zu 90 % renale Elimination
NW:	Exanthem, Fieber, Transaminasen, Thrombophlebitis, nephrotoxisch, Agranulozytose, allerg. Reaktionen
HI:	Dosisreduktion bei Niereninsuffizienz: Krea-Clearance auf 50 % reduziert => lediglich 60 % der Dosis geben, um 30 ml/min. 25 % der Dosis, < 20 ml/min. 10 % der Dosis, keine Kombination mit bakteriostatisch wirksamen Medikamenten (Bakterienwandsynthese notwendig für Wirkung der C.)
WW:	erhöht nephrotoxisch mit: Aminoglykoside, Schleifendiuretika, Polymyxin B, erhöhte Blutungsgefahr mit: Antikoagulantien und Thrombozytenaggregationshemmern
Cave:	Agranulozytose: Fieber, Pharyngitis, Laryngitis, Schleimhautulzerationen, Hautausschläge, Sepsis, Lymphadenitis

I:	Atemwegsinfekte, Urogenitalinfekte, HNO-Infekte, Knocheninfekte, Hautinfekte
Spektrum:	Gneg + Gpos, u.a.: Hämophilus influenza, Streptokokkus pyogenes, E-coli, β-lactamasebildende Staphylokokken und Klebsiellen, nicht auf Enterokokken
WI:	Hemmung der Bakterienwandsynthese, somit nur Wirkung auf wachsende Keime, schlechte Liquorgängigkeit
PK:	Bioverfügbarkeit ca. 50 %, Plasmaeiweißbindung 60 %, HWZ 3-5 h, renale Elimination
NW:	allerg. Reaktionen, GIT-Symptome, KS und Schwindel, Exanthem, Fieber, Anstieg der Transaminasen, Thrombophlebitis, nephrotoxisch
HI:	Dosisreduktion bei Niereninsuffizienz, keine Kombination mit bakteriostatisch wirksamen Medikamenten (Bakterienwandsynthese notwendig für Wirkung der C.)
KI:	Schwangerschaft und Stillzeit
WW:	erhöht nephrotoxisch mit: Aminoglykoside, Schleifendiuretika, Polymyxin B, erhöhte Blutungsgefahr mit: Antikoagulantien und Thrombozytenaggregationhemmern

Cefotaxim	**Claforan**® Inf.Fl. 0,5/1,0/2,0 g
	
	<u>DOSIERUNG:</u>
	i.v.: schwer: 3 * 2 g/Tag i.v.
	         leicht: 2 * 1-2 g/Tag i.v.
	                                                                                    Max: 12 g/Tag
	Pneumo-/Meningokokken-Meningitis:
	         3 * 2 g/Tag i.v.
	Meningitis (unbekannter Erreger):
	         3 * 2 g Cefotaxim und 3 * 5 g Fosfomycin (+ ggf. auch noch 4 * 2 g Ampicillin/Tag i.v.)

Cefotiam	**Spizef**® Inf.Fl. 0,5/1,0/2,0 g
	
	<u>DOSIERUNG:</u>
	i.v.: schwer: 3 * 2 g/Tag i.v.
	         leicht: 3 * 1 g/Tag i.v.
	
	Niereninsuffizienz mit Krea-Clearance von:
	         50-30 ml/min. alle 8 h, 30-10 ml/min. alle 12 h,
	         10-5 ml/min. alle 24 h und < 5 ml/min. alle 48 h i.v.
	                                                              Max. Einzeldosis: 0,75 – 1 g

Cefpodoxim	**Orelox**®, **Podomexef**® [alle: 100/200 mg] <u>DOSIERUNG:</u> p.o.: 2 * 100-200 mg/Tag p.o.

I:	Atemwegsinfekte, Harnwegsinfekte, HNO-Infekte, Weichteilinfekte, Hautinfekte, Knochen- und Gelenksinfekte, Sepsis, Meningitis und Enzephalitis
Spektrum:	Gpos und Gneg, u.a.: Meningo- + Pneumokokken, Haemophilus influenza, Klebsiella pneumoniae, Gneg Enterokokken, Staphylokokken, Proteus vulgaris, Listerien, Pseudomonas, Enterobacter und Actinetobacter
WI:	Breitspektrumcephalosporin, Hemmung der Bakterienwandsynthese, somit nur Wirkung auf wachsende Keime, gute Liquorgängigkeit bei Meningitis
PK:	Plasmaeiweißbindung ca. 50 %, HWZ 1 h, renale Elimination zu 50 % als aktive Form
NW:	allerg. Reaktion, reversible Leukopenie, Transaminasenerhöhung, GIT-Symptome, Phlebitis, Nierenfunktionsstörungen
HI:	Perfusor zur Dauerinfusion möglich, keine Kombination mit bakteriostatisch wirksamen Medikamenten (Bakterienwandsynthese notwendig für Wirkung der C.)

I:	Atemwegsinfekte, Harnwegsinfekte, HNO-Infekte, Weichteilinfekte, Hautinfekte, Sepsis
Spektrum:	Ggpos und Gneg, u.a.: Meningo- + Pneumokokken, Haemophilus influenza, Streptokokken, Salmonellen, Enterobacter, Gonokokken, Neisserien
WI:	Cephalosporin der 2. Generation, Hemmung der Bakterienwandsynthese, somit nur Wirkung auf wachsende Keime, gute Liquorgängigkeit bei Meningitis
PK:	Plasmaeiweißbindung ca. 67 %, HWZ 40 min., renale Elimination zu 70 %
NW:	allerg. Reaktion, Alkoholunverträglichkeit, reversible Leukopenie, Transaminasenerhöhung, GIT-Symptome, Phlebitis, Nierenfunktionsstörungen
HI:	Perfusor zur Dauerinfusion möglich, keine Kombination mit bakteriostatisch wirksamen Medikamenten (Bakterienwandsynthese notwendig für Wirkung der C.)
Cave:	Alkoholunverträglichkeit (Antabuseffekt) !

I:	Atemwegsinfekte, Harnwegsinfekte, Weichteilinfekte, Hautinfekte
WI:	Cephalosporin, Hemmung der Bakterienwandsynthese, somit nur Wirkung auf wachsende Keime, dann jedoch baktericide Wirkung
PK:	Bioverfügbarkeit 50 %, Plasmaeiweißbindung 40 %, HWZ 2-3 h, überwiegend renale Elimination
NW:	allerg. Reaktionen, GIT-Symptome, Anstieg von Harstoff und Kreatinin im Serum
HI:	Dosisreduktion bei Niereninsuffizienz, keine Kombination mit bakteriostatisch wirksamen Medikamenten (Bakterienwandsynthese notwendig für Wirkung der C.)
KI:	Allergien gegen Cephalosporine
WW:	erhöhte Nephrotoxizität durch Schleifendiuretika und Aminoglykoside, geringere Bioverfügbarkeit durch Antazida und H_2-Blocker

Ceftazidim	**Fortrum**® 0,5/1,0/2,0 g Inf.Fl. DOSIERUNG: i.v.: leicht: 2 * 1-2 g/Tag i.v. schwer: 2-3 * 2-3 g/Tag i.v. Max: 6 g/Tag i.v.
Ceftizoxim	**Ceftix**® 0,5/1,0/2,0 g Inf.Fl. DOSIERUNG: i.v. 2-4 * 1-2 g/Tag i.v., bei schweren Infekten bis zu 6-9 g/Tag i.v.
Ceftriaxon	**Rocephin**® 0,5/1,0/2,0 g Inf.Fl. DOSIERUNG: i.v.: Leicht: 1 * 1-2 g/Tag i.v, i.m. Schwer: 1 * 2-4 g/Tag i.v, i.m Meningitis: 1 * 100 mg/kg KG/Tag Max: 4 g/Tag Borreliose-Stadium II: 14-21 Tage, Stadium III: 24-28 Tage (ggf. + Kortison)

I:	Infekte der Atemwege, Harnwege, Haut und Weichteile, Geschlechtsorgane, Infekte im Bauchraum
Spektrum:	Gpos und Gneg, besonders Pseudomonas aeruginosa, aber auch Meningo- + Pneumokokken, Haemophilus influenza, Klebsiella pneumoniae, Gneg Enterokokken, Staphylokokken, Proteus vulgaris, Listerien, Enterobacter und Actinetobacter
WI:	Cephalosporin, Hemmung der Bakterienwandsynthese, somit nur Wirkung auf wachsende Bakterien
PK:	HWZ 2 h
NW:	GIT-Symptome, allerg. Reaktionen, Leberfunktionsstörungen (Anstieg von GOT, GPT, AP), BB-Veränderungen, Anstieg von Harnstoff, Thrombophlebitis
HI:	gute Wirkung bei schweren bakteriellen Infekten, Perfusor als Dauerinfusion, keine Kombination mit bakteriostatisch wirksamen Medikamenten (Bakterienwandsynthese notwendig für Wirkung der C.)
WW:	bei Nierenschäden nicht mit Diuretika oder Aminoglykosiden Kombinieren

I:	Infekte der Atemwege, Harnwege, Haut und Weichteile, Geschlechtsorgane, Infekte im Bauchraum
Spektrum:	Gpos und Gneg, u a Meningo- + Pneumokokken, Haemophilus influenza, Klebsiella pneumoniae, Gneg Enterokokken, Staphylokokken, Proteus vulgaris, Listerien, Enterobacter und Actinetobacter
WI:	Breitspektrumcephalosporin der 3. Generation, Hemmung der Bakterienwandsynthese, somit nur Wirkung auf wachsende Bakterien
PK:	Plasmaeiweißbindung 30 %, HWZ 1 h, zu 80 % renale Elimination
NW:	allerg. Reaktion, Agranulozytose, GIT-Symtome
HI:	Dosisanpassung bei Niereninsuffizienz, keine Kombination mit bakteriostatisch wirksamen Medikamenten (Bakterienwandsynthese notwendig für Wirkung der C.)
WW:	erhöhte Nephrotoxizität durch: Aminoglykoside, Schleifendiuretika, Polymyxin B, erhöhte Blutungsgefahr bei: Antikoagulation und Thrombozytenaggregationshemmern
Cave:	Agranulozytose: Fieber, Pharyngitis, Laryngitis, Schleimhautulcerationen, Hautausschläge, Sepsis, Lymphadenitis

I:	Borreliose, Pneumonie, Infektionen des ZNS, Urogrenitalsystems, Knochen, Gelenke, ...
Spektrum:	Gpos und Gneg, u a : Meningo- + Pneumokokken, Haemophilus influenza, Klebsiella pneumoniae, Gneg Enterokokken, Staphylokokken, Proteus vulgaris, Listerien, Pseudomonas, Borrelien, Enterobacter und Actinetobacter
WI:	langwirksames Breitspektrum-Cephalosporin der 3. Generation, Hemmung der Bakterienwandsynthese, somit nur Wirkung auf wachsende Keime
PK:	HWZ 6-8 h, Plasmaeiweißbindung 83-95 %, Elimination über Niere (60 %) und Leber (40 %)
NW:	allerg. Exanthem, Eosinophilie, Leukopenie, Thrombozytose, Anstieg der GOT, Diarrhoe (alle 2-6 %), Pseudocholelithiasis (30-50 %)
HI:	Therapiedauer bei Borreliose umstritten: 7-10-14-21 Tage je nach Schwere des Krankheitsbildes, Perfusor als Dauerinfusion möglich, keine Kombination mit bakteriostatisch wirksamen Medikamenten (Bakterienwandsynthese notwendig für Wirkung der C.)
KI:	Allergie gegen Cepahlosporine

Cefuroxim	**Zinacef**® 250/750/1500 mg Inf.Fl. <u>DOSIERUNG:</u> i.v. 2-3 * 1000 mg/Tag, bei schweren Infekten auch 2-3 * 1500-2000 mg/Tag
Cefuroxim-maxetil	**Elobact**®, **Zinnat**® [alle 125/250/500 mg, Susp.=5 ml = 125 mg, Dosierbrief 125/250 mg] <u>DOSIERUNG:</u> p.o. 2-3 * 250 mg/Tag, 2-3 * 500 mg/Tag bei schweren Infekten i.v. 2-3 * 250 mg/Tag, 2-3 * 500 mg/Tag bei schweren Infekten
Cerivastatin	**Lipobay**® 0,1/0,2/0,3 mg <u>DOSIERUNG:</u> p.o. beginnen mit 1 * 0,1 mg/Tag, ggf. Dosissteigerung in 4 Wochenabständen um 0,1 mg Max: 0,3 mg/Tag

I:	Infekte von Atemwege, Urogenital, HNO, Knochen
Spektrum:	Gpos und Gneg, u.a.: Salmonellen, Haemophilus influenza, Meningokokken, Gonokokken, Stahylokokken, A- und B-Streptokokken, Enterobacter-Arten
WI:	Cephalosporin der 2. Generation, Hemmung der Bakterienwandsynthese, somit nur Wirkung auf wachsende Keime, gute Gewebepenatration
PK:	HWZ 1 h, Plasmaeiweißbindung 20 %, zu 90 % renale Elimination
NW:	allerg. Reaktionen, NW allg. Art, Cholestaseenzymanstieg möglich (AP, Bili, GOT, GPT, G-GT)
HI:	Dosisreduktion bei Niereninsuffizienz: bei Krea-Clearance < 10 ml/min. Einzeldosis nicht > 0,75-1 g, keine Kombination mit bakteriostatisch wirksamen Medikamenten (Bakterienwandsynthese notwendig für Wirkung der C)
KI:	Allergie gegen Cepahlosporine

I:	Infekte von Atemwege, Urogenital, HNO, Knochen
Spektrum:	Gpos und Gneg, u.a.: Salmonellen, Haemophilus influenza, Meningokokken, Gonokokken, Stahylokokken, A- und B-Streptokokken, Enterobacter-Arten
WI:	Cephalosporin, Hemmung der Bakterienwandsynthese, somit nur Wirkung auf wachsende Keime, dann bakterizide Wirkung, gute Gewebepenetration, in der Darmwand Spaltung in Cefuroxim
PK:	orale Resorption durch Acetoxyethylester möglich, Bioverfürgbarkeit 60 %, HWZ 1 h, Plasmaeiweißbindung 20 %
NW:	allerg. Reaktionen, NW allg. Art, Cholestaseenzymanstieg möglich (AP, Bili, GOT, GPT, G-GT)
HI:	Dosisreduktion bei Niereninsuffizienz: bei Krea-Clearance < 10 ml/min. Einzeldosis nicht > 0,75-1 g, keine Kombination mit bakteriostatisch wirksamen Medikamenten (Bakterienwandsynthese notwendig für Wirkung der C.)
KI:	Allergie gegen Cepahlosporine

I:	primäre Hypercholesterinämien Typ IIA + IIB (ohne/mit Hypertriglyceridämie)
WI:	kompetitiver Inhibitor der Cholesterinbiosynthese durch Hemmung der HMG-CoA-Reduktase, Hauptwirkort in der Leber
PK:	rasche und fast vollständige Resorption aus GIT-Trakt, Bioverfügbarkeit ca. 60 %, max. Plasmakonzentration nach 2-3 h, zu 99 % an Eiweiße gebunden, HWZ 2-3 h, Elimination über hepatischen Metabolismus
NW:	Sinusitis (3,8 %), KS (2,2 %), Rhinitis, Husten, grippeartige Symptome, Myalgien, Gelenk- und Rückenschmerzen (alle < 2 %)
HI:	Anstieg der Transaminasen möglich, auch CPK-Anstieg möglich
WW:	WW mit Cytochrom-P-450-CYP3A4-Inhibitoren (Erythromycin, Itroconazol, Ciclosporin) und -Induktoren (Rifampicin, Phenytoin) sind möglich
KI:	Allergie gegen Cerivastatin, Myopathien, Leberfunktionsstörungen, Schwangerschaft, Stillzeit

Certoparin-Natrium	**Embolex**® NM 0,5 ml Inj.Lsg. = 18 mg Heparin, Dihydroergotaminmesilat 0,5 mg, Lidocain 5,33 mg **Mono-Embolex**® NM 0,5 ml Inj.Lsg. = 18 mg Heparin **Mono-Embolex**® multi 0,3 ml Fertigspritze = 18 mg Heparin DOSIERUNG: s c 1 * 0,5 ml bzw 1 Fertigspritze s.c /Tag
Cetirizin	**Zyrtec**® 10 mg, Saft 1 ml = 1 mg DOSIERUNG. p o. 1 * 10 mg/Tag abends
Chinidin	**Chinidin-Duriles**® 200 mg, **Chinidin-ret-Isis**® 250 mg DOSIERUNG. p.o.: 2-3 * 300 mg/Tag

I:	Thromboseprophylaxe, Antikoagulation, Unverträglichkeit gegen übliches Heparin
WI:	niedermolekulares Heparin, Heparinfragment, im Komplex mit Antithrombin III Hemmwirkung auf Faktor Xa
PK:	max. Plasmaspiegel nach 2-4 h, HWZ 2-4 h
NW:	Heparinallergie, allerg. bedingte Thrombozytopenie (Typ I + II), bei Typ II auch Thromboembolien und Verbrauchskoagulopathie möglich, Leberenzymanstiege
HI:	Kontrolle der Thrombozyten (vor, 1. Tag nach Gabe und alle 3-4 Tage in ersten 3 Wochen)
KI:	Heparinallergie, schwere Lebererkrankungen, Magen-Darm-Ulcera, Schwangerschaft und Stillzeit Bei **Embolex**® NM. + KHK (Ruheangina, HI in der Anamnese), pAVK, mikrochirurgische und handchirurgische Eingriffe, in Kombination mit anderen Vasokonstringierenden Medikamenten
WW:	Hemmung der Heparinwirkung duch: Ascorbinsäure, Antihistaminika, Digitalis, Nicotin und Tetracycline; Wirkungsverstärkung durch: Dextrane, Phenylbutazon, Indometacin, Sulfinpyrazon, Probenecid, Etacrynsäure und Zytostatika
I:	allergische Erkrankungen
WI:	H_1-Rezeptorantagonist (=> keine arterioläre Dilatation, geringere Venolenpermeabilität) mit leicht sedierender Wirkung
PK:	Wirkungsbeginn nach 10-30 min., Wirkungsdauer 24 h, HWZ 7-10 h, Elimination überwiegend renal
NW:	Sedation, red. Reaktionsfähigkeit, paradoxe Reaktionen (Nervosität, Schlaflosigkeit), GIT-Symptome, allerg. Reaktionen
KI:	Schwangerschaft, Stillzeit, schwere Nierenfunktionsstörungen
I:	Vorhofflattern, Vorhofflimmern
WI:	Antiarrhythmikum der Klasse 1A, direkte stabilisierende WI auf die Membran der Herzzellen (neg. chronotrop, dromotrop, inotrop, Verlängerung der Refraktärzeit), anticholinerge WI, a-sympatholytische WI
PK:	Bioverfügbarkeit 40-90 %, HWZ 6-7 h, max. Plasmaspiegel nach 1-3 h, max WI nach 1-3 h, wirksame Plasmakonzentration 2-5 mg/l, Plasmaproteinbindung ca. 80 %, überwiegend hepatischer Metabolismus und renale Elimination
NW:	allerg. Reaktionen, Erbrechen und Diarrhoe (30 %), Ohrensausen, Doppeltsehen, Farbsehstörungen, allerg. Thrombozytopenie, Tachykardie durch verbesserte AV-Überleitung, KS und psychot. Reaktionen
HI:	therap. Spiegel 6-15 µmol/l = 2-5 mg/l, Dosisreduktion bei Niereninsuffizienz
KI:	AV-Block II-III°, Myokardinsuffizienz, Digitalisintoxikation, Hyperkaliämie
WW:	Digoxinanstieg, verstärkte Wirkung der Antikoagulation von Dicumaroltyp

Chloralhydrat	**Chloraldurat**® 500 mg, **Chloraldurat**® **rot und blau** 250 mg <u>DOSIERUNG:</u> p.o.: allg. 250–2000 mg/Tag p.o. oder allg. Schlaftherapie: 1-2 Kps. C. 500 Durchschlafstörungen: 1-4 Kps. C. blau Einschlafstörungen: 1-2 Kps. C rot je ½ Stunde vor dem Schlafengehen
Chlorambuzil (CBL)	**Leukeran**® 2/5 mg <u>DOSIERUNG:</u> Intervalltherapie: 8 mg/m^2/Tag Dauertherapie: 0,1-0,2 mg/kg KG/Tag Kombinationstherapie 1-6 mg/m^2/Tag p.o. M.Waldenström 8 mg/m^2/Tag + 30 mg/m^2/Tag (= Intervalltherapie)
Chloramphenicol	**Leukomycin**®, **Paraxin**® Inj.Fl. 1 g <u>DOSIERUNG:</u> i.v leicht 2-4 * 500-750 mg/Tag i.v schwer: 2-4 * 1 g/Tag i.v p.o.: 2-4 * 500-750 mg/Tag p.o. Max-Gesamtdosis: 30 g/Tag
Chlordiazepoxid	**Librium**® 25 mg <u>DOSIERUNG:</u> p.o.: 5-30 mg/Tag p.o. Max: 60 mg/Tag Maximale Einzeldosis: 30 mg

I:	500, rot: Einschlafmittel, Schlafstörungen, Beruhigung bei Erregungszuständen, cerebralssklerot. Unruhezuständen, veg. Störungen blau: Durchschlafstörungen
WI:	Aldehyd mit barbituratähnlichen Eigenschaften, Sedativum und Hypnotikum mit raschem Wirkungseintritt (nach ca. 30 min.), kaum Beeinflussung des REM-Schlafes
PK:	rasche Resorption, aktiver Metabolit Trichlorethanol, HWZ 7-10 h,
NW:	Benommenheit, Schwindel, Verwirrtheit
KI:	schwere Leber- und Nierenerkrankungen, Herz- und Kreislaufschwäche, Marcumarbehandlung (Verstärkungseffekt)

Intoxikation: Giftelimination (Erbrechen, Gabe von Aktivkohle), forcierte Diurese mit Alkalisierung des Urins, ggf. Intubation, keine Gabe von Catecholaminen (Kammerflimmern)

I:	Chron. lymphat. Leukämie, Non-Hodgkin-Lymphome, M. Hodgkin, Waldenström-Makroglobulinämie, fortgeschrittenes Ovarialkarzinom sowie Mammakarzinom
WI:	Zytostatikum, Alkylierung von RNS und DNS mit Einzel- und Doppelstran-Vernetzung
PK:	HWZ 1,5 h
NW:	knochenmarktoxisch, Mukositis, Lungenfibrose, bei Überdosierung: Ataxien, Krampfanfälle, Erregungszustände

I:	schwere bakterielle Infekte mit auf C. empfindliche Keime
Spektrum:	Gpos + Gneg u.a.: Meningokokken, Pneumokokken, Haemophilus infl., Bacteroides, Chlamydien, Mykoplasmen, Spirochaeten, Neisserien, Salmonellen, Staphylokokken, Streptokokken, ..., schlecht bei Gneg Meningitiden
WI:	Antibiotikum, Hemmung der Proteinbiosynthese
PK:	Bioverfügbarkeit 90 %, Plasmaeiweißbindung 50 %, HWZ 2-3 h, gute Liquorgängigkeit, Elimination überwiegend renal
NW:	seltene irreversible Knochenmarksaplasie (1:10000-70000), BB-Veränderungen: Leukopenie, Thrombozytopenie, allerg. Reaktion, GIT-Symptome, Neuritiden
HI:	Serum-Spiegel: 15-20 µg/ml, sehr gute Liquorgängigkeit
KI:	aplastische Anämie, Panzytopenie, schwere Leberfunktionsstörungen, Schwangerschaft und Stillzeit
WW:	cave mit hämatotoxischen Medikamenten

I:	Angst- und Spannungszustände, Alkoholhalluzinose
WI:	lang wirksames Benzodiazepin, die durch GABA vermittelte synaptische Hemmung wird gefördert (freigesetztes GABA wirkt effektiver) => vermehrter Cl-Einstrom => Reduktion der Erregbarkeit der Neuronenmembran, aktive Metabolite, Anxiolytikum
PK:	HWZ 10-18 h, Metabolite HWZ 20-80 h, Äquivalenzdosis 20 mg, wegen langsamer Resoption wird der max. Plasmaspiegel nach 2-6 h erreicht, Kumulationsgefahr
NW:	Benzodiazepin-NW, Menstruationsstörungen, Galaktorrhoe, Gefahr der Suizidalität
WW:	Verstärkung zentral wirkender Medikamente/Alkohol

Intoxikation: Anexate (0,2 mg i.v.)

Chlormezanon (außer Handel)	**Muskel-Trancopal**® 200 mg <u>DOSIERUNG:</u> p.o.: 1 Tbl. (á 200 mg) 2-3 * tgl. bis 2 Tbl. 2-3 * tgl Max: 1000 mg/Tag
Chlorprothixen	**Truxal**® 15/50 mg, Amp = 1 ml = 50 mg, Saft = 20 mg/ml <u>DOSIERUNG</u> akut: 1-2 Amp = 50-100 mg verdünnt langsam i.v. i m 1-3 * 50-100 mg/Tag i m p o 3-4 * 50 mg/Tag p o Max 200 mg/Tag p o
Chlortalidon	**Hygroton**® 25/50 mg <u>DOSIERUNG:</u> Hypertonie anfangs 1 * 12,5-50 mg/Tag p o., später 1 * 25-50 mg/Tag p.o. Herzinsuffizienz: anfangs 50-100 mg/Tag p o., später 1 * 25-50 mg/Tag p.o. Diabetes insipidus: anfangs 2 * 100 mg/Tag p o., später 1 * 50 mg/Tag p.o
Ciclopiroxol-amin	**Batrafen**® Lsg.= 1 ml = 10 mg, Creme und Puder <u>DOSIERUNG:</u> Cutan: Salbe 2 * tgl. auftragen Dermatophyten: für 1-4 Wochen Nagelmykosen: für 3-4 Monate

I:	Bandscheibenschäden mit schmerzhafter Verspannung der Muskulatur, muskuläre Verspannung, cervicale Migräne, Muskelhartspann, Liegeschmerzen, Lumbago, Ischialgie
NW:	Mundtrockenheit, Schwindelgefühl, schwere Hautreaktionen
HI:	es gab Todesfälle, ist im Oktober 96 vom Markt genommen worden !!!
KI:	schwere Nieren- und Leberfunktionsstörungen

I:	Unruhe- und Erregungszustände, zur psychoveg. Abschirmung, Psychosen, Schizophrenien, organ. Psychosen
WI:	niederpotentes Thioxanthen-Neuroleptikum, mehr vegetative und sedierende, weniger antipsychotische Wirkung
PK:	HWZ 8-12 h
NW:	Extrapyramidale NW: Parkinsonismus, Dystonien, Akathisien; anticholinerge NW: Tachykardien, Mundtrockenheit, Orthostasereaktionen, Miktionsstörungen; Sedierung, BB-Veränderungen bis zur Agranulozytose, Cholestase, HRST
KI:	Intoxikationen mit zentral wirksamen Stoffen
WW:	Wirkungsverstärkung von Anticholinergika und Dopaminantagonisten, Wirkungsabschwächung von Dopaminagonisten, zental wirksame Medikamente/Alkohol werden in ihrer Wirkung verstärkt
Cave:	Agranulozytose: Fieber, Pharyngitis, Laryngitis, Schleimhautulcerationen, Hautausschläge, Sepsis, Lymphadenitis

I:	arterielle Hypertonie, Herzinsuffizienz, periphere Ödeme, renaler Diabetes insipidus
WI:	Thiaziddiuretikum mit langer Wirkungsdauer
PK:	Bioverfügbarkeit 65 %, HWZ 40-60 h, Plasmaeiweißbindung 75 %, Wirkungsbeginn nach 2 h, Wirkungsmaximum nach 8 h, Wirkungsdauer 50-70 h
NW:	Folge des vermehrten Wasser- und Elektrolytverlustes, Hypokaliämie und Alkalose (Cave bei Digitalis), Harnsäureanstieg, Hyperglykämie und Hyperlipidämie, vermehrte Thromboseneigung
KI:	Niereninsuffizienz, Anurie, Hyperkalzämie, Leberkoma, Stillzeit
WW:	verstärkte K^+-Verlußte mit: Kortison, Insulin und Laxantien, verstärkte RR-Senkung mit Antihypertensiva

I:	Pilzinfektionen der Haut (Dermatophyten, Hefen, Schimmelpilze, Pityriasis vesicolor, Onychomykosen, Candidosen)
WI:	Antimykotikum, Hemmung der transmembranalen Transportmechanismen der Pilze => Zellzerstörung
PK:	lediglich 1 % Resorption über die Haut
NW:	lokale Reizerscheinungen, lokale Schmerzen
KI:	nicht auf offene Wunden

Ciclosporin A	**Sandimmun**® 25/100 mg Kps., Amp. = 1 ml = 50 mg, Lsg. 1 ml = 100 mg <u>DOSIERUNG:</u> p.o.: 5 (3-6) mg/kg KG/Tag in 2 Dosen p.o. Orantransplantion: initial 10-14 mg/kg KG 4-12 h vor der Transplantation und postoperativ tgl für 1-2 Wochen, Erhaltungstherapie mit 2-6 mg/kg KG/Tag Knochenmarkstransplantation: initial 12,5-15 mg/kg KG ein Tag vor und danach für 5 Tage, dann Erhaltungstherapie mit 12,5 mg/kg KG/Tag für mind. 3-6 Mo, dann Dosisreduktion
Cimetidin	**Altramet**®, **Cimehexal**®, **H2-Blocker-rat.**® Amp. = 10 ml = 1000 mg, **Tagamet**® Amp. = 4 ml = 400 mg [alle: 200/400/800 mg, Amp. = 2 ml = 200 mg] **Azucimet**®, **Cimebeta**®, **CimLich**®, **Cimetidin-Heumann**® [alle 200/400/800 mg] <u>DOSIERUNG</u> akut 1 * 800 mg/Tag i.v. (5 mg/kg KG) oder 4 * 400 mg/Tag i.v. p.o.: 800 mg zur Nacht für 4-8 Wochen Refluxösophagitis: 3-4 * 400 mg/Tag p.o. bis 12 Wo lang Rezidivprophylaxe: 400 mg/Tag oder 400-800 mg zur Nacht p.o.
Cinnarizin	**Cinnarizin AL**® 25 mg, **Cinnarizin forte von ct**®, **Cinnarizin forte-rat.**® [alle: 75 mg] <u>DOSIERUNG:</u> Reisekrankheit: 2-3 * 25-75 mg/Tag p.o. vestib. Schwindel: 2 * 25-50 mg/Tag p.o.

I:	als Immunsuppressivum, u.a. bei Organtransplantationen
WI:	Immunsuppressivum, Hemmung der Lymphokinsynthese von T-Helferzellen, geringer Effekt auch auf zytotoxische T-Zellen (=> Hemmung der primären und sekundären zellulären Immunantwort), keine Beeinflussung von T-Suppressorzellen
PK:	Bioverfügbarkeit 20-50 %, HWZ 14-20 h, Plasmaspiegel 12 h nach letzter Einnahme, Wirkungseintritt erst nach mehreren Wochen, hepatischer Metabolismus und billiäre Elimination
NW:	Nieren- und Leberfunktionsstörungen, Appetitlosigkeit, Zahnfleischschwellung, Ödeme, Lymphomentwicklung, Hypertonie, KS, Tremor, Krampfanfälle, Hirsutismus
HI:	Senkung der Krampfschwelle, Therapie nach Serum-Spiegel (ther. Bereich: 100-150-(300) ng/l = 0,08-0,25 µmol/l)
WW:	Ciclosporinspiegel abhängig von anderen Medikamenten (Anstieg durch: Doxyzyclin, Makrolide, Methylprednisolon/Abfall durch: CBZ, Phenytoin, Metamizol)

I:	Magen-Darm-Ulzera, Refluxösophagitis, Prophylaxe von Überempfindlichkeitsreaktionen
WI:	H_2-Blocker, Reduktion von Magensaft- und Magensäureproduktion,
PK:	Bioverfügbarkeit 70 %, HWZ 2 h, bei Niereninsuffizienz etwa doppelte HWZ, überwiegend renale Elimination
NW:	allerg. Reaktionen, Obstipation, Durchfälle, Übelkeit, Erbrechen, KS, Verwirrtheitszustände, Halluzinationen, BB-Veränderungen bis zur Agranulozytose, Haarausfall, Herzrhythmusstörungen, RR-Abfall, Prolaktinspiegelanstieg, Gynäkomastie und Potenzstörungen
HI:	Dosisreduktion bei Niereninsuffizienz
KI:	Schwangerschaft und Stillzeit
WW:	durch Enzymhemmung WI-verstärkung von: Antikoagulantien, Benzodiazepinen, Chinidin, Lidocain, Phenytoin, Propranolol, Theophyllin
Cave:	Agranulozytose: Fieber, Pharyngitis, Laryngitis, Schleimhautulcerationen, Hautausschläge, Sepsis, Lymphadenitis

I:	Schwindel, Reisekrankheit, Schwindel vestibulärer Genese
WI:	Piperazinderivat, Calcium-Kanalblocker mit Histamin-H_1-Rezeptor antagonistischer Wirkung
PK:	max. Plasmaspiegel nach 3 h, HWZ 4-6 h
NW:	Müdigkeit und Benommenheit in 20-25 % der Fälle, KS, GIT-Symptome, Hautreaktionen, Ein- und Durchschlafstörungen, langfristig: Gewichtszunahme, Impotenz, extrapyramidale Symptome
KI:	Parkinson-Syndrom
WW:	mit zentral dämpfenden Medikamenten/Alkohol

Ciprofloxacin	**Ciprobay**® 250/500/750 mg, Inf.Fl. 100/200/400 mg DOSIERUNG: i.v.: leicht: 2 * 100 mg/Tag i.v. schwer: 2 * 100-200 mg/Tag i.v. p.o. leicht: 2 * 250-**500** mg/Tag p.o. schwer: 2 * **500**-750 mg/Tag p.o. (je 2 h nach den Mahlzeiten)
Cisaprid	**Alimix**® 5/10 mg, Susp. 1 ml = 1 mg, **Propulsin**® 5/10/20 mg, Susp. 1/5/10 ml = 1/5/10 mg DOSIERUNG p.o. 3 * 5-10 mg/Tag je 15 min vor dem Essen 3 * 5-10 ml Suspension/Tag Reflux-Symptomatik: 2 * 10 mg/Tag oder 1 * 20 mg/Tag zur Nacht
Cisplatin (DDP)	**Cisplatin**® Inf.Fl. 10/25/50 mg, **Platinex Lsg.**® Inj.Lsg 1 ml = 0,5 mg DOSIERUNG: i.v.: 50-120 mg/m² i.v. pro Zyklus alle 3-4 Wochen oder 20 mg/m² i.v. für 5 Tage alle 3-4 Wochen Maximaldosis: ca. 500 mg/m²

I:	Atemwegsinfekte, Harnwegsinfekte, chron. bakterielle Prostatitis, Sinusitis, Knochen und Gelenksentzündungen, nosokomiale Infektionen
Spektrum:	gegen Gneg > Gpos, u.a.: Staphylokokken, Streptokokken, Neisserien, Acinetobacter, Salmonellen, Shigellen, E.coli, Klebsiellen, Citrobacter, Enterobacter, Chlamydien, Mykoplasmen, Legionellen, Treponemen, Enteritiserreger, atyp. Mykobakterien
WI:	Gyrasehemmer, Hemmung der bakteriellen DNA-Gyrase, Aufwicklung der DNA nicht mehr möglich, bakterizide Wirkung
PK:	Resorption 75-80 %, max. Serumspiegel 1-2 h nach p.o., HWZ 3-5 h, bei Niereninsuffizienz bis zu 12 h, Plasmaeiweißbindung 20-30 %, 80-90 % werden renal nicht metabolisiert eliminiert
NW:	GIT- und ZNS-Störungen, chondrotoxisch, KS, Schwindel, Krampfanfälle, BB-Veränderungen
HI:	bei Niereninsuffizienz Dosisreduktion (bei Krea-Clearance < 20 ml/min. 50 % der Dosis)
WW:	nicht mit Al- oder Mg- haltigen Medikamenten kombinieren (geringere Resoption), geringere Ausscheidung von Theophyllin (Spiegelkontrolle)

I:	Prokinetikum, Reflux-Beschwerden, Gastroparese
WI:	WI vorwiegend Dünndarm, Freisetzung von Acetylcholin sowie Stimulation von 5-Hydroxytryptamin-Rezeptoren => Magenentleerungsbeschleunigung und erhöhter unterer Ösophagussphinkter
PK:	Bioverfügbarkeit ca 50 %, max. Plasmaspiegel nach ca. 1-2 h, Elimination über Stuhl und Urin als Metabolite
NW:	Bauchkrämpfe, selten zentralnervöse Effekte (KS, Krampfanfälle)
HI:	keine extrapyramidalen NW !, Dosisreduktion bei Leber- und Niereninsuffizienz
KI:	Epilepsie, Schwangerschaft, Stillzeit
WW:	wegen ventrikulären Arrhythmien nicht zusammen einnehmen mit: Clarithromycin, Erythromycin, Antimykotika (Fluconazol, Itraconazol, Ketoconazol, Miconazol)

I:	Ovarial-Ca, Hoden-TU, Blasen- und Prostata-Ca, Bronchial-Ca, Sarkome
WI:	Zytostatikum, Quervernetzung der DNS Einzel- und Doppelsränge, Anreicherung in inneren Organen (Niere, Leber, Darm)
PK:	HWZ 58-73 h, renale Elimination
NW:	Nieren-, Nerven- und Innenohrschäden, Anorexie, Übelkeit, Erbrechen, Alopezie, Elektrolytverschiebungen (Ca + Mg + Na + K Abfall), karzinogen, mutagen, teratogen, HRST
HI:	für ausreichende Diurese sorgen (keine Schleifendiuretika)
KI:	Schwangerschaft und Stillzeit, akute Infekte aller Art, Niereninsuffizienz
WW:	nicht mit Aminoglykosiden kombinieren (verstärkte Oto- und Nephrotoxizität)

Clarithromycin	**Klacid**® 250 mg, **Mavid**® 500 mg DOSIERUNG: p.o.: Leicht: 2 * 250 mg/Tag p.o. schwer: 2 * 500 mg/Tag p.o.
Clemastin	**Tavegil**® 1 mg, Amp = 5 ml = 2 mg, Gel DOSIERUNG: i.v.: 2 * 2 mg/Tag i.v. oder i.m. p.o.: 2 * 1-6 mg/Tag p.o.
Clenbuterol	**Spiropent**® 0,02/mite 0,01 mg, Saft 5 ml = 5 µg DOSIERUNG: p.o.: 2 * 10-20 µg/Tag p.o. oder 2 * 0,01-0,02 mg/Tag p.o
Clindamycin	**Sobelin**® 75/150/300 mg, Amp. = 2/4/6 ml = 300/600/900 mg DOSIERUNG: i.v. 3-4 * 600 mg/ Tag i.v. p.o.: 3-4 * 450-600 mg/ Tag p.o Kinder: 20-40 mg/kg KG/Tag

I:	Infekte der Atemwege, im HNO-Bereich und der Haut
Spektrum:	im Gpos-Bereich, u.a.: atypische Mykobakterien (M.avium-intracellulare)
WI:	Makrolidantibiotikum, schnelle Resistenzentwicklung bei Monotherapie
PK:	hohe Bioverfügbarkeit von 50-55 %, HWZ 5 h, Elimination über Faeces und renal zu etwa je die Hälfte
NW:	allerg. Reaktionen mit Hauterscheinungen und Urtikaria, GIT-Symptome, reversible Hypakusis bei Dosierung > 2 g/Tag, KS, Transaminaseanstiege
HI:	2-4 fache geringere Hemmkonzentration bei mehreren Gpos-Erregern, Dosisreduktion bei Niereninsuffizienz

I:	Allergie, Pruritus, Prophylaxe bei KM-Gabe
WI:	H_1-Antihistaminikum (=> keine arterioläre Dilatation, geringere Venolenpermeabilität), mit sedierender Wirkung
PK:	Wirkungsdauer 1-12 h, HWZ 3,6 und 37 h, nach hepatische Metabolisierung überwiegend renale Elimination
NW:	Sedierung, dadurch verzögerte Reaktionsfähigkeit, aber auch Unruhe, Schlaflosigkeit, Tremor, GIT-Symptome, allerg. Reaktionen
KI:	Engwinkelglaukom, Blasenentleerungsstörungen, Schwangerschaft und Stillzeit

I:	Bronchospasmolyse, Asthma bronchiale, COLD
WI:	$β_2$-Sympathomimetikum, Bronchodilatation, relaxierend auf die Uterusmuskulatur
PK:	Bioverfügbarkeit 100 %, HWZ 34 h, 66 % werden unverändert renal eliminiert
NW:	leichter Fingertremor, Unruhe, allerg. Reaktionen, HRST
KI:	KHK, hypertroph. Kardiomyopathie, Tachykardie, Hyperthyreose

I:	bakterielle Infekte mit C.-empfindlichen Erregern
Spektrum:	Gpos und Gneg, u.a.: Actinomyces, Bacillus, Borrelia, Clostridien, Corynebakterien, Staphylococcus aureus, Sreptokokken, Bacteroides fragilis, Campylobacter, Chlamydia trachomatis, Mycoplasmen, Toxoplasmose
WI:	Makrolidantibiotikum, bakteriostatische, bei hohen Konzentrationen auch bactericide WI durch Hemmung der Proteinsynthese
PK:	Bioverfügbarkeit ca. 80 %, max. Serumkonzentration nach 1 h, HWZ 2,5 h, nicht liquorgängig, Plasmaeiweißbindung 90 %, renale Elimination
NW:	Pseudomembranöse Kolitis, RR-Abfall bei schneller Infusion, GIT-Symptome, hämatolog Veränderungen (Leukopenien), Hemmung der neuromuskulären Synapsenfunktion, erhöhte Werte für: GOT, AP, Bilirubin
HI:	Dosisreduktion bei Niereninsuffizienz, nicht > 1.2 mg/h i.v.
KI:	vorsicht bei schwere Leber- und Nierenfunktionsstörungen, bekannte Überempfindlichkeitsreaktionen

Clobazam	**Frisium**® 10/20 mg DOSIERUNG: akut: 4 * 10 mg/Tag p.o., dann schrittweise Dosisreduktion (5 mg/Tag), solange, bis mit anderen Antiepileptikum ausreichender Spiegel aufgebaut wurde allg : 2-3 * 10 mg/Tag (1-1-1), langsames Ausschleichen nach mehr als 5 tägiger Therapie Myoklonie-Syndrome: 10-40 mg/Tag bis 80 mg/Tag (langsam aufdosieren)
Clobutinol	**Silomat**® Amp = 2 ml = 20 mg, Saft 10 ml = 40 mg, **Tussamed**® [alle: 40 mg Drg] DOSIERUNG: akut: bis 3 * 20 mg/Tag i.m oder i.v p.o. 3 * 1-2 Drg./Tag vor Bronchoskopien: 20 mg i.m oder i.v.
Clodronsäure	**Ostac**® 520 mg, Amp. = 300 mg, Kps = 400 mg DOSIERUNG: i.v.: 1 Amp. in 500 ml NaCl/Tag über 2 h i.v für 2 Tage, dann 14-tägig p.o.: 3-4 * 400 mg/Tag p.o. Max: 3200 mg/Tag

I:	zeitlich begrenzte Prophylaxe bei epileptischen Anfällen aller Art, BNS-Krämpfe, akute und (chron.) Angstzustände, Myoklonie-Syndrome
WI:	die durch GABA vermittelte synaptische Hemmung wird gefördert (freigesetztes GABA wirkt effektiver) => vermehrter Cl-Einstrom => Reduktion der Erregbarkeit der Neuronenmembran
PK:	rasche Resorption, max. Plasmakonzentration 1-4 h, HWZ 10-40 h, Hauptmetabolit: N-Desmethyl-Clobazam mit einer HWZ von 35-133 h (Kumulationsgefahr!), Eiweißbindung 85 %, Äquilvalenzdosis 20 mg
NW:	Sedierung, Verstopfungen, Tremor
HI:	therapeutischer Spiegel: 0,1-0,6 mg/l, Metabolit 1-6 mg/l, für die Akuttherapie ideal geeignetes Antikonvulsivum (relativ geringe Sedation, sehr gute antikonvulsive Eigenschaften), Nachteil: rasche Gewöhnung (2-3 Wochen) => Wirkungsabschwächung/verlußt
WW:	Wirkungsverstärkung zentral wirkender Medikamente/Alkohol

I:	Reizhusten
WI:	Antitussivum mit zentralem Wirkeffekt
PK:	Wirkungsdauer 4-6 h, HWZ 20-30 h, überwiegend renale Elimination
NW:	Schwindel, GIT-Symptome, allerg. Reaktionen, Halluzinationen, Angstgefühle, Synkopen
HI:	Vorteil: keine atemdepressive Wirkung, enthält 12 Vol % Alkohol
KI:	im 1. Trimenon der Schwangerschaft

Intoxikation: Klinik Übelkeit, Bewußtseinsstörung, ZNS-Effekte, Krampfanfälle => ggf. Diazepam i.v., Gifteelimination

I:	Osteolyse infolge Knochenmetastasen solider Tumore, Hypercalcämie infolge Metastasierung, Knochenschmerzen
WI:	Biphosphonat, Hemmung der Osteoklastenaktivität, dadurch verminderter Knochenabbau, keine Wirkungsabschwächung bei Dauertherapie
PK:	orale Bioverfügbarkeit 1-2 %, HWZ 2 h
NW:	Hautreaktionen, GIT-Störungen, Hypocalcämie
HI:	Anwendungsbeschränkung bei Verschlechterung der Nierenfunktion

Clomethiazol	**Distraneurin**® 314 mg, Kps.= 192 mg, Mixtur 1 ml = 31,5 mg, Amp. = 100 ml = 503,7 mg
	
	 <u>DOSIERUNG:</u>
	 p.o : initial 2-4 Kapseln (Max 8 Kapseln) in 2 h, dann
	        1-2 Kapseln alle 2 h
	 Delir: Infusion bis Patient schläft (20-60 mg/min.), dann
	        50 ml/h (1-2 l Distrainf./Tag (nur auf Intensiv))
	 Verwirrtheit: 1-8 * 200 mg oder 3 * 1-2 Kps. oder
	        5-10 ml Mixtur/Tag
	 Schalfstörungen: 2 Kps. oder 10 ml Mixtur p.o.
	        (kurzfristig => Suchtgefahr)
	
	 Max: 20-24 Kps./Tag

Clomipramin	**Anafranil**® 10/25 mg, ret. 75 mg, Amp. = 2 ml = 25 mg
	
	 <u>DOSIERUNG:</u>
	 i.v.: 50-75 mg in 500 NaCl morgens langsam i.v.
	        (bis 150 mg) für 14 Tage
	
	 p.o.: beginnen mit 50 mg/Tag, später Dosis auf
	        100-150 mg/Tag steigern oder
	        3 * 25 mg ret. oder 1 * 75 mg ret. p.o. zur Nacht
	
	 Erhalt.-Therapie: 100-200 mg/Tag p.o
	 Atyp. G-Schmerz: 100 mg/Tag p.o.
	
	 Max. 300 mg/Tag

I:	Delir, Entzugssyndrome, Sedativum für alte Menschen (Schlafmittel), Verwirrtheits- und Unruhezustände, HOPS, ggf. als Antikonvulsivum
WI:	Antikonvulsivum und Sedativum
PK:	Bioverfügbarkeit 25-40 % (Kapseln höher als Tbl.), max. Plasmakonzentration nach ca. 30 min, Plasmaeiweißbindung ca. 60 %, HWZ 4-6 h, Elimination nach Hydroxilierung renal zu 90 %
NW:	Atemlähmung/-depression, Sedation, Pupillenverengung bei Überdosierung, Bronchialsekretion, pulmonale Komplikationen, Erbrechen, Hypovolämie, art. Hypotonie
HI:	Suchtpotenz, daher nicht länger als 10-14 Tage geben, ggf. auschleichende Dosisreduktion
WW:	nie mit Alkohol kombinieren (Todesfälle)

I:	chron. Schmerzzustände, endogene, psychogene u. organische Depression, atypischer Gesichtsschmerz
WI:	Trizyklisches Antidepressivum, Hemmung der neuronalen Aufnahme von Serotonin und Noradrenalin => wenig sedierende, mehr stimmungsaufhellende und antidepressive WI, Blockade von D_2-Dopaminrezeptoren, α_1-antiadrenerge und anitcholinerge WI (erst Sedation, dann gesteigerter Antrieb, dann Stimmungsaufhellung)
PK:	HWZ 17-28 h, Metabolit > 24 h
NW:	Muskelkrämpfe (häufig), Muskelschwäche, Hitzewallungen, Desorientierung, Halluzinationen, Angstzustände, innere Unruhe, Schädigung am Reizleitungssystem des Herzens, Orthostasereaktionen
HI:	therap. Spiegel 0,5-1 µmol/l
KI:	schwere Nierenschäden
WW:	Wirkungsverstärung zentral wirkender Medikamente

Intoxikation: Klinik: Krampfanfälle, Hyperthermie und HRST => Gabe von Cholesterasehemmern (1 Amp. Physostigmin i.v.) und Diazepam, Hämoperfusion über Aktivkohle

Clonazepam	**Rivotril**® 0,5/2 mg, Amp = 1 ml = 1 mg, Lsg.= 1 ml = 2,5 mg <u>DOSIERUNG:</u> p.o.: 3 * 0,5 mg/Tag p.o Erwachsene: 1-2 mg = 1-2 Amp. langsam i.v. oder i.m. Kleinkinder: 1 mg = 1 Amp langsam i.v oder i.m. Säuglinge bis ½ mg = bis ½ Amp. langsam i v Perfusor: 5 mg auf 50 ml NaCl => 20 ml/h = 2 mg/h bis Status durchbrochen ist, dann auf 10 ml/h Max. 13 mg/Tag Myoklonie-Syndrome: 1-8 mg/Tag, bis 24 mg/Tag (langsam aufdosieren)

Clonidin	**Catapresan**®, **Clonidin-rat.**®, **Haemiton**®
	 [alle 75/150/300 µg, Amp = 1 ml = 0,15 mg = 150 µg, Perlongette 250 µg]
	
	 <u>DOSIERUNG:</u>
	 Notfall 1 Amp. = 150 µg i.v. oder i.m
	  (ggf nach 30 Min 0,3 mg langsam i v.)
	 Perfusor 0,04-0,16 mg/h = 2-8 ml/h
	  (4 Amp./30 ml => 1 ml = 0,02 mg)
	 Hypertensive Krise: ½-1 Amp. Clonidin (75-150 µg) + ¼-½ Amp. Dihydralazin (6,25-12,5 mg) i.v
	 p o 2-3 * 75-300 µg/Tag (einschleichend beginnen) oder
	  1 Perlongette p.o zur Nacht
	 Entzugssymptomatik beginnen mit 150-600 µg langsam i.v., dann 300-4000 µg/Tag i.v.

Clopenthixol	**Ciatyl**® 25 mg, Amp = 1 ml = 25 mg <u>DOSIERUNG:</u> akut: 75-150 mg in den ersten 24 h i m , dann alle 2-3 Tage 50-150 mg i m. Psychosen: 10-75 mg/Tag p.o Unruhe 10-50 mg/Tag p o Max: stationär 300 mg/Tag

I:	Grand mal und fokaler Anfall, Status epilepticus, BNS-Krämfe, Myoklonie-Syndrome
WI:	die durch GABA vermittelte synaptische Hemmung wird gefördert (freigesetztes GABA wirkt effektiver) => vermehrter Cl-Einstrom => Reduktion der Erregbarkeit der Neuronenmembran, Elimination durch Metabolismus und renale Ausscheidung
PK:	Resorption 80 %, Bioverfügbarkeit 70-76 %, max. Plasmakonzentration nach ca. 1-4 h, Plasmaeiweißbindung 83-87 %, HWZ 22-33-(40) h, renale Elimination zu 50 %
NW:	Müdigkeit, Gereiztheit, Appetitlosigkeit, bei Säuglingen und Kleinkindern vermehrte Speichel- und Bronchialsekretion
KI:	Myasthenie, Medikamenten- und Drogenabhängigkeit
HI:	therapeutischer Spiegel 0,02-0,07 mg/l = 25-75 µg/l = 0,06-0,22 µmol/l, Wirkungsabschwächung nach einigen Wochen, fraglich gering höhere antikonvulsive Eigenschaften als Diazepam
WW:	Verstärkung zentral wirkender Medikamente/Alkohol

Intoxikation: Anexate (0,2 mg i.v)

I:	Antihypertonikum, Hypertensive Krise, Hypertonie und Tachykardie, Alkoholentzugsdelir
WI:	zentrale Stimulation von postsynaptische α_2-Rezeptoren (Abnahme des Sympathikotonus), periphere Stimulation von präsynaptische α_2-Rezeptoren (geringere Noradrenalinfreisetzung) => alle Mechanismen die zur Blutdrucksenkung führen werden aktiviert, wirkt u.a. bradykardisierend und vasodilatierend
PK:	Bioverfügbarkeit 75 %, Wirkungsdauer 8-10 h, nach i.v. Gabe Wirkung nach etwa 5-8 min, HWZ 8-11 h, Elimination zu 60 % renal
NW:	Übelkeit, Erbrechen, Raynaud-Syndrom, austrocknen der Nasenschleimhäute, Verminderung des Tränenflusses, Verstärkung von AV-Dissoziation oder AV-Block, Gynäkomastie, Akkommodationsstörungen.
HI:	nicht abrupt absetzen (Rebound-Phänomen), bei Kombination mit β-Blockern erst diese ausschleichen, dann Clonidin reduzieren, initial kann RR-Anstieg auftreten
KI:	Erregungbildungs- u. Erregungsleitungsstörungen (SKS, AV-Block II-III°, Bradykardie)

Cave: vorsicht bei KHK, frischem HI, pAVK

I:	Unruhe- und Verwirrtheitszustände bei seniler Demenz, akute und chron Schizophrenie, Manie, Erregungszustände bei erethischem Schwachsinn
WI:	gehört zur Gruppe der Thioxanthene, mittelstark potentes Neuroleptikum, stark sedativ wirksam
PK:	rasche Resorption, HWZ 15-25 h, rasche Metabolisierung
NW:	Extrapyramidale NW: Parkinsonismus, Dystonieen, Akatisien; anticholinerge NW: Tachykardien, Mundtrockenheit, Orthostasereaktionen, Miktionsstörungen; Sedierung, BB-Veränderungen bis zur Agranulozytose, Cholestase, HRST
KI:	Intoxikationen mit Alkohol und mit zentral wirksamen Stoffen
WW:	Wirkungsverstärkung von Anticholinergika und Dopaminantagonisten, Wirkungsabschwächung von Dopaminagonisten, zental wirksame Medikamente/Alkohol werden in ihrer Wirkung verstärkt

Clotrimazol	**Antifungol**®, **Canesten**®, **Canifug**®, **Fungizid-rat.**®, **Kadefungin**®, **Mykofungin**® [alle: Vaginaltabletten, Vaginacreme, Lsg., Puder] <u>DOSIERUNG:</u> Vaginalinfekte: 1 * am Tag als Vaginalsupp. für 1-6 Tage lang Dermatomykosen: 2-3 * pro Tag auf die befallene Hautstelle auftragen für 2-4 Wochen Dauer
Clozapin	**Leponex**® 25/50/100 mg, Amp. = 2 ml = 50 mg <u>DOSIERUNG:</u> Individuelle Dosierung => i.v.: initial: 1-2 * 12,5 mg/Tag i.v., nach 4-6 Tagen auf oral umstellen, Erhaltungsdosis 25-300-(450) mg/Tag Max: 300 mg/Tag i.v. p.o.: initial: 1-2 * 12,5 mg/Tag p.o., danach tgl. um 25-50 mg erhöhen, Erhaltungsdosis 25-300-(450) mg/Tag (möglichst niedrige Dosis wählen) Max: 600-(900) mg/Tag p.o.
Cobalamin	**Aquo-Cytobion**® Amp. = 1 ml = 500 µg, **Cytobion**® 300 µg Drg., **B12-Steigerwald**®, **Vitamin B$_{12}$-rat.**® [alle: Amp. = 1 ml = 1000 µg] <u>DOSIERUNG:</u> akut: 1000 µg/Tag i.m. für 1-2 Wochen, ggf. + 1-5 mg Folsäure/Tag i.m. chron. Stadium: 2 * 1000 µg/Woche für 1 Jahr, später 1 * 1000 µg/Monat

I:	Infekte mit Pilzen unterschiedlicher Art
Spektrum:	u.a.: Dermatophyten, Hefen, Erythrasma, Candida-Arten, Schimmelpilze, Sproßpilze, Pityriasis vesicolor
WI:	Antimykotikum, Azolderivat, breites Wirkungsspektrum mit fungistatischer Wirkung durch Hemmung der Ergosterolsynthese => Anreicherung von 24-Methyldihydrolanoserol in der Pilzmembran => Membrandurchlässigkeit steigt, Enzymhemmung innerhalb der Zellen
NW:	lokale Reaktionen, Rötung, Stechen und Brennen
KI:	Schwangerschaft, insbesondere im 1. Trimenon
WW:	Vermindert die Wirksamkeit von Amphotericin und anderen Polyenantibiotika (Nystatin, Natamycin)

I:	akute und chronische schizophrene Psychosen, Unverträglichkeit anderer Neuroleptika
WI:	atypische Neuroleptikum, Wirkung auf Acetylcholinrezeptoren und Serotonin-HT$_2$-Rezeptoren => anticholinerge, antiadrenerge und sedierende Eigenschaften, kaum/keine extrapyramidalen NW
PK:	Bioverfügbarkeit ca. 60 %, HWZ 12 h
NW:	Müdigkeit, Hypotonie, Speichelsekretion, Leukopenie, Granulozytopenie, Thrombopenie, Agranulozytose, erhöht Krampfschwelle, Gewichtszunahme, ...
HI:	vor Beginn der Therapie muß normaler Leukozytenbefund vorliegen, regelmäßige BB-Kontrollen (1 mal pro Wo in ersten 4 Mo, dann alle 4 Wo), erst einsetzen, wenn andere Präparate versagen, Absetzten bei Leukozyten < 3000 oder Neurophile < 1500, zwei mal pro Wo Diff-BB bei Werten gering darüber
KI:	Medikamente, die auch BB-Veränderungen machen
WW:	keine Kombination mit trizyklischen Neuroleptika (höhere Agranulozytosegefahr), Antirheumatika und CBZ
Cave:	Agranulozytose: Fieber, Pharyngitis, Laryngitis, Schleimhautulcerationen, Hautausschläge, Sepsis, Lymphadenitis

---

I:	Vit. B$_{12}$-Mangel mit und ohne zentral- und peripheren Störungen (Enzephalopathie, Myelopathie, sensomotorische PNP)
WI:	Mangel hat besonders auf den Stoffwechsel von rasch proliferierenden Zellen Einfluß => makrozytäre, hyperchrome Anämie, Anisozytose, Thrombozytopenie, Leukopenie, Huntersche Glossitis, neurolog. Symptome
NW:	allerg. Reaktionen, Akne
HI:	Serumspiegel: 200-900 pg/ml, Tagesdosis 1-2 µg

Codein	**Codicompretten**® ret 50 mg, **Contrapect**®, **Optipect**® Trpf. 1 ml = 21 mg, **Tryasol**® 30/50 mg <u>DOSIERUNG</u> Husten: 300 mg zur Nacht oder 3 * 10-20 mg/Tag Schmerzen 50-100 mg alle 4 h p.o.

Colchizin	**Colchicum dispert**® 1 Drg = 0,5 mg
	
	 <u>DOSIERUNG</u>:
	
	 akut. 1 mg in stündl. Abständen für 4 h, dann
	         alle 2 h 0,5-1 mg p.o.,
	         am 2. Tag halbe Tagesdosis,
	         ab 3. Tag. 1,5 mg/Tag
	
	 Max. 8 mg/Tag

Colecalciferol = Vitamin D$_3$	**Vigantoletten 500/1000**® I.E. 0,0125/0,025 mg, **Vigantol 10000/50000/200000**® I.E. 0,25 mg, Amp. = 1 ml = 1,25 mg/5 mg <u>DOSIERUNG</u>: Rachitisprophylaxe: 10 µg (400 I.E.)/Tag bis 1. LJ., 20 µg (800 I.E.)/Tag bei Frühgeborenen Rachitis: 25-100 µg (1000-4000 I.E.)/Tag Osteomalazie: beginnen mit 250 µg/Tag, nach 3-4 Wo auf 25 µg/Tag reduzieren Hyperparathyreoidismus: 250-2500 µg/Tag

I:	als Antitussivum, Begleitstoff bei Schmerzmitteln zur Wirkungsverstärkung
WI:	Wirkung wie Morphin, jedoch viel schwächer, antitussiver Effekt
PK:	Bioverfügbarkeit 40-60 %, max. Plasmakonzentration 1-2 h, HWZ 2-3 h, Wirkungsdauer 4-6 h, 5-20 % werden in Morphin metabolisiert
NW:	Übelkeit, Erbrechen, Obstipation, in hohen Dosen auch Atemdepression, leichte Somnolenz, KS
HI:	bei oraler Einnahme als Antitussivum praktisch nie Suchtentstehung
KI:	akuter Asthmaanfall, Ateminsuffizienz
WW:	Wirkungsverstärkung von zentral wirksamen Medikamenten

I:	akuter Gichtanfall
WI:	Beeinflussung der Funktionstüchtigkeit zellulärer Proteine => geringer Phagozytenbeweglichkeit => geringere Phagozytose von Harnsäurekristallen (Hemmung der entzündlichen Reaktion auf Kristalle) und Senkung des Gewebe-pH => wirkt spezifische gegen den Schmerz, senkt nicht den Harnsäurespiegel
Pk:	max. Plasmaspiegel nach 2 h, HWZ ca. 1 h, billäre Elimination
NW:	Diarrhoe (80 %), Übelkeit, Erbrechen, Bauchschmerzen, KM-Depression, Haarausfall, Agranulozytose, Myopathie
KI:	fetotoxisches Risiko beim Menschen, daher KI in der Schwangerschaft und Stillzeit
Cave:	Agranulozytose: Fieber, Pharyngitis, Laryngitis, Schleimhautulcerationen, Hautausschläge, Sepsis, Lymphadenitis

I:	Prophylaxe der Rachitis, Rachitis, Hypoparathyreoidismus, Osteomalazie, metabolische Osteopathien
WI:	wird in der Leber zu Calcifediol, in der Niere zu Calcitriol (biolog. Aktive Form) metabolisiert, Wirkung: Resorptionförderung aus Intestinaltrakt, Hemmung der renalen Exkretion und Mobilisierung aus Knochen (es werden alle Mechanismen zur Ca-Spiegelanstieg in Gang gesetzt), Phosphatspiegelanstieg
PK:	HWZ 9-25 h, Metabolit 19 Tage
NW:	Hyperkalzämie => HRST, Übelkeit und Erbrechen, Vigilanzstörungen, später Nierenversagen, Kalzinose, psychotishe Symptome
KI:	Hyperkalzämie, relativ in der Schwangerschaft
WW:	Phenytoin und Phenobarbital fördern den Vitamin D-Abbau und können eine Rachitis und Osteomalazie auslösen, Thiazide erhöhen die Gefahr einer Hyperkalzämie

Colestyramin	**Quantalan®** Beutel = 4 g DOSIERUNG: p.o.: 1. Tag 1 Beutel 　　　2. Tag 2 Beutel 　　　3 Tag 3 Beutel, dann 3 * 1 oder 3 * 2-3 Beutel 　　　= 8-24 g/Tag als Richtdosis Intoxikation: 3 * 4 g/Tag p.o für 3-5 Tage
Cotrimoxazol (Trimethoprim-Sulfamethoxazol)	**Bactrim®, Eusaprim®, Kepinol®** 20/80 [alle: [Trimethoprim/Sulfamethoxazol] 80/400, forte: 160/800 mg, Amp. = 5 ml = 80/400 mg, Sirup E = 5 ml = 80/400 mg, Sirup K = 5 ml = 40/200 mg] DOSIERUNG: akut:　2 * 1-2 Amp. i.v. für 7-10 Tage je als Kurzinfusion 　　　(1 Amp. In 125 ml Inf.Lsg) p.o　　2 * 1 Tbl. Forte (160/800)/Tag oder 　　　2 * 10 ml Sirup/Tag HWI:　2 * 1 Tbl. forte für 7-10 Tage Vorbeugung bei rez. HWI: 1 Tbl. Abends Pneumocystis-carinii Pneumonie: 　　　20/100 mg pro kg KG pro Tag für 14-21 d 　　　[Trimethoprim/Sulfamethoxazol] Prophylaxe (PCP/Toxoplasmose):　1 * 1 Tbl./Tag p.o. oder 　　　　　　　　　　　　　　　　3 * 1 Tbl. forte/Wo p.o.
Cromoglycinsäure	**Allergocrom®, Chromoglycin-rat.®, Intal®, Vividrin®** [Nasenspray, Inhalationslösung, Augentropfen] DOSIERUNG: inhalieren: 4 * 2 Hübe/Tag p.o. oder p.nasal

I:	Hypercholesterinämie und Hypertriglyceridämie, insbesondere wenn die LDL-Fraktion erhöht ist, Intoxikation mit Tri- und Tetracyclischen Antidepressiva, Barbiturate und Phenytoin
WI:	basischer Anionenaustauscher => im Darm Bindung von Gallensäuren (Unterbrechung des enterohepatischer Kreislauf), Gallensäureverluß => Abfall des Cholesterinspiegels (LDL sinkt um 20-30 %, HDL steigt an)
NW:	GIT-Symptome mit Obstipation, Übelkeit, Meteorismus, Vitamin-K-Mangel und erhöhte Blutungsneigung
HI:	2 h vor und 4 h nach Einnahme sollten keine weitere Medikamente wegen der verminderten Resorption duch Bindung an C. eingenommen werden
KI:	Gallengangsverschluß
WW:	Resorptionshemmung von: Phenobarbital, oralen Antikoagulantien, Sotalol, Thyroxin, Digitoxin, Hydrochlorothiazid

I:	Infektionen der oberen und unteren Atemwege, Pneumocystis carinii-Pneumonie (= PCP u.a. bei HIV), HNO-Infekt, Infekte der Niere und ableitenden Harnwege (HWI), Geschlechtskrankheiten, GIT-Infekte, Toxoplasmen-Encephalitis
Spektrum:	Gpos und Gneg, u.a. Salmonellen, Shigellen, Klebsiellen, E.coli, Proteus, Enterokokken, Pneumokokken, Toxaplasma gondii, Hämophlilus und Nokardien
WI:	Trimethoprin = Folsäurereduktasehemmstoff, Sulfamethoxazol = Sulfonamid, bakterizide WI
PK:	Bioverfügbarkeit 100 %, HWZ 11 h bzw. 9 h, max. Serumkonzentration nach 1-4 h, gut liquor- und plazentagängig
NW:	GIT-Symptome, Übelkeit, Erbrechen, allerg. Reaktionen, Entzündungen der Zunge/des Zahnfleisch, Geschmacksstörungen, cholestatische Hepatose, Steven-Johnson-Syndrom, Entzündungen der Zunge/des Zahnfleisch, Geschmacksstörungen, Agranulozytose, akutes Nierenversagen, BB-Veränderungen, Thrombo- + Leukopenie, Kreatininanstieg
HI:	Ampullen enthalten 12,9 % Alkohol, NW häufig bei älteren Patienten (> 60 J.), bei Krea-Clearance > 30 ml/min.: Standarddosis, 15-30 ml/min.: ½ * Standdarddosis, < 15 ml/min.: nicht anwenden !
KI:	bei Überempfindlichkeit gegen Med., BB-Veränderung (Thrombozytopenie, ..), deutliche Nierenfunktionsstörung (Krea-Clearance unter 15 ml/min. ?), Leberschäden
WW:	viele WW siehe Fachinfo
Cave:	nie unverdünnt intravenös geben ! direkt zubereiten, Agranulozytose: Fieber, Pharyngitis, Laryngitis, Schleimhautulcerationen, Hautausschläge, Sepsis, Lymphadenitis

I:	zur Anfallsprophylaxe bei Asthma bronchiale, allerg. Rhinitis und Konjuktivitis
WI:	Mastzellstabilisator durch Degranulationsinhibition, nicht zur Akuttherapie geeignet (Wirkung setzt erst nach 1-2 Wochen voll ein)
PK:	HWZ 15 min. nach i.v. Gabe, 50-100 min. nach Inhalation
NW:	keine ernsten NW bekannt, Juckreiz, GIT-Symptome
KI:	Frühstadien der Schwangerschaft (1. Trimenon)

Cyclophosphamid (CPM)	**Endoxan**®, **Cyclostin**® [alle: 50 mg, Inj.Fl. 100/200/500/1000 mg]
	
	 <u>DOSIERUNG:</u>
	 i.v.: beginnen mit 3-6 mg/kg KG i.v., dann
	        1 * 50-200 mg/Tag p.o. als Dauertherapie
	 p.o.: 1-2 (3) mg/kg KG/Tag
	                                                             Max. 8-10 g
	 Intervalltherapie 500-1000 mg alle 2-5 Tage i.v. oder
	                                20-40 mg/kg KG alle 10-20 Tage i.v.
	 Einzeldosis: 500-1000 mg/m^2 i.v. oder p.o.
	 Höchstdosis bis 16 g/m^2
	 Dauertherapie: 50–200 mg/m^2/Tag
	 Ziel zur Immunsuppression Senkung der Lymphozyten auf die Hälfte des Ausgangswertes oder Leuko's auf 3000-4000/µl

Cyproteron	**Androcur**® 10/50 mg, Depot-Amp = 3 ml = 300 mg <u>DOSIERUNG:</u> p.o.: 100 mg/Tag p.o. oder i.m. 1-2 * 300 mg alle 10-14 Tage i.m Postata-Ca 2-3 * 100 mg/Tag p.o. oder 1 * 300 mg/Wo i.m.
Cytarabin (CAR/AraC)	**Alexan**® Inj.Fl. 2/5/20 ml = 40/100/1000 mg, **Udicil**® Inj.Fl 100/500/1000/2000 mg <u>DOSIERUNG:</u> Normaldosis 200 mg/m^2/Tag Höchstdosis: 2 * 3000 mg/m^2/Tag

I:	Leukämie, Lymphome, Hoden-, Mamma-, kleinzelliges Bronchial- und Ovarialcarcinom, Lupus eryth., Vaskulitiden, PNP bei Vaskulitis, Gammopathien, zur Immunsupression, ...
WI:	alkylierende Substanz, Hemmung rasch prolif. Zellen (Lympho's), DNS-Vernetzung, DNS-Proteinvernetzung, Hemmung der AK-Synthese (IgM) (prim. und sek. Immunantwort), dringt nicht durch die Blut-Hirn-Schranke, schwere Schleimhautschäden durch toxische Abbauprodukte in den ableitenden Harnwegen möglich (5-10 %)
PK:	Bioverfügbarkeit 74 %, HWZ 4-8 h, Wirkungseintritt nach 1-2 Wochen, in 24 h werden 30 % unverändert ausgeschieden
NW:	Knochenmarksschädigung, hämorrhagische Zystitis, Übelkeit, Erbrechen, Anorexie, Leber- und Nierenfunktionsstörungen, kardiotoxisch, bei 50 % Haarausfall (meist nach 3 Monaten reversibel)
HI:	Leukos nicht < 3000, Neutros nicht < 1000-1500, Wirkung erst nach 2 Wochen, Kontrolle durch spez. humorale AK (BKS, Ig, α_2-Globuline), Dosisreduktion nach krankheitsspezifischen Markern (BKS, Ig, α_2-Globuline) Gabe von Mesna (**Uromitexan**® 400 oder 600 mg p.o oder i.v.) kann Schleimhautschäden vorbeugen
KI:	akute Infekte, hämatologische Erkrankungen mit Knochenmarksdepression, Schwangerschaft und Stillzeit

I:	gesteigerter Sexualtrieb bei Männern, Prostatakarzinom
WI:	Steroidhormon mit antiandrogener und gestagener Wirkung (Hormonantagonist) => reversible Dämpfung der Triebkräfte
PK:	Bioverfügbarkeit 100 %, HWZ ca. 50 h, ca 2 Wochen nach Absetzen läßt die Wirkung nach
NW:	Müdigkeit, Hemmung der Spermiogenese, Gynäkomastie, Libidoverlußt
KI:	Depressionen, Diabetes mellitus

I:	hoch maligne Lymphome, akute Leukämie, CML-Blastenschub
WI:	Zytostatikum, DNS-Polymerasehemmung, Einbau als falsches Substrat in die DNS => Hemmung der DNS-Synthese, phasenspezifisch wirksam
PK:	HWZ 2-3 h, im Liquor 10-40 % der Plasmakonzentration
NW:	knochenmarktoxisch, Mukositis, Übelkeit, Erbrechen, Anorexie
HI:	therapeutischer Spiegel bei systemischer Therapie: $4 * 10^5 - 10^7$ M.
Cave:	Cytarabin-Syndrom: Fieber, Myalgie, Knochenschmerzen, Ausschlag, Konjunktivitis, Allgemeinsymptome => Therapie: Kortikosteroiede

Dalteparin-Na
 	
(anti-Faktor Xa)
	Fragmin® Amp. = 1 ml = 10000 I.E.
	
	<u>DOSIERUNG:</u>
	
	hohes Blutungsrisiko
	    Bolus 5-10 I.E./kg KG, dann 4-5 I.E./kg KG/h
	
	niedriges Blutungsrisiko.
	    Einmaliger Bolus 85 I.E./kg KG (bei Dialyse)
	
	kont. Antikoagulation: Bolus 30-35 I.E./kg KG, dann
	                              10-15 I.E /kg KG/h

Dantrolen-Na	**Dantrolen**® Inj.Fl. 20 mg,
	Dantamacrin® 25/50 mg
	
	<u>DOSIERUNG:</u>
	
	i.v. (Hyperthermie) 2,5 mg/kg KG i v., ggf Wiederholung möglich bis Therapieerfolg, dann 7,5 mg/kg KG/Tag
	p.o. (Spastik). beginnen mit 2 * 25 mg/Tag, später
	                        4 * 25 mg/Tag, dann bis auf
	                        3-4 * 50 mg/Tag steigern
	
	Max: 400 mg/Tag

Desipramin	**Pertofran**® 25 mg <u>DOSIERUNG.</u> p.o.: beginnen mit 2 * 25 mg/Tag, später Erhaltungsdosis von 75-200 mg/Tag Max: 300 mg/Tag

I:	zur Antikoagulation, Antikoagulation bei Hepain Allergie
WI:	niedermolekulares Heparin, AT-III-abhängige hemmende Aktivität gegen Faktor Xa, zudem geringe fibrinolytische Aktivität und direkte WI am Gefäßendothel
PK:	Bioverfügbarkeit nahezu 100 %
NW:	Haut- und Schleinhautblutungen, allerg. Reaktionen (u.a. lokale Reaktionen und HIT-Syndrom), Leberenzymanstieg, passagere Thrombozytopenie, auf Dauer Osteoporose
HI:	Dosierung nach Plasma anti-Xa-Spiegel => Ziel > 0,5 I.E./ml, bei hohem Blutungsrisiko zwischen 0,2-0,3 I.E./ml, falsch hohe Werte für T_3, T_4, BZ (bis zu 30 %)
KI:	Überempfindlichkeit, erhöhte Blutungsneigung, Schwangerschaft
WW:	stärkere WI durch: NSA, Dipyridamol, Etacrynsäure, Zytostatika, Dicumarole, Dextrane, Probenicid; schwächere WI durch: Antihistaminika, Digitalispräparate, Tetracycline, Nicotin

I:	maligne Hyperthermie (z.B. bei malignem meurolept. Syndrom), Skelettmuskelspastik nach ZNS Schäden
WI:	Myotonolytikum, hemmt die elektromechanische Kopplung am Muskel durch verminderte Ca-Freisetzung im Muskel => Muskelschwäche, Wirkung auf Typ I Fasern > als auf Typ II Fasern
PK:	Bioverfügbarkeit 25 %, HWZ 9 h, nach hepatischem Metabolismus renale Elimination
NW:	Müdigkeit, Schwindel, GIT-Symptome, anaphylaktische Reaktion, bei Dosis > 10 mg/kg KG kann Muskelschwäche auftreten, toxische Leberschädigung, Transaminasenanstieg
HI:	auf sichere intravenöse Infusion achten (Gefahr der Gewebsnekrosen bei Parainfusion)
KI:	Lebererkrankungen, eingeschränkte Lungenfunktion, Schwangerschaft und Stillzeit

I:	Antidepressivum
WI:	Trizyklisches Antidepressivum, Hemmung der neuronalen Aufnahme von Serotonin und Noradrenalin => sedierende, anxiolytische und antidepressive WI, Blockade von D_2-Dopaminrezeptoren, α_1-antiadrenerge und anitcholinerge WI (erst Sedation, dann gesteigerter Antrieb, dann Stimmungsaufhellung)
PK:	Bioverfügbarkeit ca. 50 %, HWZ 12-48 h (im Mittel 23 h)
NW:	RR-Abfall, kardiale NW, Schlafstörungen, Unruhe
HI:	ther. Spiegel: 0,06-0,25 mg/l = 60-250 ng/ml = 0,25-0,95 µmol/l, (gute Korrelation zwischen Spiegel und klinischer Wirkung)
WW:	Wirkungsverstärung zentral wirkender Medikamente, keine Kombination mit MAO-Hemmern
Intoxikation:	Klinik: Krampfanfälle, Hyperthermie und HRST => Gabe von Cholesterasehemmern (1 Amp. Physostigmin i.v.) und Diazepam, Hämoperfusion über Aktivkohle

Desmopressin	**Minirin**® 200 µg, Lsg. = 0,1 ml = 10 µg, Dosierspray 0,1 ml = 10 µg, Rhinette = 0,2 ml = 20 µg DOSIERUNG: Antidiuretisch: 2 * 10-20 µg/Tag nasal Hämophilie: 0,3-0,4 µg/kg KG/Tag i.v. oder s.c. Enuresis nocturna: 20-40 µg/Tag
Dexamethason	**Dexa-Allvoran**®, **Dexabene**®, **Dexaflam**® [alle: Amp. = 4 mg], **Lipotalon**® Amp. = 2,5 mg, **Predni-F-Tablinen**® 0,5/1,5 mg, **Fortecortin**® 0,5/1,5/4/8 mg, Amp. = 1/2/5/10 ml = 4/8/40/100 mg DOSIERUNG: Hirnödem: 18-32 mg/Tag in 3-5 Einzeldosen leichter Hirndruck: 4 * 4 mg/Tag p.o. schwerer Hirndruck: 4 * 8 mg/Tag p.o. akuter Hirndruck: 40-100 mg initial i.v., dann 4 * 8 mg/Tag p.o. und tägliche Dosisreduktion um 4 mg Anaphylaxie: 20-40 mg i.v. AGS: 0,5-1,5 mg/Tag p.o.
Dexpanthenol	**Bepanthen**® Lsg, Salbe, Emulsion, **Panthenol-rat.**® Salbe DOSIERUNG: Cutan: 1-3 * am Tag auf Haut- oder Augenläsion auftragen
Dextran 1	**Promit**® 15 % Inj.Fl.= 20 ml DOSIERUNG: i.v.: 20 ml in 1-2 min i.v., danach Dextran 40 oder 60 i.v

I:	Diabetes insipidus, Hämophilie A und von-Willebrand-Jürgen Syndrom
WI:	Vasopressinderivat, stärkere und längere antidiuretischer WI, Faktor VIII-Sekretion der Leber (Spiegelanstieg auf 3-5 fache nach 6-12 h)
PK:	Bioverfügbarkeit nasal 10-20 %, oral 0,5 %
NW:	GIT-Symptome, allerg. Reaktionen, Hirnödem, KS, Hyponatriämie
HI:	Bilanzierung sinnvoll bzw. notwendig
WW:	Wirkungsverstärkung durch Carbamazepin, Clofibrat und Indometacin, Wirkungsabschwächung durch Glibenclamid

I:	Hirnödem, Zustand nach Schädel-Hirn Trauma, Therapie von Überempfindlichkeitsreaktionen (Anaphylaxie), adrenogenitales Syndrom (AGS)
WI:	Glukokortikoid, Beeinflussung der Ödemausbreitung bei sofortiger Gabe, unterdrückt die ACTH-Freigabe => Nebennierenrindeninsuffizienz, gute Wirkung bei cerebralen perifokalödem bei Metastasen, schlecht/nicht bei vasogenem Ödem (Ischämie, SHT)
PK:	gute orale Resorption, HWZ 1½-2 Tage, Wirkungsdauer ca. 3 Tage, 20 mg Kortisol = 0,75 mg Dexamethason, Cushingschwellen-Dosis 1-1,5 mg/Tag
NW:	zu Beginn: Hypokaliämie, Natriumretention (Ödeme), Hyperglykamie, Euphorie/Depression, Thrombosen, Magen-Darm-Ulcera; auf Dauer: Striae rubrae, Steroidakne, Muskelschwäche (Myopathie), Hypertonie, NNR-Insuffizienz, Osteoporose, aseptische Knochennekrosen, Katarakt, Pankreatitis, Vollmondgesicht, Stammfettsucht, dünne vulnerable Haut
KI:	bekannte Psychose, Systemmykosen, Glaukom, rel. bei: GIT-Ulcera, Hypertonie, Diabetes mellitus, Leberzirrhose
HI:	Infusionen und Tabletten morgens möglichst früh verabreichen, desto länger die Therapie bestand (> 2-3 Wochen), desto langsamer ist eine Dosisreduktion erforderlich (Gefahr einer Addison-Krise)
WW:	verstärkte Metabolisierung von Isoniazid und Salicylaten

I:	Adjuvans bei Haut- u. Schleimhautläsionen, Augenverletzungen/entzündungen
WI:	fördert Wundheilung (Reepithelisierung ?)
NW:	seltene allerg. Reaktionen

I:	zur prophylaktischen Blockade der gegen Dextrane gerichteten Antikörper
WI:	koloides Plasmaersatzmittel, bindet an Antikörper => keine Bildung von Immunkomplexen mit anderen Dextranen
PK:	Molekulargewicht 10000
NW:	allerg. Reaktionen
KI:	Allergie gegen Dextrane, Niereninsuffizienz, manifeste Herzinsuffizienz, Lungenödem, schwere Hypokaliämie und Hyponatriämie

Dextran 40	**Rheomakrodex**® 10 %
	[100 ml 10 % = 10 g Dextran 40]
	<u>DOSIERUNG:</u>
	i.v.: 500-1000 ml in 4-6 h i.v., dann 500 ml/Tag für 10-14 Tage
	allg.: nicht mehr als 1,5 g Dextran/kg KG/Tag
Dextran 60	**Makrodex**® 4 % und 6 %
	[100 ml 6 % = 6 g Dextran 60]
	<u>DOSIERUNG.</u>
	i.v.: 500 ml 6 % in 15-30 min. i.v., dann
	500 ml in 2-4 h i.v.
	Max: 1,5 g/kg KG/Tag = 1700 ml/Tag oder
	Max. 0,75 g/kg KG/Tag in 3 Tagen
Diazepam	**Diazepam-rat.**®, **Faustan**®, **Valium**®
	[alle 2/5/10 mg, Amp. = 2 ml = 10 mg, Rektaltube = 5/10 mg]
	Diazepam-Destin rectal® 5/10 mg, **Tranquase**® 5/10 mg,
	Valiquid® Trpf. = 1 ml = 10 mg
	<u>DOSIERUNG.</u>
	allg.: 5-40 mg/Tag p.o., i.v. oder i.m.
	Myotonolyse: 10-40 mg p.o.
	Grand mal: 10-20 mg i.v., 5-10 mg alle 4-5 h
	Status epilepticus: 2 mg/min (1-2 Amp. i.v. bei Erwachsenen oder 20-30 mg über Rektaltube)
	Angst/Unruhe: 1-2 * 10 mg i.v. oder i.m.
	Max : 1-2 mg/kg KG= 100 mg/Tag
	akut Max: 20 mg beim Erwachsenen

I:	Mikrozirkulationsstörungen
WI:	koloides Plasmaersatzmittel, kein Volumeneffekt, Thrombozytenaggregationshemmung
PK:	Molekulargewicht 40000, HWZ 3-4 h, unveränderte glomäruläre Elimination
NW:	allerg. Reaktionen bis zum Schock (32/100000), erhöhte Blutungsneigung durch dextranbelegte Thrombozyten
KI:	Allergie gegen Dextrane, Niereninsuffizienz, manifeste Herzinsuffizienz, Lungenödem, schwere Hypokaliämie und Hyponatriämie

I:	Plasmaexpander
WI:	koloides Plasmaersatzmittel, Thrombozytenaggregationshemmung, 100 ml 6 % binden zusätzlich 30-50 ml aus Extravasalraum => Volumenzunahme und Viskositätsabnahme
PK:	Molekulargewicht 60000, im Plasma ca. 6-8 h lang, 50 % werden während den ersten 24 h renal ausgeschieden, der Rest wird metabolisiert
NW:	allerg. Reaktionen bis zum Schock (32/100000), erhöhte Blutungsneigung durch dextranbelegte Thrombozyten
HI:	4 % = isoonkotisch, 6 % = hyperonkotisch
KI:	Allergie gegen Dextrane, Niereninsuffizienz, manifeste Herzinsuffizienz, Lungenödem, schwere Hypokaliämie und Hyponatriämie

I:	Spannungs-, Erregungs- und Angstzustände, Grand mal und fokale Anfälle, Status epilepticus, Fieberkrämpfe, Sedierung, Abstinenzsymptome, Relaxation zur Intubation bei Notintubation
WI:	die durch GABA vermittelte synaptische Hemmung wird gefördert (freigesetztes GABA wirkt effektiver) => vermehrter Cl-Einstrom => Reduktion der Erregbarkeit der Neuronenmembran, zentral sedierend, krampfhemmend
PK:	Plasmaeiweißbindung 92-98 %, HWZ 30-40 h, Metabolit 50-80 h, max. Plasmakonzentration nach 1 h nach per os Gabe, Äquivalenzdosis 10 mg
NW:	Bewußtseinstörung, gelegentlich paradoxe Reaktionen bei älteren Patienten, Atemdepression, RR-Abfall, Laryngospasmus, Muskelrelaxation, auf Dauer Suchtentstehung, Gewöhnung (Wirkungsverlußt/Toleranzentwicklung)
HI:	beim Status epilepticus sind höhere Gesamtdosen über 50 mg selten wirksam, insbesondere bei älteren Menschen vorsichitg dosieren und langsam spritzen
KI:	Myasthenia gravis, bei Alkohol- und Medikamentenabhängigkeit
WW:	Verstärkung zentral wirkender Medikamente/Alkohol

Intoxikation: Anexate® (0,2 mg i.v.)

Diazoxid	**Proglicem**® 25/100 mg DOSIERUNG: Hypertonie: 150 mg i.v., ggf nach 5-15 min. wiederholen Hyperglykämie: beginnen mit 5 mg/kg KG/Tag in 2-3 Einzeldosen, dann Erhaltungsdosis von 3-8 mg/kg KG/Tag je nach BZ-Profil
Dibenzepin	**Noveril**® 40/80 mg, ret. 240 mg, Amp = 6 ml = 120 mg DOSIERUNG: i.v am 1 Tag 120-240 mg/Tag als Kurzinfusion i.v, am 2 Tag 240-360 mg/Tag und ab dem 3. Tag 360 mg/Tag, später auf Tbl. p o 2 * 240 mg ret./Tag, ggf Dosissteigerung auf 480 mg ret. /Tag Max: 3 Tbl. = 3 * 240 mg ret. = 720 mg ret./Tag
Diclofenac	**Diclac**®, **Diclophenac-rat.**®, **Diclophlogont**®, **Duravoletten**®, **Effekton**®, **Rewodina**®, **Voltaren**® [alle: 25/50 mg, ret 75/100/150 mg, Amp. = 2 oder 3 ml = 75 mg, Supp. 25/50/100 mg] **Voltaren dispers**® 46,5 mg (akute Therapie) **Voltaren resinat**® 75 mg (1-2 * 1 Kps. tgl.) DOSIERUNG: i.m.: 75 mg i.m. p.o.: 2-3 * 50 mg/Tag = 100-150 mg am 1 Tag, dann 50-100 mg/Tag p.o.als Erhaltungsdosis Supp.. 1-2 * 50 mg Supp./Tag = 50-100 mg Supp /Tag Max: 200 mg/Tag

I:	Hypoglykämie, Inselzelltumore, arterielle Hypertonie
WI:	Antihypertonikum, Vasodilatator, Serumglukosespiegelsteigerung durch Hemmung der Insulinsekretion
PK:	gute enterale Resoption, Plasmaeiweißbindung > 90 %, HWZ 20-45 h, Wirkungsdauer auf Gefäße ca. 4-12 h, Wirkungsdauer auf Glukosespiegel bis 8 h
NW:	Hypokaliämie, Ödeme durch Natrium- und H_2O-Retention, Krea-Anstieg, Hyperurikämie, Gichtanfälle
KI:	funktionelle Hypoglykämien, Schwangerschaft und Stillzeit, Aortenisthmusstenose
WW:	Stärkere WI von: Antihypertonika und orale Antikoagulantien, schwächere WI von: Allopurinol, Antidiabetika

I:	endogene, somatogene u psychogene Depressionen, larvierte Depressionen, Angst- + Spannungszustände
WI:	trizyklische Antidepressivum, Thymoleptikum mit depressionslösender und thymoanaleptischer Wirkung (stimmungsaufhellend), psychomotorisch eher neutral, gering agitierende, wenig anxiolytische Wirkung, geringe anticholinerge Wirkung
PK:	HWZ 4 h
NW:	Senkung der Krampfschwelle, in hohen Dosen Halte- und Aktionstremor, vorwiegend veg. NW, Mundtrockenheit, Obstipation, Miktionsstörungen, Schlafstörungen, feinschlägiger Tremor, KS, Schwindel, allerg. Reaktionen
KI:	akute Intoxikationen, Delirien, AV-Block III°, Cave bei Krampfneigung, Leberinsuffizienz, keine Kombination mit MAO-Hemmern
WW:	Verstärkung von sedierenden/zentral wirkenden Medikamenten, Wirkungsverstärkung von Alkohol

I:	akuter Gichtanfall, rheumatischen Beschwerden (PCP, M.Bechterev, Arthrosen, Spondylarthrosen), schmerzhafte Schwellungen und Entzündungen, Neuritiden, Neuralgien, Schmerzen infolge Trauma
WI:	Arylessigsäurederivat, Prostaglandinsynthesehemmer, es wirkt antirheumatisch, entzündungshemmend, analgetisch und antipyretisch
PK:	gute Resorption nach oraler Gabe, Bioverfügbarkeit 60 %, max. Plasmaspiegel nach 2 h (1,5 µg/ml), Plasmaeiweißbindung 100 %, HWZ 1-2 h, überwiegend renale Elimination von Metaboliten
NW:	GIT-Symptome, Magenschmerzen, Magenblutung, wirkt ulcogen, allergische Reaktionen, Alopezie, aseptische Meningitiden, Pankreatitis, hämolytische Anämien, Transaminaseanstiege
HI:	nicht zusammen mit anderen Medikamenten in eine Spritze aufziehen !
KI:	3. Trimenon, gastrointestinale Ulcera, Diclophenacallergie, schwere Leber- und Nierenerkrankungen
WW:	erhöhte Blutspiegel von: Phenytoin, Lithium, Methotrexat und Digoxin, verminderte Wirkung von Diuretika

Dideoxycytidin (DDC)	**Hivid**® 0,375/0,75 mg <u>DOSIERUNG:</u> p.o. 3 * 0,75 mg/Tag p.o.
Digitoxin	**Digimerck**® 0,05/0,07/0,1 mg, Amp = 1 ml = 0,1/0,25 mg (0,05 mg pico/0,07 mg minor), **Digitoxin AWD**® 0,07 mg, **Digitoxin Didier**® 0,07/0,1 mg <u>DOSIERUNG:</u> Aufsättigung langsam: Vollwirkdosis in einem Monat Aufsättigung mittelschnell: > 60 J.: für 3 Tage 3 * 0,07 mg/Tag i.v. oder p.o. < 60 J. für 3 Tage 3 * 0,10 mg/Tag, i.v. oder p.o., dann Erhaltungsdosis: 1 * 0,07-0,10 mg/Tag nach Spiegel und klinischem Effekt

Digoxin	**Digacin**® 0,1 mg, **Dilanacin**® Amp. = 2 ml = 0,5 mg,
	Lanicor® Amp. = 0,25 mg
	[alle 0,25 mg]
	
	<u>DOSIERUNG:</u>
	Aufsättigung langsam:
	p.o. 0,2-0,3 mg/Tag =
	    Vollwirkdosis in 8 Tagen
	
	Aufsättigung mittelschnell:
	i.v.: 3 Tage 0,4 mg/Tag, dann 0,2 mg/Tag
	p.o. 3 Tage 3 * 0,2 mg/Tag, dann
	    Erhaltungsdosis: 0,2-0,3 mg/Tag
	
	Aufsättigung schnell:
	i.v.: initial 0,4 mg i.v., dann
	    2 Tage 4 * 0,2 mg/Tag i.v., dann
	    0,35 mg/Tag p.o.

I:	HIV-Infektion
WI:	Nukleosid-Analogon, Hemmung der r-Transkriptase
PK:	renale Elimination
NW:	PNP (in 20 %), Stomatitis, Fieber, Übelkeit
KI:	bereits bestehende Polyneuropathie, Niereninsuffizienz
WW:	in Kombination mit Medikamenten, die die renale Ausscheidung herabsetzen

I:	chron. manifeste Herzinsuffizienz III + IV°, supraventrikuläre Tachykardie, Vorhofflimmern und Vorhofflattern bei absoluter Arrhythmie
WI:	erhöhte Empfindlichkeit bei: Hypokaliämie, Hyperkalzämie, Hypomagnesiämie, Hypoxie, Myokardischämie, AV-Block, Azidose, hohes Alter
PK:	Bioverfügbarkeit 90-100 %, Proteinbindung 95 %, Wirkungsbeginn nach i.v. 25-120 min./p.o. nach 180-300 min., Wirkungsdauer 14-21 Tage, HWZ 6-7 Tage, Abklingquote = 7 %, 60-80 %ige Elimination durch die Leber
NW:	Nausea und Erbrechen, Sehstörungen, Kopfschmerzen, Delirien, Halluzinationen
KI:	AV-Block II°, Myokarditis, Kammertachykardie, Sick-Sinus-Syndrom, WPW-Syndrom, Aortenaneurysma, obstruktive Kardiomyopathie, Hypo/Hyperkaliämie, Hyperkalzämie, Niereninsuffizienz, subvalvuläre Aotenstenose
HI:	therapeutische Blutspiegel: 13-25 µg/l = 17-33 nmol/l

Cave: nie Ca-Infusionen => WI-Steigerung => Kammerflimmern

Intoxikation: Verlängerung der PQ-Zeit, Verkürzung der QT-Dauer, ST-Senkung, Verminderung der T-Höhe bzw. T-Negativierung, HRST => Hämoperfusion indiziert

I:	chron. manifeste Herzinsuffizienz III + IV°, supraventr. Tachykardie, Vorhofflimmern und Vorhofflattern bei absoluter Arrhythmie
WI:	β-Acetyldigoxin wird im Darm in Digoxin umgewandelt, erhöhte Empfindlichkeit bei: Hypokaliämie, Hyperkalzämie, Hypomagnesiämie, Hypoxie, Myokardischämie, AV-Block, Azidose, hohes Alter
PK:	Bioverfügbarkeit 60-80 %, Proteinbindung 25-30 %, Wirkungsbeginn nach i.v. 3-30 min./p.o. nach 60-180 min., Wirkungsdauer 4-8 Tage, HWZ 1,6 Tage, Abklingquote = 20 %, Elimination 75 % durch Niere
NW:	Nausea und Erbrechen, Sehstörungen, Kopfschmerzen, Delirien, Halluzinationen
KI:	AV-Block II°, Myokarditis, Kammertachykardie, Sick-Sinus-Syndrom, WPW-Syndrom, Aortenaneurysma, obstruktive Kardiomyopathie, Hypo/Hyperkaliämie, Hyperkalzämie, Niereninsuffizienz, subvalvuläre Aotenstenose
HI:	therapeutische Blutspiegel: 0,7-2,0 µg/l = 0,9-2,6 µmol/l, Erhaltungsdosis = Wirkspiegel * Abklingquote/100, Dosisreduktion bei Niereninsuffizienz !

Cave: nie Ca-Infusionen => WI-Steigerung => Kammerflimmern

Intoxikation: Verlängerung der PQ-Zeit, Verkürzung der QT-Dauer, ST-Senkung, Verminderung der T-Höhe bzw. T-Negativierung, HRST => keine Hämoperfusion, K-Spiegel erhöhen

Dihydralazin	**Depressan**® 25 mg, **Nepresol**® 25/50 mg, Amp. = 2 ml = 25 mg <u>DOSIERUNG</u> akut: 1 Amp. auf NaCl, dann je 2 ml unter RR-Kontrolle i.v. Perfusor. 3 Amp. auf 50 ml NaCl mit 1-5 ml/h = 1,5-7,5 mg/h Tagesdosis: 2-3 * 12,5 mg/Tag, später 25-150 mg/Tag
Dihydrocodein	**DHC**® 60/90/120 mg, **Paracodin**® 10 mg, ret 20 mg <u>DOSIERUNG:</u> p.o initial 2 * 60 mg/Tag p.o., dann 2 * 1 Tbl. á 60/90/120 mg/Tag p.o. Entzug 2 * 150-(300) mg/Tag, nach spätestens 1 Woche tgl. um 15-30 mg reduzieren Max: 240 mg/Tag
Dihydroergo-cryptin	**Almirid**® 5/20 mg, **Cripar**® 5/20 mg <u>DOSIERUNG.</u> p o initial 2 * 5 mg/Tag, dann ab 2. Wo 2 * 10 mg/Tag, 3.+ 4 Wo 2 * 20 mg/Tag, 5.+ 6. Wo 2 * 30 mg/Tag, dann je nach Klinik [2 * 40 - 3 * 60 mg/Tag möglich] mittlere Dosis 15-60 mg/Tag Max: 120 mg/Tag
Dihydroergo-tamin	**Angionorm**® , **Dihydergot** 1/2,5 mg, Amp = 1 ml = 1 mg, **DET MS**® 1 mg, Amp. = 1 ml = 1 mg, **DHE**® , **Ergont**® [alle. ret. 2,5/5 mg, Trpf. 1 ml = 2 mg] <u>DOSIERUNG:</u> akut. 1-2 mg = 1-2 Amp i.m oder s.c p.o.: 2-3 * 1,5 – 2,5 mg/Tag p.o

I:	leichter bis mittelschwerer Bluthochdruck meist in Kombination mit α-Blockern, Clonidin und Diuretika
WI:	direkter arterieller Vasodilatator => Nachlastsenker, senkt besonders den diastolischen RR, Nierendurchblutung steigt, erregt α-Rezeptoren: Tachykardie und erhöhtes Herzzeitvolumen, vermehrte Reninausschüttung
PK:	Bioverfügbarkeit 30-50 %, max. Plasmaspiegel nach 3-4 h, HWZ 2,2-2,6 h, Wirkungsdauer 6-8 h nach p.o., 3-4 h nach i.v., hepatischer Metabolismus und renale Elimination zu 80 %
NW:	Kopfschmerz, Tachykardie, Angina pectoris Anfälle, Na- und H_2O-Retention, periphere Ödeme, Flush, KS, Reaktion mit Vit. B_6 => Neuritiden u. Parästhesien, medikamentös bedingter Lupus erythematodes (in 10 %), Thrombozytopenie, Hepatitis
HI:	nicht mit Glucose zusammen infundieren ! Kombination mit Diuretika und β-Blockern sinnvoll, um Gegenregulationen abzufangen (Tachykardie, ...)
KI:	vorbestehende Tachykardie, Angina pectoris, Herzklappenstenosen, Ulcera

I:	chronische Schmerzen (Rheuma, Neuralgien, Lumbo-Ischialgien, Osteoporose, ...), Entzugssymptomatik bei Heroinabhängigkeit
WI:	mittelstarkes Opioid-Analgetikum ($^1/_6$ von Morphin), Antitussivum
PK:	Bioverfügbarkeit 20 %, Wirkungsdauer bis 12 h (4-6 h), HWZ 3-4,5 h, Wirkstärke ist 0,2 im Vergleich zum Morphin (1), Plasmaeiweißbindung 10 %, hepatischer Metabolismus
NW:	Verstopfung, Übelkeit, Erbrechen, Benommenheit
KI:	extreme Fettsucht, Vorsicht bei Cor pulmonale, schwere Leber- und Nierenerkrankungen
HI:	Dosierung nach festem Zeitschema (nicht nach Bedarf)

I:	idiopathischer M. Parkinson bei Patienten ohne Fluktuation im Krankheitsbild
WI:	D_1- und D_2-Dopaminagonist
PK:	Bioverfügbarkeit 2,4 %, max. Plasmakonzentration nach 1 h, Plasmaeiweißbindung 45-64 %, Wirkung 1 h nach Resorption, HWZ 10-16 h
NW:	Übelkeit und Magenschmerzen in > 10 %, Schwächegefühl, KS, Schwindel, Erbrechen, Magenschmerzen, Tachykardie, Obstipation, Unruhe, veg. Symptome, ... in 1-10 %
HI:	gleichzeitig Dosisreduktion von L-Dopa, Kontrolle der Leberfunktionsparameter, Einfluß auf Thrombozytenaggregation
KI:	Schwangerschaft und Stillzeit, Einnahme von Mutterkornalkaloiden

I:	Migräne-Anfall, Migräneprophylaxe, vaskuläre KS, hypotone Kreislaufregulationsstörungen
WI:	partieller α-Rezeptoragonist = Vasokonstriktion (venöse Gefäße)
Pk:	sehr schlechte Resorption nach orale Gabe (p.o. ungeeignet für die akute Behandlung), Bioverfügbarkeit 0,1-1,5 %, HWZ 21 h, Metabolit wirksam (8-Hydroxydihydroergotamin)
NW:	Erbrechen, Übelkeit, Schwindel, Muskelkrämpfe, allerg. Reaktionen, KS, Angina pectoris
HI:	auf Dauer kann es zu einer Verschlechterung der Migräneattacken kommen und durch das Ergotamin selber KS auftreten, Ergotismus auf Dauer
KI:	schwere Leber- und Nierenerkrankungen, pAVK, KHK, Hypertonie, Schwangerschaft (1. Trimenon)

Dihydroergotoxin	**Circanol**® 1/4,5 mg, **DCCK**® ret. 2,5/4,5 mg, Amp. = 1 ml = 0,3 mg, **Hydergin**® 2/4 mg, Amp. = 1/5 ml = 0,3/1,5 mg, **Orphol**® 1,5/4,5 mg [alle: Trpf. 1 ml = 1 oder 2 mg] DOSIERUNG: i.v.: 1-2 * 0,3-0,6 mg/Tag i.v in schweren Fällen p.o.: 2-3 * 1,5 – 2,5 mg/Tag p.o. oder 1 * 4 mg ret./Tag morgens p.o.
Dikaliumclorazetat	**Tranxilium**® 20/50 mg, Kps. 5/10/20 mg, Inf.Fl. 50/100 mg, 24 Trpf.= 5 mg DOSIERUNG: akut: 50-100 mg langsam i.v. allg : 1-2 * 25-50 mg/Tag Prämedikation: 50 mg i.v. oder p.o. zur Beruhigung: 1-4 Kps. 5-10 mg/Tag p.o

Diltiazem	**Dilzem**® 60 mg, ret. 240 mg, Inj.Fl.= 10/25/100 mg,
	Diltahexal® 60/90/120/180 mg, **Diltiuc**®
	[alle ret. 90/120/180 mg]
	
	DOSIERUNG:
	
	akut: 0,3 mg/kg KG in 5 Minuten i.v.
	p.o.: 3 * 60-120 mg/Tag p.o. oder
	      2 * 120/180 mg ret /Tag p.o.
	Perfusor: nach Bolus 0,168-0,84 mg/kg KG/h
	              (am Tag 150-250 mg)

I:	Hinleistungsstörungen im Alter, Hypertonie im Alter
WI:	α-sympatolytische und serotoninantagonistische Wirkung
Pk:	gute und schnelle Resorption nach oraler Gabe, Bioverfügbarkeit 5-12 %, HWZ 13 h
NW:	Erbrechen, Übelkeit, Schlafstörungen, KS, orthostase-Reaktionen, Bradykardie, Angina pectoris, verstopfte Nase
HI:	auf Dauer kann es zu einer Verschlechterung der Migräneattacken kommen und durch das Ergotamin selber KS auftreten, Ergotismus auf Dauer
KI:	Schwangerschaft und Stillzeit, floride Psychosen

I:	Angst- + Unruhezustände, Prämedikation, Alkoholentzug
WI:	Benzodiazepin, die durch GABA vermittelte synaptische Hemmung wird gefördert (freigesetztes GABA wirkt effektiver) => vermehrter Cl-Einstrom => Reduktion der Erregbarkeit der Neuronenmembran, lang wirksames Benzodiazepin mit aktiven Metaboliten, wird zu N-Desmethyldiazepam verstoffwechselt
PK:	HWZ > 24 h (25-82 h), Äquivalenzdosis 15 mg
NW:	Benzodiazepin-NW
WW:	Verstärkung zentral wirkender Medikamente/Alkohol

Intoxikation: Anexate® (0,2 mg i.v.)

I:	KHK, chronisch instabile Angina pectoris, Akuttherapie der Angina pectoris, arterielle Hypertonie, supraventrikuläre Arrhythmien
WI:	Antiarrhythmikum der Klasse IV, Kalziumantagonist, starke Vasodilatation, gesteigerte koronare und renale Durchblutung
PK:	gute perorale Resorption, Bioverfügbarkeit 30 % zu Beginn, später 90 %, Plasmaeiweißbindung 80-90 %, HWZ 4-5 h, Elimination durch Desacetylierung in der Leber
NW:	GIT-Symptome, HRST, AV-Block, RR-Abfall, Bradykardie, Kopfschmerz, Schwindel, allerg. Reaktionen, Transaminasen und AP-Anstieg
HI:	therapeutischer Plasmaspiegel 100-300 µg/l, Dosisreduktion bei Leberinsuffizienz
KI:	nicht mit β-Blockern, schwere Schenkelblockbilder (ab AV-Block II°), WPW-Syndrom, akuter HI, Bradykardie, Herzinsuffizienz, Hypotonie und Linksherzinsuffizienz, Schwangerschaft
WW:	Cyclosporin + CBZ + Theophyllin + Digoxinspiegel steigt, Lithiumspiegel fällt

Dimenhydrinat	**Vertigo-Vomex S**® ret. 120 mg, Supp. 80 mg, **Vomacur A**® 50 mg, 40/70 mg Supp., **Vomex A**® 50/200 mg, ret. 150 mg, Amp. = 10/2 ml = 62/100 mg, 40/70/150 mg Supp. DOSIERUNG: akut. 1-2 * 62 mg = 1-2 * 1 Amp. i.v. p o 50 mg alle 4-6 h als Tbl Supp.: 150 mg 1-2 * pro Tag als Supp. <div align="right">Max: 300 mg/Tag</div>
Dimethylamino-phenol (4-DMAP)	**4-DMAP**® Amp. = 5 ml = 0,25 g DOSIERUNG: akut 3-4 mg/kg KG i.v. Cyanidvergiftung: in liegende Kanüle 100-500 mg Natriosulfat/kg KG (**Natriumthiosulfat**®), ggf. alle 4 h 1 mg/kg KG
Dimetinden	**Fenistil**® Drg. 1 mg, ret. 2,5 mg, Amp. = 4 ml = 4 mg, Trpf = 1 ml = 1 mg, Gel 1 g = 1 mg DOSIERUNG: allg 1 mg/10 kg KG (= 7 ml bei 70 kg) akut. 1-2 * 4 mg = 1 Amp. i.v., max. 7 Tage lang p.o.: 3 * 1-2 mg/Tag p.o. oder 2 * 2,5 mg ret./Tag
Diphenhydramin	**Emesan**® Supp. 10/20/50 mg, **Sediat**®, **Sedovergan**® 25 mg [alle: 50 mg] DOSIERUNG: p.o.. 25-50 mg zur Nacht Supp.: 1-3 * 50 mg/Tag Supp.

I:	Schwindel, Übelkeit, Erbrechen
WI:	H_1-Antihistaminicum, Antiemetikum durch zentrale Dämpfung des Parasympaticus, starke sedierende Wirkung, Wirkung auch gegen Parkinsonismus (zentral anticholinerge Effekte)
PK:	max. Plasmakonzentration nach 2-4 h, hepatischer Metabolismus und renale Elimination
NW:	Sedierung (insbesondere mit Alkohol), anticholinerge Wirkung (Tachykardie, Mydriasis, Akkomodationstörungen, Mundtrockenheit), bei Kindern paradoxe Erregungszustände möglich
KI:	akute Vergiftungen, Eklampsie, Epilepsie, Engwinkelglaukom, Schwangerschaft im III. Trimenon

I:	Intoxikation mit Cyaniden, Blausäure, Nitrite, H_2S
WI:	Methämoglobinbilder, Cyanide binden an Met-Hb zu Cyan-Met-Hb, dadurch keine Bildung von CO-Hb möglich (mit CO-Hb kein O_2-Transport möglich)
PK:	Bereits nach 1 min. liegen 15 % des Hb in Methämoglobin vor, nach 5-10 min. liegen 30-40 % Methämoglobin vor.
NW:	Überempfindlichkeitsreaktionen (Brechreiz, Durchfall, Asthmaanfall, Bewußtseinsstörungen, Schock)
HI:	streng i.v.

I:	Urtikaria, Juckreiz, Heuschnupfen, anaphylaktische Reaktionen
WI:	H_1-Antihistaminikum (=> keine arterioläre Dilatation, dadurch geringere Venolenpermeabilität), Hemmung der Histaminfreisetzung, antiemetisch und anticholinerg wirksam, Sedation (Cave Kombination mit anderen Med. + Alkohol)
PK:	rasche Resorption, Wirkungsbeginn nach 30-60 min., Wirkungsdauer 4-5 h, HWZ 6 h
NW:	Sedierung, GIT-Symptome, allerg. Reaktionen, Mundtrockenheit, KS, Schwindel, Erregungszustände
KI:	Kinder unter 3 Jahren
WW:	Wirkungsverstärkung von zentral wirksamen Medikamenten/Alkohol

I:	Einschlaf- und Durchschlafstörungen, Übelkeit, Erbrechen, Schwindel
WI:	H_1-Antihistaminikum, starkes Sedativum, Antivertiginosum
PK:	Bioverfügbarkeit 50 %, HWZ 5-6 h
NW:	Minderung des Reaktionsvermögens, Mundtrockenheit, GIT-Symptome, Miktionsstörungen, allerg. Reaktionen
KI:	Blasenentleerungsstörungen mit Restharnbildung, Asthma bronchiale, Engwinkelglaukom, Magenulcera
WW:	Wirkungsverstärkung von zentral wirksamen Medikamenten/Alkohol

Dipyridamol	**Persantin**® 25/75 mg, Amp = 2 ml = 10 mg DOSIERUNG: i.v : 5 mg/kg KG in 24 h langsam i.v. (0,2 mg/min.) p.o.: 3 * 25-50 mg/Tag, ggf. Dosissteigerung auf 3 * 75 mg/Tag möglich
Disopyramid	**Rythmodul**® 100/200 mg, ret. 250 mg, Amp. = 5 ml = 50 mg DOSIERUNG: p.o.: 2-3 * 100-150 mg/Tag Max. 800 mg/Tag
Distigminbromid	**Ubretid**® 5 mg, Amp. = 1 ml = 0,5 mg DOSIERUNG: i.m.: 0,5 mg i.m jeden 2. Tag p.o.: 1 * 5-10 mg/Tag morgens nüchtern
Disulfiram	**Antabus**® 100/500 mg DOSIERUNG: p.o.: 1 g/Tag für 10 Tage p.o., dann 0,2-0,5 g alle 2-3 Tage p.o.

I:	KHK, nach Herzinfarkt und cerebraler Ischämie
WI:	Vasodilatator/Koronardilatator der koronaren Widerstandsgefäße, Thrombozytenaggregationshemmer durch Hemmung der Thrombozytenphosphodiesterase => cAMP-Anstieg => Aggregationshemmung, pos. inotrope Wirkung
PK:	gute perorale Resorption
NW:	GIT-Symptome, KS, allerg. Reaktionen, Angina pectoris Anfälle, RR-Senkung in höheren Dosierungen
HI:	Problem: steal-Effekt: Vasodilatation in gesunden Muskelbezirken, im ischämischen Bezirk keine weitere Dilation möglich => geringere Durchblutung im ischämischen Bezirk
KI:	frischer HI, schwere Herzinsuffizienz, Hypotonie, Schwangerschaft und Stillzeit
I:	Supraventrikuläre Tachykardien, ventrikuläre Tachykardien, Extrasystolien
WI:	Antiarrhythmikum der Klasse I A, anticholinerge WI wie Chinidin
PK:	Bioverfügbarkeit 80-90 %, max. Plasmaspiegel nach 1-2 h, Plasmaeiweißspiegel 60 %, HWZ 5-10 h, überwiegend renale Elimination (80 %)
NW:	anticholinerge NW: Mundtrockenheit, Akkomodationsstörungen, Glaukomanfall, Harnverhalt, Erbrechen, Obstipation, Tachykardie durch verbesserte AV-Überleitung, neg inotrope WI, KS und psychot. Reaktionen, allerg. Reaktionen, BB-Veränderungen
HI:	therapeutischer Serumspiegel 2-5 µg/ml = 6-15 µmol/l, Dosisreduktion bei Niereninsuffizienz
KI:	AV-Block ab II°, Bradykardie, schwere Herzinsuffizienz, 3 Mo nach HI
I:	Blasenentleerungsstörung, Detrusorschwäche, postoperative Darmatonie
WI:	indirektes Parasympathomimetikum = reversibler Cholinesterasehemmer, neben muskarinerger auch nikotinartige Wirkung, keine ZNS-Effekte
PK:	max. WI erst nach ca. 9 h nach i.m. Gabe, Wirkungsdauer ca. 24 h, renale Elimination
NW:	cholinerge-NW: Miosis, Akkomodationsstörungen, Bradykardie, Bronchospasmus, Bronchosekretion, erhöhte Magen-Darm-Motilität, Schwitzen, Übelkeit und Erbrechen
HI:	aufgrund PK gut für die Dauertherapie geeignet
KI:	GIT-Ulcera, frischer Myokardinfarkt, schwere Herzinsuffizienz, mechanischer Subileus, Briden-Ileus
WW:	stärkere Bradykardie bei Kombination mit: Herzglykosiden, Ca-Antagonisten, β-Blockern, Antiarrhythmika
I:	medikamentöse Alkoholentzugsbehandlung
WI:	Disulfiram ist ein Enzyminhibitor (Blokade der Aldehydoxidase) => verhindert Oxidation von Acetaldehyd zu Essigsäure => Abbauhemmung von Äthylalkohol => geringe Mengen Alkohol reichen aus, um schwere vegetative Unverträglichkeitsreaktionen zu verursachen
NW:	Müdigkeit, KS, Übelkeit und Brechreiz, RR-Abfall, PNP, psychotische Episoden, Optikusneuropathien
KI:	schwere Leber- und Nierenfunktionsstörungen, DM, Herzkrankheit, Asthma bronchiale, Epilepsien, floride Psychosen
WW:	viele hepatisch metabolisierte Medikamente werden verzögert abgebaut und wirken länger

Dobutamin	Dobutrex®, Dobutamin AWD®, Dobutamin Hexal®, Dobutamin Giulini®, Dobutamin-rat.®, Dobutamin Solvay® [alle: Inf.Fl.= 250 mg] DOSIERUNG: Perfusor: [250 mg auf 500 ml 5 % Gluc.] 2,5-12 µg/kg KG/min. = 0,03-0,12 ml/kg KG/h niedrig: 3 µg/kg KG/min. mittel: 9 µg/kg KG/min. hoch: 12-16 µg/kg KG/min. => je nach klinischer Wirkung (Titration nach Herzfrequenz, die nicht mehr als 10 % zunehmen sollte)
Domperidon	Motilium® 10 mg, Trpf + Susp. 1 ml = 10 mg DOSIERUNG: p.o. 3 * 10-20 mg/Tag p.o. 3 * 30 Trpf./Tag p.o. Migräneanfall: 20-30 mg p o., dann Acetylsalıcylsäure/Paracetamol

Dopamin	Dopamin Giulini®
	Amp. = 5 ml = 50 mg, Amp. = 10 ml = 20 mg
	
	DOSIERUNG:
	Perfusor: 2-6 µg/kg KG/min. (100 mg auf 500 ml)
	niedrig: 0,5-5 µg/kg KG/min.
	       (WI auf Dopaminrezeptoren => Niere)
	mittel: 6-9 µg/kg KG/min
	       (WI auf $\alpha 1$ => Mesenterialgefäße, peripher Vasokontriktion)
	hoch: >10 µg/kg KG/min.
	       (WI auf α_1 und β_1 => Herz, peripher Vasokontriktion)

I:	Herzversagen bei Kardiomyopathien, Myokardinfarkt, akute dekomp. Herzinsuffizienz mit Lungenstauung
WI:	Stimulation der β_1-Rezeptoren des Herzens ($\beta_1 > \beta_2$), Steigerung der Kontraktilität und Erhöhung des Schlagvolumens (positiv inotrop), Senkung des peripheren Widerstandes, Steigerung des arteriellen Mitteldruckes, keine ZNS-Effekte
PK:	Wirkungsdauer 1-5 min., HWZ 2 min. nach i.v Gabe, rascher Metabolismus durch COMT (Catechol-O-Methyltransferase)
NW:	starker RR-Anstieg bei vorbestehender Hypertonie, Tachykardie, Extrasystolie, Angina pectoris, KS, allerg. Reaktionen, Hypokaliämie
HI:	nicht mit NaHCO$_3$ zusammen infundieren !
KI:	keine Mischung mit NaHCO$_3$ oder anderen alk Lösungen, schwere Herzvitien mit Stenosierungen, Hypovolämie, keine Kombination mit MAO-Hemmern

I:	Übelkeit und Erbrechen, Prokinetikum, Migräneanfall
WI:	Blockade von Dopamin-Rezeptoren (vorwiegend an den peripheren D-Rezeptoren, gering an zentrale D$_2$-Rezeptoren), Freisetzung von Acetylcholin sowie Stimulation von 5-Hydroxytryptamin-Rezeptoren => Beschleunigung der Magenentleerung und Tonuserhöhung des unteren Ösophagussphinkters
PK:	Bioverfügbarkeit 15 %, max. Plasmakonzentration nach ca. 30 min., Plasmaproteinbindung 80-90 %, renale Elimination der Metabolite zu 30 %
NW:	mehr NW als andere Propulsiva, malignes neurolept. Syndrom (Fieber, Muskelstarre, Bewußtseins- und RR-Veränderungen), Prolaktinspiegelanstieg, extrapyramidal-motorische-NW/Dyskinesien (EPS), insbesondere bei Kindern, Unruhezustände
HI:	EPS ist seltener als bei Metoclopramid, Dosisreduktion bei terminaler Niereninsuffizienz
KI:	extrapyramidalmot. Störungen, prolaktinabhängige Tumoren, mechanischer Ileus, Stillperiode, rel. bei Epilepsie

Dyskinesie: ½-1-(2) Amp. = 2,5-5-(10) mg **Akineton**® i.v.

I:	kardiozirkulatorische Insuffizienz, kardiogener Schock, Hypotonie, drohendes Nierenversagen
WI:	α_1- und β_1-Sympathomimetikum und auf Dopaminrezeptoren (D$_1$ und D$_2$), Vasodilatation der Nierengefäße (Rinde +36 %, Mark +19 %) und Mesenterialgefäße, Zunahme des HZV und der Koronardurchblutung, Drosselung der peripheren Druchblutung (Vasokonstriktion), RR-Anstieg, keine ZNS-Effekte (Blut-Hirn-Schranke)
PK:	HWZ 2-8 min., Wirkungsdauer 1-2 min
NW:	Tachykardie, Rhythmusstörungen, Angina pectoris, KS, GIT-Symptome mit Übelkeit und Erbrechen, allerg. Reaktionen
HI:	nicht mit NaHCO$_3$ zusammen infundieren ! Auf intravenöse Applikation achten (bei Paravasat Nekrosen)
KI:	Tachykardie, Volumenmangel

Cave: durch α–sympothimimetische Wirkung bei hohen Dosen Gefahr von Gangrän der Akren !

Doxazosin	**Diblocin**®, **Cardular**® [alle: 1/2/4 mg] DOSIERUNG: p.o. beginnen mit 1 * 1 mg/Tag p.o., dann Erhaltungsdosis 1 * 2-4 mg/Tag p.o. Max: 16 mg/Tag
Doxepin	**Aponal**® 5/75/100 mg, Amp = 2 ml = 25 mg, Trpf. 1 ml = 10 mg, **Doxepin-Dura**®, **Sinquan**® [alle: 10/25/50 mg] **Doxepin-neuraxpharm** Lsg.= 1 ml = 40 mg, **Doxepin-rat.**® [alle 25/50/100 mg] DOSIERUNG: p.o beginnen mit 10-25 mg/Tag, dann Dosissteigerung auf Erhaltungsdosis: 100 mg/Tag (Einmaldosis abends) Max: 300 mg/Tag stat. Max: 75-150 mg/Tag amb.
Doxorubicin = Adriamycin (ADM)	**Adriablastin**® 10/20/50/100 mg Inf.Fl., **Doxorubicin**® 10/50 mg Inf.Fl. DOSIERUNG: Einzeldosis 40-75 mg/m², hochdosiert 90-150 mg/m² pro Woche: 20 mg/m²

I:	arterielle Hypertonie
WI:	kompetitiver, peripherer, selektiver α_1-Blocker = Sympatholytikum, Dilatation der venösen Kapazitätsgefäße und Arteriolen (viszerale Gefäße > Extremitätengefäße), RR-Senkung: diastol > systol., Nach- und Vorlastsenker
PK:	Bioverfügbarkeit 65 %, HWZ 10-20 h
NW:	Orthostase, Müdigkeit, Herzklopfen, Tachykardie, GIT-Symptome, selten Ödeme, Hautreaktionen
HI:	bei Herzinsuffizienz vorsichtig dosieren, insbesondere bei Kombination mit Diuretika und β-Blockern, ansonsten Kombination mit Thiaziden und β-Blockern sinnvoll
KI:	schwere Leberinsuffizienz, Schwangerschaft und Stillzeit
Cave:	first dose Synkope

I:	depressive Syndrome, Angstsyndrome, Unruhe, Schlafstörungen, akute Entzugssyndrome
WI:	Trizyklisches Antidepressivum, Hemmung der neuronalen Aufnahme von Serotonin und Noradrenalin => sedierende/psychomotorisch dämpfende, anxiolytische und antidepressive WI, Blockade von D_2-Dopaminrezeptoren, α_1-antiadrenerge und anitcholinerge WI (erst Sedation, dann gesteigerter Antrieb, dann Stimmungsaufhellung)
PK:	HWZ 11-23 h, Metabolit (Desmethyldoxepin) 33-80 h
NW:	neben Sedation vorwiegend veg. NW. Mundtrockenheit, Schluckbeschwerden, Obstipation, GIT-Störungen, Miktionsstörungen, Schlafstörungen, feinschlägiger Tremor, KS, Schwindel, allerg. Reaktionen, Herzrhythmusstörungen
HI:	Senkung der Krampfschwelle, einschleichend dosieren und absetzen
WW:	Wirkungsverstärkung zentral wirkender Medikamente
Intoxikation:	Klinik: Krampfanfälle, Hyperthermie und da anticholinerg => Erbrechen > Aspiration + Unruhe, evt. Muskelrigidität, Mydriasis, trockene Schleimhäute, Darmatonie, HRST (Tachykardie, QRS-Verbreiterung) => Therapie: Cholesterasehemmer (1 Amp. Physostigmin i.v.) und Diazepam, Hämoperfusion über Aktivkohle

I:	solide Tumoren, maligne Lymphome, Leukämien
WI:	führt zu Einzel- und Doppelstrang-Chromosomenbrüchen der DNA, wirkt zyklusspezifisch
PK:	triphasische HWZ 12 min, 3 h und 25-28 h, Elimination über Niere und Galle
NW:	Alopezie, Übelkeit, Erbrechen, knochenmarktoxisch, herzmuskeltoxisch
HI:	nicht mit Heparin mischen => chemische Reaktion, regelmäßige Kontrolle der kardialen Funktion, Dosisreduktion bei Bilirubinanstieg im Serum > 2 mg/dl auf 50 %, > 3 mg auf 25 %

Doxycyclin	**Azudoxat**®, **Doxycyclin Heumann**®, **Doxy von ct**®, **Doxy-Wolff**®, **Supracyclin**® [alle: 100/200 mg] **Doxycyclin-rat.**®, **Doxyhexal**®, **Vibramycin**® [alle: 100/200 mg, Amp = 5 ml = 100 mg] <u>DOSIERUNG:</u> p.o: 1-2 * 100 mg/Tag p.o. i.v: 1-2 * 100 mg/Tag i.v Borreliose: Stadium 1: 2 * 100 mg/Tag für 14-21 Tage, Stadium 2: 2 * 100 mg/Tag für 14-21 Tage, Stadium 3: 2 * 100 mg/Tag für 14-28 Tage
Droperidol (DHB)	**Dehydrobrenzperidol**® Amp. = 1 ml = 2,5 mg <u>DOSIERUNG</u> allg.: 0,15-0,2 mg/kg KG Neuroleptanalgesie: 10-20 mg i.v Schwindel: 5-20 mg i.m /i.v [**Thalamonal**® = Droperidol : Fentanyl = 50 : 1 = 2,5 mg : 0,05 mg in 1 ml => zur Prämedikation: 1-2 ml i.m]
Econazol	**Epi-Pevaryl**® Lsg 100 g = 1 g, Creme, Puder und Lotio, **Gyno-Pevaryl**® Ovula = 150 mg, Creme <u>DOSIERUNG:</u> Cutan: 2 * am Tag auf befallene Stellen auftragen Vulvavaginal: 1 * am Tag 5 g per Applikator für ein Dauer von ca. 6 Tagen vulvovaginal geben oder 1 * 150 mg/Tag als Ovulum für 3 Tage oder 1 * 50 mg/Tag als Ovulum für 6 Tage

I:	Lyme-Borreliose, Atemwegsinfekte, HNO-Infekte, Harnwege- und Geschlechts-organinfekte
Spektrum:	Gpos und Gneg, u.a.: Hämophilus influenza, Pneumokokken, Mykoplasmen, Chlamydien, Rikkettsien, Treponema palludum, Bacteroides, Yersinien, atyp. Mykobakterien
WI:	Tetracyclin, Wirkung auf 30S-Untereinheit der Ribosomen und damit Verminderung der Proteinsynthese, bakteriostatische Wirkung
PK:	Bioverfügbarkeit 90 %, max. Plasmaspiegel nach 1-2 h, Plasmaeiweißbindung 80-90 %, HWZ 15-24 h, Wirkungsdauer bis 1 Tag, die Elimination erfolgt über die Niere in individuell sehr unterschiedlicher Menge (35-60 %)
NW:	allerg. Reaktionen, GIT-Störungen
HI:	keine Kombination mit bakteriziden Antibiotika
KI:	Allergie gegen Tetracycline, Schwangerschaft, Kinder kleiner 8 Jahren, schwere Lebererkrankungen
WW:	Phenytoin reduziert Wirksamkeit ganz erheblich herab (Spiegel und HWZ um 50 % reduziert)

I:	Neuroleptanalgesie in Kombination mit Fentanyl und Alfentanyl, Antivertiginosum
WI:	Butyrophenon-Neuroleptikum vom Haloperidol-Typ, Antiemetikum, Antidopaminergicum,
PK:	Wirkungsbeginn nach 10-15 min , Wirkungsdauer 3-6 h, HWZ 2-3 h
NW:	Mundtrockenheit, extrapyramidalmotorische NW (u.a Dyskinesien, Parkinsonoid), Sedierung, RR-Senkung, allerg. Reaktionen
KI:	akute Intoxikationen (Alkohol und zentral wirksame Medikamente), Schwangerschaft und Stillzeit

I:	Pilzinfekte der Haut/Nägel und Vulvovaginalmykosen
Spektrum:	nahezu alle Pilze, u.a. Sproßpilze, Dermatophyten, Schimmelpilze, Fadenpilze, Strahlenpilze, biphasische Pilze, Hefen, Candida, Histoplasma, Plasmodien, Leishmanien
WI:	Antimykotikum, Imidazolabkömmling, fungistatische Wirkung durch Hemmung der Ergosterolsynthese der Pilzmembran => erhöhte Membranpermibilität => Zellyse
PK:	nur geringe Resoption über die Haut (0,1 % bei gesunder, bis 4 % bei vorgeschädigter Haut), vaginal bis 7 %
NW:	lokale Haut/Schleimhautreaktionen, lokales Brennen, allerg. Reaktionen

Eisen-II-Chlorid	**Ferro 66**® Trpf.= 1 ml = 44 mg DOSIERUNG: p.o. 3 * bis zu 20 Trpf./Tag (wegen schlechter enteraler Resorption Therapie lange fortführen)
Eisen-II-Gluconat	**Ferrlecit**® Amp. = 3,2/5 ml = 40/62,5 mg, **Ferrum Verla**®, **Lösferron**® [alle 80 mg] DOSIERUNG p o 1-3 * 80 mg/Tag p o (wegen schlechter enteraler Resorption Therapie lange fortführen)
Eisen-II-Succinat	**Ferrlecit 2**® Drg = 95 mg, Amp = 3,2/5 ml = 40/62,5 mg DOSIERUNG: i v 1 * 3,5 oder 5 ml/Tag langsam i v. oder besser als Kurzinfusion p o 1-2 * 1 Drg /Tag p o (wegen schlechter enteraler Resorption Therapie lange fortführen)
Eisen-II-Sulfat	**Eryfer**® 100 mg, **Ferro sanol/duodenal**® 40 mg, **Plastufer**® 50/100 mg, **Vitaferro**® 50/100 mg, Trpf = 1 g = 12 Trpf. = 12 mg DOSIERUNG. p o 100-300 mg/Tag p o (wegen schlechter enteraler Resorption Therapie lange fortführen)
Eisen-II-Sulfat + Folsäure	**Ferro-Folsan**®, **Plastulen N**®, **Hämatopan F**® [1 Kps Ferro Folsan 100 mg Fe + 0,85 mg Folsäure] DOSIERUNG: p.o 3 * 1-2 Kps./Tag (wegen schlechter enteraler Resorption Therapie lange fortführen)

I:	Eisenmangel, Anämie
WI:	nur Eisen II-Präparate können enteral resorbiert werden, in der Mukosa Umwandlung in Eisen III und Bindung an Transferin
PK:	schlechte orale Resoption (nur 20 % werden resorbiert => lange Therapiedauer)
NW:	GIT-Symptome, Obstipation, Übelkeit und Erbrechen, RR-Abfall, schwarzer Stuhl !
HI:	Defizit 1 g/100 ml Hb = 3 mg Eisen => es fehlen 3 mg Fe/100 ml Blut => 150 mg Fe/5000 ml Blut + 800 mg Fe fehlt im Depot => Summe des Fe-Fehlbestandes = - 950 mg Fe
KI:	Hämochromatose, Bleianämie, chronische Hämolyse, sideroachrestische Anämie

I:	Eisenmangel, Anämie
WI:	nur Eisen II-Präparate können enteral resorbiert werden, in der Mukosa Umwandlung in Eisen III und Bindung an Transferin
PK:	schlechte orale Resoption (nur 20 % werden resorbiert => lange Therapiedauer)
NW:	GIT-Symptome, Obstipation, Übelkeit und Erbrechen, RR-Abfall, schwarzer Stuhl !
HI:	Defizit 1 g/100 ml Hb = 3 mg Eisen => es fehlen 3 mg Fe/100 ml Blut => 150 mg Fe/5000 ml Blut + 800 mg Fe fehlt im Depot => Summe des Fe-Fehlbestandes = - 950 mg Fe
KI:	Hämochromatose, Bleianämie, chronische Hämolyse, sideroachrestische Anämie

I:	Eisenmangel, Eisenresorptionsstörungen, Anämie
WI:	nur Eisen II-Präparate können enteral resorbiert werden, in der Mukosa Umwandlung in Eisen III und Bindung an Transferin
PK:	schlechte orale Resoption (nur 20 % werden resorbiert => lange Therapiedauer)
NW:	allerg. Reaktionen bei i.v.-Gabe, GIT-Symptome, Obstipation, Übelkeit und Erbrechen, RR-Abfall, schwarzer Stuhl !
HI:	Defizit 1 g/100 ml Hb = 3 mg Eisen => es fehlen 3 mg Fe/100 ml Blut => 150 mg Fe/5000 ml Blut + 800 mg Fe fehlt im Depot => Summe des Fe-Fehlbestandes = - 950 mg Fe
KI:	Hämochromatose, Bleianämie, chronische Hämolyse, sideroachrestische Anämie

I:	Eisenmangel, Anämie
WI:	nur Eisen II-Präparate können enteral resorbiert werden, in der Mukosa Umwandlung in Eisen III und Bindung an Transferin
PK:	schlechte orale Resoption (nur 20 % werden resorbiert => lange Therapiedauer)
NW:	GIT-Symptome, Obstipation, Übelkeit und Erbrechen, RR-Abfall, schwarzer Stuhl !
HI:	Defizit 1 g/100 ml Hb = 3 mg Eisen => es fehlen 3 mg Fe/100 ml Blut => 150 mg Fe/5000 ml Blut + 800 mg Fe fehlt im Depot => Summe des Fe-Fehlbestandes = - 950 mg Fe
KI:	Hämochromatose, Bleianämie, chronische Hämolyse, sideroachrestische Anämie

I:	Eisenmangel insbesonder bei gleichzeitigem Vit-B-Komplex-Mangel
WI:	nur Eisen II-Präparate können enteral resorbiert werden, in der Mukosa Umwandlung in Eisen III und Bindung an Transferin
PK:	schlechte orale Resoption (nur 20 % werden resorbiert => lange Therapiedauer)
NW:	GIT-Symptome, Obstipation, Übelkeit und Erbrechen, RR-Abfall, schwarzer Stuhl !
HI:	Defizit 1 g/100 ml Hb = 3 mg Eisen => es fehlen 3 mg Fe/100 ml Blut => 150 mg Fe/5000 ml Blut + 800 mg Fe fehlt im Depot => Summe des Fe-Fehlbestandes = - 950 mg Fe
KI:	Hämochromatose, Bleianämie, chronische Hämolyse, sideroachrestische Anämie

E-lyte-Lsg.	**ADDEL**® Amp. = 10 ml <u>DOSIERUNG:</u> i.v.: 1 Amp. in 6-8 h/Tag in Trägerlösung infundieren

Enalapril	**Pres**® Amp. = 1,25 mg, **Xanef**® Amp. = 1,25 ml = 1,25 mg
	[alle: 2,5/5/10/20 mg]
	
	<u>DOSIERUNG:</u>
	p.o.: initial 1 * 2,5-5 mg/Tag, dann langsame Steigerung auf
	      10-20 mg/Tag als Erhaltungsdosis
	Hypertonie
	    initial 1 * 5 mg/Tag p.o.,
	    später 1 * 10-20 mg/Tag p.o.
	Herzinsuffizienz
	    initial 1 * 2,5 mg/Tag p.o.,
	    später 1 * 10-20 mg/Tag p.o.
	
	vor Beginn: Captopriltest !
	Max. 20 mg/Tag

Epinephrin **(Adrenalin)**	**Suprarenin**® Amp. = 1 ml = 1 mg <u>DOSIERUNG:</u> akut: 1 mg langsam i.v., dann alle 2-3 min wiederholen (0,1 mg auf 1 ml verdünnt und langsam i.v.) endobronchial: 2-3 mg auf 10 ml Aqua dest.
Eprosartan	**Teveten**® 300 mg <u>DOSIERUNG:</u> p.o.: 1 * 300 mg/Tag, ggf. Steigerung auf 600 mg/Tag

I:	parenterale Ernährung, E-lyte-Mangel (Ca, Mg und Spurenelemente)
PK:	1 Ampulle enthält: 53,3 µg Chrom-III-Chlorid, 3,4 mg Cu-II-Chlorid, 5,4 mg Fe-II-Chlorid, 0,99 mg Mangan-II-Chlorid, 0,166 mg Kaliumjodid, 2,1 mg Na-Fluorid, 48,5 µg Na-Molybdat, 0,105 µg Na-Selenit, 13,6 mg Zinkchlorid
HI:	1 Amp. enthält alle notwendigen E-lyte für einen Tag, nie unverdünnt i.v. geben
KI:	schwere Leber- und Nierenfunktionsstörungen

I:	arterielle Hypertonie (bes. bei DM), Herzinsuffizienz
WI:	ACE-Hemmer, erst nach Spaltung in Enalaprilat aktiv, Angiotensin II-Konzentration nimmt ab => der peripherer Gefäßwiderstand und die Aldosteronkonzentration nehmen ab, neg. Na-Bilanz, Hemmung des Bradykininabbaus
PK:	Resorption 61 %, Bioverfügbarkeit 40 %, max. Plasmaspiegel nach 3-4 h, Plasmaeiweißbindung < 50 %, HWZ 30-35 h, Wirkungsdauer 12-24 h, 10-100 fach stärker wirksam als Captopril, hepatischer Metabolismus, dialysierbar
NW:	allerg. Hautreaktionen (Vaskulitis, ANA-Titer-Erhöhung), Muskel/Gelenkschmerzen, zentralnervöse Störungen, Elektrolytstörungen (K$^+$↑, Na$^+$↓), GIT-Symptome, Bronchitis/Husten, BB-Veränderungen, Leberfunktionsstörungen, RR-Abfall und seine Folgen
KI:	Schwangerschaft, prim. Hyperaldosteronismus, Nierenarterienstenose, Niereninsuffizienz (Clearance < 30 ml/min.), Herzinsuffiziernz III-IV°, Leberfunktionsstörungen
HI:	venöse Seite wird stärker erweitert als die arterielle
WW:	+ NSA => größere RR-Senkung, + K-sparende Diuretika => Hypokaliämie, + Immunsuppr. => mehr BB-Veränderungen, + Lithium => geringer Li-Ausscheidung, verstärkte Alkoholwirkung

Intoxikation: Volumengabe (NaCl-Infusion)

I:	Kreislaufkollaps, allerg. Reaktion, anaphylaktischer Schock, kardiopulmonale Reanimation
WI:	= Adrenalin, α- und β-Sympathomimetikum, RR- + HF- + HZV-Anstieg, periphere Vasokonstriktion, Broncholyse, vermehrte Durchblutung der inneren Organe, BZ-Anstieg
NW:	Tachykardie, Extrasystolie bis Kammerflimmern, RR-Anstieg, Hyperglykämie, durch höheren venösen Rückstrom erhöhter pulmonal arterieller Druck => Lungenödem, Krampfanfälle
KI:	unkontrollierter Hypertonus, tachykarde HRST, ...

I:	essentielle Hypertonie
WI:	Angiotensin II-Rezeptor-Antagonist
NW:	NW insgesamt sehr selten. Atemwegsinfektionen, KS, Muskelschmerzen, Müdigkeit
WW:	Wirkungsverstärkung durch andere Antihypertensiva

Ergotamintartrat	**Ergotamin Medihaler**®, **Ergo sanol**® 1 mg, Supp. 1,5 mg, **Migrexa**® 1 mg, Supp. 2 mg DOSIERUNG: Migräne: 2-4 mg p.o , rektal oder s.l. Max: pro Attacke 4 mg, im Mo 24 mg **Ergotamin Medihaler**® Bing-Horton: 3 Aerosolstöße á 0,45 mg Max: 6 Stöße/Tag
Erythromycin	**Aknemycin**® Lsg. 10 g = 0,2 g, Salbe + Emulsion, **Erycinum**® 250/500 mg, Amp. = 0,5/1 g, **Eryhexal**® 250/500 mg, Granulat 500/1000 mg, **Paediathrocin**® Saft 5 ml = 200/400 mg, Supp. 250 mg DOSIERUNG: i.v : 4 * 250-1000 mg/Tag i.v p.o.: 4 * 250-1000 mg/Tag p.o. Prokinetikum. 3 * 3 mg/kg KG/Tag i.v. oder 250 mg p.o

I:	schwere Migräne, Cluster headache
WI:	Mutterkornalkaloid, 5-HT$_1$-Serotonin-Rezeptor-Antagonisten, wirkt besonders auf graviden Uterus mit einer Tonuserhöhung, Vasokonstriktion an Arteriolen und Venolen, α-sympatholytische Wirkung, Wirkung auf α-Rezeptoren, Dopaminrezeptoren
PK:	Bioverfügbarkeit sublingual < 3 %, rektal 5 % und i.m. 30-60 %, HWZ 2,5 h, vasokonstriktorischer Effekt bis zu 72 h lang, schlechte orale Resorption
NW:	Kopfschmerzen, Übelkeit und Erbrechen, periphere Durchblutungsstörungen, chron. Einnahme führt zum Ergotismus (Übelkeit, Erbrechen, Müdigkeit, Claudicatio intermittens, Muskelschmerzen, abdominelle Schmerzen)
HI:	muß bei den ersten Anzeichen eines Migräneanfalls gegeben werden
KI:	schwere Leber- und Nierenerkrankung, schwere KHK und pAVK, Hypertonie, nicht mit β-Blockern kombinieren, Schwangerschaft und Stillzeit, Kinder < 12 J.
WW:	erhöhte Blutungsgefahr mit gerinnungshemmenden Substanzen, verstärkte Vasokonstriktion mit Sumatriptan

I:	Atemwegsinfekte, Harnwegsinfekte, u.a. als Prokinetikum, Akne
Spektrum:	Gpos und Gneg Anaerobier, u.a.: Actinomyces, Bacillus, Borrelien, Clostridium, Corynebakterien, Listerien, Staphylokokken, Streptokokken, Bordetella, Chlamydien, Mykoplasmen, Legionellen, Neisserien, Ureaplasma
WI:	Makrolidantibiotikum, Bindung an Ribosomen der Bakterien, dadurch Verhinderung der Verlängerung von Proteinen, bakteriostatische Wirkung, Anreicherung in der Leber, Stimulation von Motilin-Rezeptoren, Wirkung besonders am Magen
PK:	Bioverfügbarkeit 40 %, HWZ 2 h, billiäre Elimination zum Teil als Metabolit, zum Teil unverändert renal
NW:	GIT-Symptome, Leberfunktionsstörungen mit Transaminaseanstiegen, Cholestase, Ikterus, Hypakusis
KI:	Stillzeit, allerg. Reaktionen gegen den Wirkstoff, schwere Lebererkrankungen
WW:	Spiegelerhöhung von: Theophyllin, Carbamazepin, Valproinsäure und Digoxin; mit Cisparid => HRST, mit Lovastatin => erhöhte Rhabdomyolysegefahr, mit Dihydroergotamin => verstärkte Vasokonstriktion

Erythropoetin =
 	
Epoetin α + β =
 	
EPO
	Erypo® 1000/2000/4000/10000 I.E. Inj.Fl.,
	Erypo® **FS** 500/1000/2000/3000/4000/10000 I.E. Inj.Lsg. (Fertigspritze)
	Recormon® 1000/2000/5000/10000 I.E. Inj Fl.,
	Recormon® **S** 1000/2000/5000/10000 I.E. Inj.Lsg. (Fertigspritze)
	
	DOSIERUNG:
	
	i v./s c . beginnen mit 3 * 50-200 I E /kg KG pro Woche
	    nach Anstieg des Hb auf 10 g/dl oder des Hkt auf 30-33 % individuelle Erhaltungsdosis von
	    3 * 50-100-(150) I.E./kg KG pro Woche einstellen
	Eigenblutgewinnung:
	    2 * 600 I.E /kg KG s.c. pro Woche über 3 Wochen und Einnahme von 200 mg Eisen/Tag p o

Estradiol	**Estraderm TTS**® Pflaster 2/4/8 mg, **Estrifam**® 2/4 mg, **Linoladiol N**® Creme DOSIERUNG. p o.: 1 mg/Tag über 2-3 Wochen, dann 1 Wo Therapiepause Creme 2-3 pro Tag perigenital auftragen Pflaster 2 Membranpflaste pro Wo über 2-3 Wochen, dann 1 Wo Therapiepause
Estriol	**Estriol**® 2 mg, Ovulum 0,5 mg, **Ovestin**® 1 mg, Ovula 0,5 mg, **OeKolp**® 2 mg, Vaginalzäpfchen, **Oestro Gynaedron**®, **Ovestin**® 1 mg, Ovula 0,5 mg [alle: Creme/Vaginalcreme] DOSIERUNG vaginal: beginnen mit 1 * 0,5-1 mg/Tag für 1-2 Wochen, später 2-3 * pro Wo p o. 1 * 2-4 mg/Tag p o , später nach < 2 Mo 1-2 mg/Tag p o.

I:	renale Anämie bei dialysepflichtiger Niereninsuffizienz, Anämie bei Chemotherapie (platinhaltig), Anämie bei AIDS-Patienten (hierfür nur in USA + Kanada zugelassen), Eigenblutgewinnung vor Operationen
WI:	körpereigenes Hormon, das beim Menschen überwiegend in der Niere gebildet wird und die Blutbildung im Knochenmark stimuliert => Anstieg der Erythro- und Retikulozyten, Hb-Anstieg, vermehrter Eiseneinbau, Mobilisation von Eisendepots
PK:	Bioverfügbarkeit 48 %, max. Plasmakonzentration nach 23 h, HWZ 6-12 h (unabhängig von der Nierenfunktion)
NW:	dosisabhängige Erhöhung des Blutdrucks, zum Teil auch RR-Entgleisungen, eher selten sind: KS, Knochenschmerzen, grippeähnliche Symptome, Verwirrtheitszustände, epileptische Anfälle, Sprachstörungen, Gangstörungen, Thrombozytenzahlerhöhung, allerg. Reaktionen
HI:	vor Therapiebeginn Eisenmangel ausschließen, ein Anstieg des Hämatokrits über 33 % sollte vermieden werden, bei einer HIV-Infektion Einsatz nur bei endogenem Erythropoetin-Spiegel < 500 mU/ml sinnvoll
KI:	unkontrollierte arterielle Hypertonie

I:	Hormonsubstitution im Klimakterium, Östrogenmangelzustände
WI:	10 % der biologischen Aktivität vom Estradiol, welches hepatisch in Estriol umgebaut wird
PK:	gute und rasche Resorption, HWZ 60 min., nach hepatischem Metabolismus renale und biliäre Elimination
NW:	Übelkeit und Erbrechen, Mastalgie, Brustspannungen, Ödeme, zervikale Hypersekretion, Schmierblutungen, KS, RR-Anstieg
HI:	Östrogensekretion 25-100 µg/Tag, in der Schwangerschaft bis 30 mg/Tag, in der Menopause 5-10 µg/Tag, Plasmaspiegel 25-75 pg/ml
KI:	Östrogenabhängige maligne Tumoren, unklare Genitalblutungen, frischer Herzinfarkt und Schlaganfall, Porphyrie, Leberadenom, schwere Leberfunktionsstörungen, Schwangerschaft, idiopathischer Schwangerschaftsikterus und schwerer Schwangerschaftspruritus in der Anamnese, Herpes gestationis in der Anamnese, Sichelzellenanämie, angeborene Fettstoffwechselstörungen
WW:	durch Enzyminduktion (u.a. Rifampicin, Barbiturate) schwächere Östrogenwirkung und Antibiotika schwächen die Wirkung

I:	Anwendung zur Lokaltherapie bei Östrogenmangel, Kolpitis, Pruritus vaginae, Kraurosis vulvae, Dyspareunie
WI:	10 % der biologischen Aktivität vom Estradiol, welches hepatisch in Estriol umgebaut wird
PK:	gute und rasche Resorption nach lokaler Gabe, HWZ 30-60 min., nach hepatischem Metabolismus renale und biliäre Elimination
NW:	Mastalgie, Brustspannungen, Ödeme, zervikale Hypersekretion, Schmierblutungen
KI:	Östrogenabhängige maligne Tumoren, unklare Genitalblutungen, frischer Herzinfarkt und Schlaganfall, Schwangerschaft, Porphyrie, Leberadenom
WW:	durch Enzyminduktion (u.a. Rifampicin, Barbiturate) schwächere Östrogenwirkung und Antibiotika schwächen die Wirkung

Ethambutol	**Myambutol**® 100/400 mg, Amp. = 4/10 ml = 400/1000 mg DOSIERUNG: i.v.: 1 * 20-25 mg/kg KG/Tag i.v. p.o. 1 * 20-25 mg/kg KG/Tag p.o. 　　Therapie über 6-12 Monate lang
Ethosuximid	**Pyknolepsinum**®, **Petnidan**®, **Suxinutin**® [alle 250 mg, Saft 5 ml = 250 mg] DOSIERUNG p o 15-20 mg/kg KG/Tag 　　mittlere Dosis. 1000-1250 mg/Tag
Etilefrin	**Effortil**® 5 mg, Amp = 1 ml = 10 mg, Depot-Tbl. = 25 mg, **Thomasin**® 10 mg, ret 25 mg DOSIERUNG. p.o.: 3 * tgl. 10-20 Trpf. oder 　　3 * tgl. 1-2 Tbl. oder s.c · 1 Amp. sc. oder i m. alle 1-3 h, 1-2 Depotkapseln
Etofibrat	**Lipo-Merz ret.**® 500 mg DOSIERUNG. p.o.: 1 * 500 mg/Tag abends 　　　　　　　　　　　　　　　　Max: 1000 mg/Tag

I:	Tuberkulose
Spektrum:	Mycobacterium avium, Bovis et tuberculosis
WI:	Tuberkulosemedikament, als Monosubstanz jedoch rasche Resistenzentwicklung, bakteriostatische Wirkung, sehr gute Liquorgängigkeit (bis 50 %)
PK:	Bioverfügbarkeit 80 %, max. Plasmaspiegel nach 2-4 h, HWZ 3-4 h, überwiegend unveränderte renale Elimination
NW:	allerg. Reaktion, N.II-Läsion = Retrobulbärneuritis (VEP-Kontrolle), PNP, GIT-Störung, KS, Leberenzymanstiege, ...
HI:	Optikusschaden => Augenkontrolle + VEP, Dosisreduktion bei Niereninsuffizienz
KI:	Allergie, Optikusneuritis

I:	kleine generalisierte Anfälle, myoklonisch astatische Anfälle, Absencen, Myoklonien, tonische und atonische Anfälle (außer fokale und Grand mal Anfälle)
WI:	Antiepileptikum, Blockierung von Kalziumkanälen (T-Ca), die als Schrittmacher für die Entstehung von 3 Hz SW-Komplexen gelten
PK:	rasche Resorption, Bioverfügbarkeit 100 %, max. Plasmaspiegel nach 1-4 h, HWZ 30-60 h, Proteinbindung: 0-10 %
NW:	Kopfschmerzen, GIT-Symptome (Übelkeit, Erbrechen, Appetitlosigkeit, Gewichtsveränderungen), Singultus, Psychose, allergische Hautreaktionen, schwere Psychosyndrome, Schlafstörungen, Müdigkeit, BB-Veränderungen, Leukopenien bis aplastische Anämien
HI:	therapeutischer Spiegel: 50-100 mg/l = 355-710 µmol/l
WW:	Ethosuximidspiegel wird durch Carbamazepin und Phenobarbital gesenkt, durch Valproinsäure angehoben

I:	Herzkreislaufversagen, schockbedingte Kreislaufstörungen, art. Hypotonie
WI:	Sympathomimetikum, arterielle Vasokonstriktion (Wirkung α- auf β-Rezeptoren)
PK:	Bioverfügbarkeit 55 %, HWZ 2 h
NW:	Unruhe, Schwindel, Schwitzen, GIT-Symptome, HRST, Angina pectoris
KI:	Hypertonie, Thyreotoxikose, Phäochromozytom, Engwinkelglaukom, Blasenentleerungsstörungen, insbesondere bei Prostataadenom, KHK, tachykarde Herzrhythmusstörungen

I:	prim. Hyperlipoproteinämien, familiäre Hypercholesterinämie und Hypertriglyceridämie
WI:	Lipidsenker aus der Gruppe der Fibrate, gesteigerte Lipoproteinlipaseaktivität => VLDL wird mehr in LDL und HDL umgebaut, durch Nikotinsäureanteil wird die Lipolyse in der Fettzelle gehemmt, Hemmung der Proliferation glatter Muskelzellen, Thrombozytenaggregationshemmung
PK:	max. Plasmaspiegel nach 2 h, hohe Plasmaeiweißbindung, HWZ < 2 h, renale Elimination
NW:	GIT-Störungen, CK-Anstieg, Myositis, Myalgien, allerg. Reaktionen
KI:	Leber- und Nierenerkrankungen, Schwangerschaft und Stillzeit
WW:	Wirkungsverstärkung von: Antidiabetika und Antikoagulantien
Cave:	bei Kombination mit HMG-CoA Fettsenkern

Etomidate	**Hypnomidate**® 1 Amp. = 10 ml = 20 mg <u>DOSIERUNG:</u> i.v : 0,15 - 0,3 mg/kg KG (10-20 mg) i.v. (bei 70 kg 10-20 ml i.v.) Kombination mit Fentanyl (0,1 mg), um Myoklonien zu vermeiden und Minderung des Intubationsreizes
Famciclovir	**Famvir**® 250 mg <u>DOSIERUNG:</u> p.o.: 3 * 250 mg/Tag für 7 Tage bei Krea-Clearance 30-59 ml/min/1,73 m^2 => 2 * 250 mg/Tag, < 30 ml/min/1,73 m^2 => 1 * 250 mg/Tag
Famotidin	**Pepdul**®, **Ganor**® [alle mite 20/40 mg, Inj Fl 20 mg] <u>DOSIERUNG</u> p.o. 1 * 20-40 mg/Tag abends Rezidivprophylaxe: 1 * 20 mg/Tag abends Ulcera: 1 * 40 mg/Tag abends (Therapiedauer 4-8 Wochen lang) Max: 800 mg/Tag
Felbamat	**Taloxa**® 400/600 mg, Saft 5 ml = 600 mg <u>DOSIERUNG:</u> p.o : 2-3 * 300-400 mg/Tag = 600-1200 mg/Tag Max: 3600 mg/Tag

I:	zur Einleitung der Narkose, Intubation, Kardioversion
WI:	stark wirkendes Einleitungshypnotikum, geringe Kreislaufbeeinträchtigung, keine Analgesie, Abnahme der Hirndurchblutung und des Hirndruckes
PK:	kurze Wikdauer (ca. 5 min.)
NW:	unkontrollierte Bewegungen (Myoklonien, Dyskinesien), Atemdepression, Venenschmerzen bei Injektion
HI:	keine analgetische Wirkung, Abfall des Kortikoidspiegels
KI:	Säuglinge, Kinder

I:	Varizellen-Zoster-Virus-Infektion, Herpes zoster
WI:	Virostatikum, Hemmung der DNA-Synthese durch Einbau in die DNA und teilweise Inaktivierung der DNA-Polymerase
PK:	gute orale Resorption und rasche Umwandlung in den aktiven Metaboliten Penciclovir, Bioverfügbarkeit 80 %, HWZ 2 h, in infizierten Zellen HWZ 9 h !, unveränderte renale Elimination
NW:	KS, Übelkeit
HI:	Dosisreduktion bei Niereninsuffizienz
KI:	immunsupprimierte Patienten, Alter < 18 J, Schwangerschaft und Stillzeit

I:	GIT-Ulcus, Refluxösophagitis, Gastritis
WI:	H_2-Blocker, Reduktion von Magensaft und Magensäure, 40 mg reduzieren Magensäure nach 12 h um ca. 50 %
PK:	Bioverfügbarkeit 40 %, Plasmaeiweißbindung 20 %, HWZ 3 h, Elimination nach heptischem Metabolismus zu 70 % renal
NW:	Obstipation, Durchfälle, Übelkeit, Erbrechen, KS, Verwirrtheitszustände, BB-Veränderungen bis zur Agranulozytose, Haarausfall, HRST, RR-Abfall, Prolaktinspiegelanstieg
HI:	Dosisreduktion bei Niereninsuffizienz
KI:	Schwangerschaft und Stillzeit
Cave:	Agranulozytose: Fieber, Pharyngitis, Laryngitis, Schleimhautulcerationen, Hautausschläge, Sepsis, Lymphadenitis

I:	beim Lennox-Gastraux-Syndrom in Kombination mit anderen Antiepileptika
WI:	Antiepileptikum, Verminderung der glutaminergen Exzitation, dadurch höhere Krampfschwelle, Verlangsamung der Anfallsausbreitung
PK:	gute orale Resorption, max. Plasmaspiegel nach 1-4 h, HWZ 20 h, nach hepatischem Metabolismus renale Elimination
NW:	hämatotoxisch (schwerwiegende Blut- und Lebererkrankungen bis zur aplastischen Anämie), Hepatotoxizitätsrisiko 1:24000-1:32000, Schlafstörungen, Übelkeit, Appetitlosigkeit, KS
KI:	schwere Leber- und Nierenfunktionsstörungen, Schwangerschaft und Stillzeit
WW:	Spiegelabfall von: Carbamazepin, Spiegelanstieg von: Diphenylhydantoin (Phenytoin) und Carbamazepin-Epoxid

Felodipin	**Modip**®, **Munobal**®
	 [alle: ret. 2,5/5/10 mg]
	
	 DOSIERUNG:
	 p.o : beginnen mit 1 * 5 mg ret./Tag
	       bei älteren Patienten mit 1 * 2,5 mg ret./Tag ggf. auf
	       1 * 10 mg ret./Tag erhöhen

Fenofibrat	**Durafenat**®, **Fenofibrat-rat.**®, **Lipanthyl**®, [alle: 100 mg, ret. 250 mg] **Lipidil**®, **Normalip N**® [alle: 200 mg] DOSIERUNG. p.o.: 3 * 100 mg/Tag p.o. p.o : 1 * 250 mg ret./Tag p o. zur Nacht
Fenoterol	**Berotec**® 2,5 mg, Saft 5 ml = 2,5 mg, Aerosol 100/200 µg pro Hub, **Partussisten**® 5 mg, Amp. = 10 ml = 0,5 mg und 1 ml = 0,0025 mg DOSIERUNG: Inhalativ: 3-4 * 2 Sprühstöße/Tag, bis 10-12 Hübe/Tag, darüberhinaus keine weiteren wesentlichen Wirkungseffekte Wehenhemmung. 4-8 * 5 mg/Tag p.o. oder 0,5-3 µg/Tag i.v.
Fentanyl	**Fentanyl**®, **Fentanyl Hexal**® [alle Amp. = 2/10 ml = 0,1/0,5 mg], **Fentanyl-Janssen**® Amp. = 1 ml = 0,05 mg DOSIERUNG: i.v : 2-50 µg/kg KG i.v. Beginn: 0,1-0,3 mg i.v., dann 0,05-0,1 mg alle 30 min. Perfusor: 0,5 mg/50 ml NaCl mit 5-15 ml/h = 0,05-0,15-(0,4) mg/h

I:	essentielle Hypertonie
WI:	Kalziumantagonist mit überwiegend peripher vasodilatierenden Eigenschaften
PK:	Bioverfügbarkeit 15-30 %, Wirkungsbeginn nach 2-8 h, HWZ 20-25 h
NW:	Flush, allerg. Hautreaktionen, Kopfschmerzen, Schwindel, Übelkeit, Palpitationen, Leberfunktionsstörungen
KI:	schwere Lebererkrankung und Niereninsuffizienz
WW:	bei der Kombination mit Präparaten, die eine Enzyminduktion bewirken => Wirkungsabschwächung

I:	kombinierte Hyperlipidämien, Kombination mit Anionenaustauschern
WI:	Clofibrinsäurederivat aus der Gruppe der Fibrate
PK:	HWZ ca. 1 Tag
NW:	GIT-Störungen, CK-Anstieg, Myositis, Myalgien, allerg. Reaktionen, Thrombosen
KI:	Leber- und Nierenerkrankungen, Schwangerschaft und Stillzeit
WW:	Wirkungsverstärkung von Antidiabetika und Antikoagulantien
Cave:	bei Kombination mit HMG-CoA Fettsenkern.

I:	bronchospastische Zustände, Asthma bronchiale, Wehenhemmung
WI:	β_2-Sympathomimetikum ($\beta_2 > \beta_1$), Broncholyse, relaxierend auf die Uterusmuskulatur
PK:	HWZ 6-7 h, Wirkungsdauer etwa 6 h
NW:	leichter Fingertremor, Tachykardie und RR-Abfall, Unruhe, Schlafstörungen
KI:	(KHK, hypertroph. Kardiomyopathie, Tachykardie, Hyperthyreose)
Intoxikation:	symptomatisch mit β-Blockern

I:	stärkste Schmerzzustände, Analgesie bei Beatmung
WI:	Opiatagonist mit starker analgetischer (zu Morphin 100-300 * stärker), sedierender, emetischer und antitussiver Wirkung, atemdepressiv und geringe Kreislaufdepression
PK:	HWZ 2-7 h, Wirkungsdauer nach initialer Injektion nur 20-30 min. (wegen rascher Umverteilung), Plasmaeiweißbindung 84 %, Verteilungsvolumen 4 L/kg KG
NW:	Atemdepression, RR-Abfall, Bradykardie, Obstipation, Übelkeit, Erbrechen, Miosis
HI:	Aufrechterhaltung der Analgesie: 1/5 der Anfangsdosis
KI:	Schwangerschaft und Stillzeit
Antidot:	Naloxon

Filgrastim
 	
(G-CSF)
	Neupogen® Inj.Fl. 1/1,6 ml = 300/480 µg
	
	DOSIERUNG:
	s.c.: 3-5 µg/kg KG/Tag s c. oder
	      150-300 µg/Tag s.c. solange bis Leukozytenwerte zwischen
	      2000-4000/µl liegen
	
	Max: 20 µg/kg Kg/Tag

Flecainid	**Tambocor**® 50/100 mg, Amp. = 5 ml = 50 mg DOSIERUNG: akut: 1 mg/kg KG in 5 min. i.v., nach 20 Minuten ggf. erneut 0,5 mg/kg KG in 5 min. i.v. Perfusor 8,0-16,6 mg/h i v p.o.: 2 * 100-150 mg/Tag p o. Max: 300-400 mg/Tag
Flohsamenschalen	**Plantocur**® DOSIERUNG: p.o.: 5-25 g in Wasser gelöst vor den Mahlzeiten
Flucloxacillin	**Staphylex**® 250/500 mg, Amp = 250/500/1000/2000 mg DOSIERUNG. i v. 3-4 * 0,5-1 g/Tag i.m., i.v. oder p.o : 3-4 * 0,5-1 g/Tag p.o. Meningitis 6 * 2 g/Tag i.v.

I:	bei Neutropenie infolge Chemotherapie/Ganciclovirtherapie
WI:	Zytokin, Granulozytenstimulationsfaktor
PK:	HWZ 3-4 h, Elimination nach Metabolisierung
NW:	Knochen- und Muskelschmerzen, Anstieg von: Harnsäure, LDH, AP oder GGT, bei chron. Anwendung: Splenomegalie, Thrombozytopenie, Osteoporose
KI:	schwere Leber- und Nierenfunktionsstörungen

I:	symptomatische tachykarde ventrikuläre und supraventrikuläre HRST
WI:	Antiarrhythmikum der Klasse IC, Supression von supraventrikulären und ventrikulären Heterotropien, wirkt negativ dromotrop und inotrop
PK:	Bioverfügbarkeit fast 100 %, Plasmaeiweißbindung 40 %, HWZ 14-18 h, ca. zur Hälfte unveränderte renale Elimination, Metabolite auch renal
NW:	Bradykardie, AV-Block, RR-Abfall, KS, Schwindel, Übelkeit, Leberenzymanstieg
HI:	Plasmakonzentration 0,2-1,0 mg/l = 0,5-2,5 µmol/l
WW:	der Digoxinspiegel steigt um 15-25 %, Senkung der Spiegel von: Phenytoin, Phenobarbital und CBZ

I:	Darmverstopfung (Obstipation)
WI:	durch Wasserbindung vergrößertes Volumen, daduch Auslösung von vermehrter Darmmotilität
NW:	Blähungen, Völlegefühl
KI:	Ileus, schwerer DM

I:	Meningitis, Infektionen der Haut, Schleimhäute, Weichteile
Spektrum:	Gpos und wirksam gegen penicillinasebildende Staphylokokken und Enterokokken
WI:	penicillinasefestes β-Lactamantibiotikum, Synthesehemmung von Murein (Zellbestandteil), bakterizide Wirkung auf proliferierende Keime
PK:	HWZ 1 h, schlechte Liquorgängigkeit
NW:	GIT-Symptome, Übelkeit und Erbrechen, allerg. Reaktion, cerebrale Krampfanfälle bei hohen Konzentrationen
HI:	Dosisanpassung bei Niereninsuffizienz
KI:	Penicillinallergie
WW:	mit Probenicid verlängerte Eliminations-HWZ

Fluconazol	**Diflucan**® 50/100/200 mg, Inf.Fl. 100/200/400 mg, Saft 10 ml = 50 mg, **Fungata**® 150 mg
	
	 <u>DOSIERUNG.</u>
	 Systemcandidosen beginnen mit 400 mg/Tag, später
	                                   200-400 mg/Tag
	 Kryptokken.-M.: beginnen mit 400 mg, später
	                                   200-400 mg/Tag
	 Rez Oropharyng : 50-100 mg/Tag
	 Prophylaxe. 50 mg/Tag

Fludrocotison	**Astonin H**® 0,1 mg <u>DOSIERUNG</u> AGS: 0,15-0,3 mg/m2 im 1. LJ, halbe Dosis im 2. LJ, 1/3 der Dosis im 3 LJ M Addison. 0,1-0,2 mg/Tag p.o. Hypotonie beginnen mit 0,2-0,3 mg/Tag, später 0,1-0,2 mg/Tag Max: 0,4-0,5 mg/Tag

Flumazenil	**Anexate**® Amp = 5/10 ml = 0,5/1,0 mg
	
	 <u>DOSIERUNG:</u>
	 i v.: initial 0,2 mg i.v , dann
	        je 0,1 mg i.v alle 60 Sek.
	
	                          Max. 1,0 mg (normal zwischen 0,3-0,6 mg)

Flunarizin	**Sibelium**® 5 mg
	
	 <u>DOSIERUNG.</u>
	 p.o.: 5-10 mg/Tag
	          (Migräneprophylaxe, in 40-68 % erfolgreich)
	          Frauen: 5 mg/Tag
	          Männer: 10 mg/Tag

I:	Systemcandidosen, Candidosen der Schleimhäute, Kryptokokkenmeningitis, Prophylaxe bei AIDS-Patienten, bei Chemo/Strahlentherapie
Spektrum:	nahezu alle Pilze, u.a.: Sproßpilze, Dermatophyten, Schimmelpilze, Fadenpilze, Strahlenpilze, biphasische Pilze, Hefen
WI:	Antimykotikum, Triazolderivat, Verteilung in allen Geweben, hohe Liquorkonzentrationen
PK:	Bioverfügbarkeit ca. 100 %, HWZ 30-40 h, überwiegend renale Elimination
NW:	Übelkeit, GIT-Störungen, KS, Hepatitis, Leberzellnekrose
HI:	Laborkontrolle: Leber, Niere, BB, Dosisreduktion bei Niereninsuffizienz
KI:	Schwangerschaft und Stillzeit, schwere Lebererkrankung, Alter < 16 J.
WW:	Hemmung der Cytochrom P450 abhängigen biochemischen Vorgänge der Leber, dadurch verstärkte Wirkung von: orale Antikoagulantien, Phenytoin, Ciclosporin, .

I:	Konstitutionelle (essentielle) Hypotonie, orthostat. Syndrom, M. Addison, periphere Durchblutungsstörungen, Adrenogenitales Syndrom (AGS)
WI:	Glukokortikoid, mineralokortikoide WI im Vordergrund,
PK:	HWZ 1 h
NW:	H_2O-Retention, mit Ödemen, Hypertonie, KS, K^+-Verlußte
KI:	Leberzirrhose, schwere art. Hypertonie

I:	Benzodiazepinintoxikation, zu diagnostische Zwecken
WI:	Aufhebung der zentral dämpfenden Wirkung von Benzodiazepinen (Benzodiazepinrezeptorantagonist), Wirkung setzt innerhalb weniger Minuten ein
PK:	HWZ 53 min., Wirkungsdauer 1-4 h,
NW:	Übelkeit und Erbrechen, Angstgefühl, Herzklopfen, Krampfanfälle (Entzugskrämpfe)
HI:	bei Intoxikation mit Antidepressiva können Krämpfanfälle auftreten
KI:	Hirndruck

I:	Migräneprophylaxe, Gleichgewichtsstörungen, Schwindel
WI:	Antihistaminicum, Kalziumantagonist, Affinität für Histamin-, Serotonin- und Dopaminrezeptoren, Vasodilatator
PK:	HWZ 15-20 h
NW:	Müdigkeit, Gewichtszunahme, Depressionen, Schwindel, GIT-Symptome und selten bei älteren Menschen extrapyramidal-motorische NW
HI:	Therapieeffekt erst nach 2-3 Monaten beurteilbar !
KI:	Alter > 60 J., Depressionen, Parkinson, Schwangerschaft und Stillzeit

Flunitrazepam	**Flunitrazepam-rat.**® 1 mg, **Rohypnol**® 1 mg, Amp. = 1 ml = 2 mg DOSIERUNG: p.o.. 1/4-1/2 Tbl vor dem Schlafengehen 1 Tbl bei chronischen hartnäckigen Schlafstörungen Prämedikation: 1-2 mg i m.
Fluocortolon	**Ultralan**® 5/20/50 mg, Creme + Salbe DOSIERUNG p o beginnen mit 20-100 mg/Tag p o., später Erhaltungsdosis. 5-20 mg/Tag
Fluoxetin	**Fluctin**®, **Fluctin-rat.**® [alle 20 mg, Lsg = 5 ml = 20 mg] DOSIERUNG: Depression 1 Kps bzw. 5 ml Lsg Tgl. (= 20 mg) Zwangstörungen: 1-3 * 20 mg/Tag Max: 80 mg/Tag (4 Tbl./Kps.)

I:	chron. hartnäckige Schlafstörungen, bei organ. Erkrankungen, prä- und post-OP
WI:	Benzodiazepin, die durch GABA vermittelte synaptische Hemmung wird gefördert (freigesetztes GABA wirkt effektiver) => vermehrter Cl-Einstrom => Reduktion der Erregbarkeit der Neuronenmembran, sehr potentes Benzodiazepin-Hypnotikum mit raschem Wirkungseintritt, aktive Metaboliten, mittellang wirksam
PK:	HWZ 10-30 h, Metabolite 20-30 h), Äquivalenzdosis 1 mg
NW:	gelegentlich paradoxe Reaktionen bei älteren Patienten, Atemdepression, RR-Abfall, Muskelrelaxation, auf Dauer Suchtentstehung, Gewöhnung (Wirkungsverlußt)
HI:	untersteht dem Betäubungsmittelgesetz
KI:	Myasthenia gravis, bei Alkohol- und Medikamentenabhängigkeit
WW:	Verstärkung zentral wirkender Medikamente/Alkohol

Intoxikation: Anexate® (0,2 mg i.v.)

I:	systemische Korticoidbehandlungen
WI:	Glukokortikoid, Wirkung wie Prednison, keine mineralokortikoide Wirkung
PK:	5 mg entsprechen 20 mg Kortison, Cushingschwellendosis 7-10 mg/Tag
NW:	zu Beginn: Hypokaliämie, Natriumretention (Ödeme), Hyperglykamie, Euphorie/Depression, Thrombosen, Magen-Darm-Ulcera;
	auf Dauer: Striae rubrae, Steroidakne, Muskelschwäche (Myopathie), Hypertonie, NNR-Insuffizienz, Osteoporose, aseptische Knochennekrosen, Katarakt, Pankreatitis, Vollmondgesicht, Stammfettsucht, dünne vulnerable Haut
HI:	Infusionen und Tabletten morgens möglichst früh verabreichen, desto länger die Therapie bestand (> 2-3 Wochen), desto langsamer ist eine Dosisreduktion erforderlich (Gefahr einer Addison-Krise)
KI:	GIT-Ulcera, bekannte Psychose, Systemmykosen

I:	depressive Erkrankungen, Zwangsstörungen, wenn Behandlung mit Clomipramin nicht geeignet ist
WI:	Serotonin-selektives Antidepressivum (Serotonin-reuptake-Hemmer), psychomotorisch neutral
PK:	Bioverfügbarkeit 85 %, HWZ 3 Tage, Metabolit (Norfluoxetin) ca. 7 Tage
NW:	GIT-Symptome, allerg. Reaktionen, Unruhe, Schlafstörungen, KS, Krampfanfälle
HI:	agitierend wirkend, Dosisreduktion bei Leberfunktionsstörungen
KI:	Zusammen mit MAO-Hemmer, schwere Nierenfunktionsstörung, Schwangerschaft und Stillzeit

Flupentixol	**Fluanxol**® 0,5/5 mg, Lsg. 50 mg/ml, **Fluanxol**® Depot Amp. = 1 ml = 2/10 % = 20/100 mg DOSIERUNG: i.m.: 20-60 mg im Abstand von 1-3 Wochen i.m., Erhaltungsdosis 20 mg im Abstand von 3 Wochen p.o.: beginnen mit 3 * 1 mg/Tag, später bei 2-3 Gaben tgl. 3-20 mg/Tag Max: ambulant 20 mg/Tag Max. stationär bis 60 mg/Tag
Flupirtin	**Katadolon**® 100 mg, Supp. 75/150 mg DOSIERUNG: p.o.: 3-4 * 100 mg/Tag p.o. Supp.: 3-4 * 150 mg/Tag Supp Max: 600 mg/Tag
Flurazepam	**Dalmadorm**®, **Staurodorm**® [alle: 30 mg] DOSIERUNG: p.o.: 15-30 mg/Tag = ½-1 Tbl./Tag zur Nacht
Fluspirilen	**Imap**® Amp = 0,75 ml = 1,5 mg, Inj.Fl. 1 ml = 2 mg DOSIERUNG akut: 3-12 mg/Tag i.m. im Abstand von 7 Tagen i.m.: beginnen mit 1 * alle 7 Tage 2-10 mg i.m., dann bei Symptomrückbildung 4-8 mg als Erhaltungsdosis

I:	akute und chron. Psychosen, Angstzustände
WI:	hochpotentes Neuroleptikum, stark antipsychotisch, nicht sedierendes Neuroleptikum, in niedriger Dosierung leicht anxiolytisch wirksam
PK:	HWZ 30 h (20-40 h), nach Depot-Injektion liegen rel. gleichmäßige Plasmaspiegel über 2-3 Wochen vor, Freisetzungs-HWZ 3-8 Tage
NW:	Dyskinesien, Parkinsonoid, Krämpfe, malignes neuroleptisches Syndrom (Fieber, Rigor, Akinesie, veg. Symptome), Mundtrockenheit, GIT-Symptome, Obstipation, HRST, Hypotonie, allerg. Reaktionen
KI:	akute Intoxikationen mit Alkohol und zentral wirksamen Medikamenten, schwere Leber- und Nierenfunktionsstörungen

I:	leichte Schmerzen, Rheuma, Gelenkschmerzen, allg. Verletzungen, Kopfschmerzen aller Art, Neuralgien, Neuritiden
WI:	nichtsteroidales Antiphlogisticum (periphere WI), Bindung an zentrale Rezeptoren (Aktivierung noradrenerger Hemmungsmechnismen), gering relaxierende Wirkung auf Skelettmuskulatur
PK:	Bioverfügbarkeit 90 %, Wirkungsbeginn nach ca. 20-30 min , Wirkungsdauer 3-5 h, HWZ 10 h, Elimination zu 70 % renal nach hepatischem Metabolismus
NW:	Übelkeit, Schwindel, Müdigkeit, GIT-Symptome
KI:	Myasthenia gravis, hepatische Encephalopathie, Cholestase
WW:	Verstärkung von sedierend wirkenden Medikamenten/Alkohol, erhöhte Blutungsgefahr bei Antikoagulation

I:	Ein- und Durchschlafstörungen
WI:	Benzodiazepin, die durch GABA vermittelte synaptische Hemmung wird gefördert (freigesetztes GABA wirkt effektiver) => vermehrter Cl-Einstrom => Reduktion der Erregbarkeit der Neuronenmembran, lang wirksames Benzodiazepin-Hypnotikum
PK:	rasche Umwandlung in aktive Metabolite (nach ca.1 h), HWZ 1-2 h, Metabolit ca. 72 h, Äquivalenzdosis 30 mg
NW:	gelegentlich paradoxe Reaktionen bei älteren Patienten, Atemdepression, RR-Abfall, Muskelrelaxation, auf Dauer Suchtentstehung, Gewöhnung (Wirkungsverlust)
HI:	Kumulationsgefahr
WW:	Verstärkung zentral wirkender Medikamente/Alkohol

Intoxikation: Anexate ® (0,2 mg i v.)

I:	akut produktive und chron. schizophrene Psychosen, zur Langzeittherapie
WI:	Depot-Neuroleptikum, Butyrophenon-Derivat, sehr stark neuroleptisch wirksam, antiemetisch wirksam, wenig sedativ
PK:	HWZ 7 Tage, Wirkungsdauer 1 Woche
NW:	extrapyramidal-motorische NW (Parkinsonoid, Akathisie, Dystonie, Dyskinesie), Anticholinerge NW (Tachykardie, Mundtrockenheit, Obstipation, Miktionsstörungen), Schlafstörungen, HRST
KI:	akute Intoxikationen mit Alkohol und zentral wirksamen Medikamenten, schwere Leber- und Nierenfunktionsstörungen
WW:	Wirkungsverstärkung zentral wirksamer Medikamente/Alkohol

Fluvoxamin	**Fevarin®** 50/100 mg
	<u>DOSIERUNG:</u>
	p.o.: 50 mg/Tag p.o., später 100-200 mg /Tag
	Zwangsstörungen: 50 mg/Tag, später bis 300 mg/Tag
	(mehrere Einzeldosen)
	Max. 300 mg/Tag
Fosfomycin	**Fosfocin®** Inf.Fl. 2/3/5 g
	<u>DOSIERUNG</u>
	i.v.: leicht: 2-3 * 2-3 g/Tag i.v.
	schwer: 3 * 5 g/Tag i.v.
	je als Kurzinfusion in G5 % (alle 8 h)
Fosinopril	**Dynacil®** 5 mg, **Fosinorm®**
	[alle: 10/20 mg]
	<u>DOSIERUNG:</u>
	p.o.: beginnen mit 1 * 2,5-5 mg/Tag, dann langsame Steigerung auf 10-20 mg/Tag als Erhaltungsdosis
	Hypertonie
	initial 1 * 5 mg/Tag p.o.,
	später 1 * 10-20 mg/Tag p.o.
	Herzinsuffizienz:
	initial 1 * 2,5 mg/Tag p.o.,
	später 1 * 10-20 mg/Tag p.o.
	Max: 20 mg/Tag p.o.

I:	Depressive Syndrome, Zwangsstörungen
WI:	Antidepressivum, serotonerge Wirkung (Serotonin-reuptake-Hemmer)
PK:	HWZ 15 h, Elimination durch Metabolismus
NW:	Übelkeit, Erbrechen, Bewußtseinsstörungen, Obstipation, Mundtrockenheit, Schwindelgefühl, KS, allerg. Reaktionen
WW:	in Kombination mit MAO-Hemmern kann ein Serotonin-Syndrom ausgelöst werden, hemmt Abbau von Medikamenten, die über das P-450-Isoenzym abgebaut werden (CBZ, Benzodiazepine, Theophyllin, Phenytoin, Wafarin)

I:	schwere bakterielle Infekte, u.a. Meningitis
Spektrum:	u.a.: Staph. aureus, Streptokokken, E.coli, Citrobacter, Proteus mirabilis et vulgaris, Haemophilus influenza, Gonokokken, Shigellen, Pseudomonas aeruginosa, Serratia marcens, viele Anaerobier
WI:	Breitspektrumantibiotikum, Hemmung der bakteriellen Pyruvyltransferase => fehlerhafte Bakterienwandsynthese
PK:	Bioverfügbarkeit 40 %, HWZ 2 h, keine Plasmaeiweißbindung, renale Elimination
NW:	Allerg. Reaktionen, GIT-Störungen. Übelkeit, Erbrechen, Appetitlosigkeit, Diarrhoe, passagere Erhöhung von GOT, GPT und AP, Thrombophlebitiden bei i.v. Gabe, Na-Belastung
HI:	gute Liquorgängigkeit, Dosisanpassung bei Niereninsuffizienz
KI:	Schwangerschaft

I:	art. Hypertonie (bes. bei DM), Herzinsuffizienz
WI:	ACE-Hemmer, Angiotensin II-Konzentration nimmt ab => der peripherer Gefäßwiderstand und die Aldosteronkonzentration nehmen ab, neg. Na-Bilanz, Hemmung des Bradykininabbaus
PK:	Resorption 36 %, Bioverfügbarkeit 29 %, max. Plasmaspiegel nach 3 h, Plasmaeiweißbindung 95 %, HWZ > 20 h, hepatischer Metabolismus, gering dialysierbar
NW:	allerg. Hautreaktionen (Vaskulitis, ANA-Titer-Erhöhung), Muskel/Gelenkschmerzen, zentralnervöse Störungen, Elektrolytstörungen (K↑, Na↓), GIT-Symptome, Bronchitis/Husten, BB-Veränderungen, Leberfunktionsstörungen, RR-Abfall und seine Folgen
KI:	Schwangerschaft, prim. Hyperaldosteronismus, Nierenarterienstenose, Niereninsuffizienz (Clearance < 30 ml/min.), Herzinsuffiziernz III-IV°, Leberfunktionsstörungen
HI:	venöse Seite wird stärker erweitert als die arterielle
WW:	+ NSA => größere RR-Senkung, + K-sparende Diuretika => Hypokaliämie, + Immunsuppr. => mehr BB-Veränderungen, + Lithium => geringer Li-Ausscheidung

Furosemid	Furo von ct®, Furosemid®, Furorese®, Lasix®, Ödemase® [alle: 20/40 mg, Amp.: 20/40 mg] <u>DOSIERUNG:</u> akut 1-2 Amp. = 20-40 mg i.v. p.o. 20-80 mg/Tag p.o. bei Niereninsuffizienz wesentlich höhere Dosierungen möglich: über Perfusor 50-100 mg/h i.v Max: 2000 mg/Tag
Gabapentin	Neurontin® 100/300/400 mg <u>DOSIERUNG</u> 1. Tag 3 * 100 mg 2. Tag: 3 * 200 mg 3. Tag 3 * 300 mg, danach kann die Tagesdosis auf 1200 mg erhöht werden Max: 2400 mg/Tag
Ganciclovir	Cymeven® 250 mg, Amp = 500 mg <u>DOSIERUNG:</u> CMV akut: 2 * 5 mg/kg KG/Tag für 3 Wo, dann zwingende Suppressionstherapie mit 1 * 5 mg/kg KG/Tag für 7 Tage oder p.o.: 3 * 750 mg/Tag p.o = 3 * 4 Kps./Tag p.o.
Gelantine	Haemaccel 35® <u>DOSIERUNG:</u> akut bis zu 1500 mg – 500 ml/h oder in 15-30 min. i.v

I:	Lungenödem, arterielle Hypertonie, Förderung der renalen Giftelimination, Oligurie, Hyperkaliämie und Hyperkalcämie
WI:	40 % des glomerulär filtrierten Na werden nicht rückresorbiert, direkt relaxierende Wirkung an den Gefäßen (Venolen und Pulmonalarterien)
PK:	Bioverfügbarkeit 70 %, Plasmaproteinbindung 96 %, HWZ 60 min., Wirkungsbeginn nach ca. 15 min., Wirkungsdauer 4-6 h, Elimination zu 90 % renal
NW:	Hypokaliämie, -kalzämie und -natriämie, metabolische Alkalose, verminderte Bikarbonatausscheidung, Hyperglykämie, Hyperurikämie, Übelkeit, Erbrechen, Tachykardie, evtl RR-Abfall, Thromboseneigung (Hkt.-Anstieg)
KI:	Oligurie-Anurie nach Schädigung durch nekrotisierende Substanzen
HI:	nicht mit Glucose zusammen infundieren !
WW:	Wirkungsverstärkung von: Herzglykosiden und Antihypertonika, + Kortison => Hypokaliämie

I:	einfache und komplex fokale Anfallen mit oder ohne sekundäre Generalisierung
WI:	Antiepileptikum, Strukturelle Ähnlichkeit mit GABA, antiepileptische Wirkung aufgrund Bindung an L-Aminosäuren (Glutamat) und Hemmung der spannungsabhängigen Na-Kanäle der Nervenzellen => Hemmung der hochfrequenten repetetiven Entladungen
PK:	Bioverfügbarkeit 60 % nach 300 und 42 % nach 600 mg p.o., max. Plasmaspiegel nach 2-3 h, HWZ 5-7 h, Plasmaeiweißbindung 3 %, kein Metabolismus, renale Elimination
NW:	bei DM Änderung der BZ-Einstellung, Abgeschlagenheit, Schwindel, Ataxie, Tremor
HI:	in Abhängigkeit der Nierenclearance dosieren
KI:	Überempfindlichkeit und Pankreatitis

I:	Mittel der Wahl zu Behandlung der Zytomegalievirus (CMV)-Infektion (u.a. bei HIV), Retinitis
WI:	Virostatikum, durch Bindung an virale DNS-Polymerase keine Mitose/Vermehrung mehr möglich
PK:	Bioverfügbarkeit 7 %, HWZ 3 h, Plasmaproteinbindung 2 %, Elimination über die Niere zu 99 %
NW:	bei 40 % Neutropenie < 1000/µl, bei 16 % Neutropenie < 500/µl (reversibel), bei 10 % Thrombozytopenie, selten GIT-Symptome, KS
HI:	Dosisreduktion bei Niereninsuffizienz
KI:	Neutropenien (< 500/µl), Thrombopenie (< 25000/µl), Schwangerschaft und Stillzeit

I:	Volumenmangelschock, Blut- und Plasmaverlust, Füllung der Herz-Lungen-Maschine
WI:	Plasmaexpander, Wasserbindung 14 ml/g
PK:	HWZ 4-8 h
NW:	allerg. Reaktionen (115/100000)
WW:	bei gleichzeitiger Anwendung von Herzglykosiden ist der synergistische Effekt des Kalziums zu beachten

Gemfibrozil	**Gevilon**® 450 mg DOSIERUNG: p.o : 900-1200 mg = 1 * 2-3 Tbl /Tag abends
Gentamicin	**Refobacin**® Amp. = 2 ml = 10/40/80120 mg DOSIERUNG: i.v : 2-5 mg/kg KG/Tag i.m., i.v. (besser 1 mal tgl. gesamte Dosis) 1 * 240 mg/Tag i v als Kurzinfusion für 7 Tage
Glibenclamid	**Duraglucon**®, **Euglucon**®, **Glibenhexal**®, **Glucoreduct**®, **Glucovital**®, **Maninil**® [alle: 1/1,75/3,5/5 mg] DOSIERUNG: allg.: 1,75-10,5 mg/Tag in der Regel niedrig: ½-0-0 oder 1-0-0 /Tag (je 3,5 mg Tbl.) mittel: 1-0-1 /Tag hoch: 2-0-½ oder 2-0-1 /Tag

I:	kombinierte Hyperlipidämien, Kombination mit Anionenaustauschern
WI:	Gruppe der Fibrate, Cholesterin um – 5-15 %, Triglyceride im – 50 %, LDL um – 0-11 %, HDL um + 0-120 %
PK:	orale Resorption 100 %, max. Plasmaspiegel nach 1-2 h, HWZ 1,5 h, überwiegend renale Elimination
NW:	GIT-Störungen, CK-Anstieg, Myalgien, allerg. Reaktionen, Thrombosen, selten Sehstörungen
KI:	Leber- und Nierenerkrankungen, Schwangerschaft und Stillzeit
Cave:	bei Kombination mit HMG-CoA Fettsenkern

I:	schwere Bakterielle Infekte (Sepsis, Meningitis, Atemwegsinfekte, Harnwegsinfekte, ...)
Spektrum:	Gpos und Gneg, u.a.: Bacillus, Listerien, Staphylokokken, Pseudomonas aeruginosa, Proteus, Bordetella, Haemophilus, Klebsiellen, Mykoplasmen, Neisserien, Yersinien, ... nicht: Pneumokokken., Streptok.kken, Enterokokken
WI:	Aminoglykosid, Wirkung auf 30S-Untereinheit der Ribosomen und damit auf die Proteinsynthese, Synthese falscher Proteine, Hüllstruktur wird durchlässiger/zerstört, baktericide Wirkung
PK:	HWZ 2-3 h, renale Elimination
NW:	Ototoxizität bis 3 %, Gleichgewichtsstörungen, Nephrotoxizität (1-10 % meist reversibler prox. Tubulusschaden), selten neuromuskuläre Blockade, allerg Reaktionen, GOT + GPT + AP-Erhöhung, Übelkeit, Erbrechen, KS, Parästhesien
HI:	Dosis 1 mal am Tag => geringer nephro- und ototoxisch, Dosisreduktion bei Niereninsuffizienz, therapeutischer Serumspiegel 11-26 µmol/l = 5-12 mg/l
WW:	+ Cefalosporine => erhöhte Nierentoxizität !, + Amphotherin, Ciclosporin, Cis-Platin + Schleifendiuretika => erhöhte Oto- und Nephrotoxizität
Cave:	nur in Abhängigkeit mit dem Serum-Kreatinin dosieren !

I:	Diabetes melitus Typ II > 40. LJ
WI:	Sulfonylharnstoffderivat, verstärkte Insulinfreisetzung aus β-Zellen im Pankreas, periphere Wikung ungewiß
PK:	Resoption fast 100 %, max. Plasmaspiegel nach 1-2 h, HWZ 8-16 h (Frühphase 2 h, Spätphase 20 h), Wirkungsdauer ca. 15 h, Resorption > 90 %, hohe Proteinbindung 99 %
NW:	Hypoglykämien, GIT-Symptome, allerg. Reaktionen (1 %), Alkoholunverträglichkeit
HI:	ungünstig bei metabolischem Syndrom und extremer Adipositas
KI:	Vorsicht bei Niereninsuffizienz (Kumulation), DM Typ I, Schwangerschaft und Stillzeit
WW:	Wirkungsverstärkung von Glibenclamid durch: Sulfonamide, Chloramphenicol, Rifampicin, Phenylbutazon, Dicumarole, Warfarin, Allopurinol

Glimepirid	**Amaryl**® 1/2/3 mg DOSIERUNG: p.o.. beginnen mit 1 * 1 mg morgens, Steigerung um je 1 mg/Tag auf eine Erhaltungsdosis: 1-6 mg/Tag Max: 6 mg/Tag
Glycerol	**Glycerosteril**® 10 %, 1 L = 100 g Glycerol DOSIERUNG: i.v.. 1,78 ml/kg KG/h => 125 ml/ bei 70 kg KG /h (alle 6 h = 4 * tgl. 125 ml i.v.) oder 500 ml i.v. in 4-5 h oder 24 h Dosisrichtlinie: S-Osmol. = 320-335 mosmol/l Max: 7,14 ml/kg KG => 500 ml / 70 kg KG
Guanethidin	**Ismelin**®, **Suprexon AT**® (10 mg + 2 mg Epinephrin) DOSIERUNG: p.o.· 15-200 mg/Tag Glaukom: 1-2 * 1 Trpf./Tag

I:	Diabestes mellitus Typ II
WI:	Sulfonylharnstoffderivat, verstärkte Insulinfreisetzung aus β-Zellen im Pankreas
PK:	Vollständige Resorption, max. Plasmaspiegel nach 2-3 h, HWZ 5-8 h, nach hepatischem Metabolismus zu 1/3 biiäre und 2/3 renale Elimination
NW:	Hypoglykämien, GIT-Symptome, allerg. Reaktionen (1 %), Alkoholunverträglichkeit
HI:	ungünstig bei metabolischem Syndrom und extremer Adipositas
KI:	Vorsicht bei Niereninsuffizienz (Kumulation)
WW:	Wirkungsverstärkung von Glimepirid durch: Sulfonamide, Chloramphenicol, Rifampicin, Phenylbutazon, Dicumarole, Warfarin, Allopurinol

I:	Hirnödem
WI:	Aufbau eines osmotischen Gradienten zwischen Extra- und Intrazellularraum => Wasserentzug aus Intrazellularraum
NW:	allerg Reaktionen, BB-Veränderungen
HI:	Therapie nicht länger als 14 Tage, > 2 ml/Min wurde gelegentlich Hämolyse beobachtet
KI:	Lungenödem, Herzinsuff., Niereninsuff., Hirnblutung, hämolyt. Anämie

I:	art. Hypertonie, chron. Weitwinkelglaukom
WI:	starke Abnahme des HMV, kaum Abnahme des peripheren Widerstandes, überwindet nicht die Blut-Hirn-Schranke => keine zentralen NW, a) initial Hemmung der Erregungsausbreitung im sympatischen Neuron, b) später Hemmung der Noradrenalinrückresorption aus synaptischen Spalt, c) Entleerung der granulären und mobilen Speicher von Noradrenalin
PK:	HWZ 2 Tage, Metabolit 6 Tage
NW:	orthostatische Beschwerden
HI:	wird in der Hochdrucktherapie kaum noch angewendet
KI:	Phäochromozytom, Kombination mit MAO-Hemmern

Haloperidol	**Haldol**® 1/2/5/10/20 mg, Amp = 1 ml = 5 mg,
	 Trpf.: 1 ml = 2 mg/forte: 1 ml = 10 mg (= je 20 Tr.)
	
	 <u>DOSIERUNG:</u>
	 Schizophrene Schübe und Manien:
	  akut: 5-10 = 1-2 ml i.v o. i.m.,
	  - Übergangsphase: 3 * 2-5 mg/Tag p.o.
	  - Erhaltungsdosis: 3 * 1-3 mg/Tag p.o.
	 psychomotorische Erregungszustände:
	  - leicht: 3 * 1-3 mg/Tag p.o. unter langsamer Steigerung bis zu 1-3 * 10-20 mg/Tag
	  - schwer: 1-2 ml i v
	 Alkoholintoxikation und Erregungszustand:
	  5-10 mg alle 30 min. wiederholen
	  Verwirrtheit: 1-3 * 0,5-2 mg/Tag
	
	                          Höchstdosis bei Erstapplikation 10-20 mg/Tag
	                          Max: 60 mg, bei geriatrischen Pat 10 mg

Heparin	**Essaven**® , **Heparin ...**® , **Liquemin**® , **Thrombophob**® <u>DOSIERUNG:</u> Low dose: 3 * 5000 I.E. s.c. oder 2 * 7500 I.E. Vollheparinisierung: 5000 I.E. im Bolus und 15-**18**-20 I.E./kg KG/h i.v. (ca. 1000-**1300**-1500 I.E./h bei ca 70 kg), nach 6 h PTT-Kontrolle, dann siehe Schema und Kontrolle nach Dosisveränderung nach 10 h, sonst alle 24 h **Fraxiparin**® ; **Fragmin**® ; **Mono-Embolex**® (niedermolekulare Heparine)

I:	a) akute schizophrene Schübe und Manien, b) psychomotorische Erregungszustände, c) Mittel der 1. Wahl bei Alkoholintoxikation und Erregungszustand (kaum Sedation)
WI:	Neuroleptikum, sehr stark antipsychotisch wirkend bei geringer Sedation, zentral leicht sedierend, ausgeprägte Antiemesis
PK:	Bioverfügbarkeit 50-70 %, max. Wirkung nach ca. 3 h nach p.o., HWZ 12-36 h, Elimination über hepatischen Abbau
NW:	Frühdyskinesien = paroxysmale hyperkinetisch dystone Symptome (Therapie: Biperiden i.v.), Parkinsonoid, Akathisie = unangenehme innere Unruhe mit Bewegungszwang, Spätdyskinesien = hyperkinetische Dauersyndrome choreatischer Form, endokrine Störungen, erhöhte Krampfbereitschaft, vegetative Symptome
KI:	organ. Hirnerkrankung, Vorsicht bei Epileptikern bei gleichzeitige Gabe von Barbituraten und Opiaten
WW:	geringere Wirkung von Levadopa und Bromocriptin, bei gleichzeitiger Gabe von Phenytoin Wirkungsabschwächung, Zunahme der Blutungsgefahr bei Antikoagulation

Cave: parasympatholytische Wirkung => Harnverhalt, Augeninnendruckanstieg, Akkomodationsstörung

---

I:	vorrübergehende systemische Antikoagulation und Thromboseprophylaxe
WI:	Antithrombin (AT-III) wird im Komplex aktiviert, dadurch Blockierung der Proteaseaktivität vom aktivierten Xa und bei hoher Dosis auch Blockierung von IIa (Thrombin), Aktivierung der Fibrinolyse, in höheren Dosen Thrombozytenaggregationshemmung
PK:	HWZ 1-2 h
NW:	allerg. Reaktionen, allerg. bedingte Thrombozytopenie (HIT Typ I + II), bei Typ II auch Thromboembolien und Verbrauchskoagulopathie möglich, Osteoporose (> 3 Monate, > 15000 I.E.), Hypersensitivität, Alopezie, Vasospasmus, Priapismus, Hypotonie, Bradykardie
HI:	NW bei < 1 % bei LM-Heparin, 5-10 % bei kontinuierlicher i.v. Gabe, 14 % bei intermittierender i.v.-Injektion, das Risiko ist dosisabhängig ! AT-III-Spiegelkontrolle, wenn die PTT nicht ansteigt
	Kontrolle der Thrombozyten (vor, 1. Tag nach Gabe und alle 3-4 Tage in ersten 3 Wochen)

Dosierungsschema nach PTT-Kontrolle: > 280 s => Pause für 60 min./ 200-280 s => -500 I.E./ 160-200 s => - 300 I.E./ 120-160 s => -100 I.E./100-120 s => - 50 I.E./ 60-100 s => keine Veränderung/ 50-60 s => +200 I.E./ < 50 s => +400 I.E. (Angaben jeweils pro Stunde)

Cave: keine/verminderte Wirkung bei AT-III-Mangel !

Intoxikation: Protamin 1000/5000® i.v. (Amp. = 5 ml => 1 ml inaktiviert 1000/5000 I.E. Heparin)

Humanalbumin	**Human Albumin 5 %®** 50/250/1000 ml, **Human Albumin 20 %®** 10/50/100 ml DOSIERUNG: i.v.: 100 ml 20 %iges 250 ml 5 %iges Vasospasmus bei SAB: 3-5 * 250 ml H. 5 % / 24 h + 5000-15000 ml G5 % und E-lyte im Wechsel
Hydrochloro- Thiazid	**Esidrix®** 25 mg DOSIERUNG: p.o.: 25-75 mg/Tag Hypertonie: 1 * 12,5-25 mg/Tag p.o. mit Ödemen: 1 * 25 mg/Tag, ggf. Steigerung auf 75 mg/Tag
Hydroxyäthyl- stärke	**HAES-Steril 6 %/10 %®, Plasmasteril®** DOSIERUNG: Schock: 20 ml/kg KG/h HAES 6 % = 1400 ml/h bei 70 kg

Ibuprofen	**Anco®, Ibutad®, Ibuhexal®, Imbun®** 500/1000 mg, **Contraneural®,
	Dolgit®** 200 mg, **Jenaprofen®, Optalidon®** 200 mg, **Tabalon®** 400 mg
	[alle: 400/600/800 mg, ret. 800 mg, Supp. 500 mg]
	
	DOSIERUNG:
	p.o.: 2-3 * 200-400 mg/Tag p.o. oder
	     600-800 mg als Einzeldosis oder
	     2-3 * 1 Supp = 2-3 * 200-400 mg rektal
	i.v.: bis zu 4 * 1 Amp. = 4 * 200-400 mg/Tag i.v.
	
	Migräneanfall: 200-400 mg p.o., ggf. 20-30 mg Domperidon oder Metoclopramid vorweg
	
	Max: 2400 mg/Tag

I:	hypovolämischer Schock, akute isovolām. Hämodilution, Hypalbuminämie
WI:	körpereigenes Plasmaersatzmittel, frei von Antikörpern und Isoagglutininen
PK:	Wirkung ca. 16 h lang
NW:	allerg. Reaktionen, Fieber, Hypotonie, Schock
HI:	bei Kreislaufüberbelastung (Kopfschmerz, Dyspnoe, Halsvenenstauung) Infusion sofort abbrechen

I:	arterielle Hypertonie, als Mono- oder Kombinationstherapie, kardiale Ödeme
WI:	Thiaziddiuretikum, Hemmung der Na-Rückresorption am distalen tubulus => vermehrte Na-Ausscheidung, Hemmung der Carboanhydrase, unwirksam bei GFR unter 30 ml/min.
PK:	Bioverfügbarkeit 70 %, Plasmaeiweißbindung 64 %, Wirkungsbeginn nach 1 h, Wirkungsmaximum nach 4 h, Wirkungsdauer 6-12 h, HWZ 2-3 h
NW:	Folge des vermehrten Wasser- und Elektrolytverlußtes, Hypokaliämie und Alkalose (Cave bei Digitalis), Harnsäureanstieg, Hyperglykämie und Hyperlipidämie, vermehrte Thromboseneigung
KI:	Niereninsuffizienz, Anurie, Hyperkalzämie, Leberkoma, Stillzeit
WW:	verstärkte K^+-Verlußte mit: Kortison, Insulin und Laxantien, verstärkte RR-Senkung mit Antihypertensiva

I:	Plasmaexpander, Blutverlußt, Volumenmangelschock
WI:	kolloidale Plasmaersatzmittel, Volumeneffekt 100 % bei 6 %iger, 130 % bei 10 %iger Lsg.
PK:	niedermolekulare Präparate HWZ 4-6 h, hochmolekulare Präparate HWZ 8-12 h
NW:	Verlängerung der Blutungszeit, allerg. Reaktionen, Pruritus
KI:	schwere Herz- und Niereninsuffizienz, Hyperhydratation

I:	gut wirksam bei Skelett- und Muskelschmerz, rheumat. Erkrankungen, akuter Gichtanfall, Migräneanfall
WI:	NSA, Prostaglandinsynthesehemmer, antiphlogistisch, antipyretisch und analgetisch wirksam
PK:	Bioverfügbarkeit > 80 %, HWZ 2 h, max. Plasmaspiegel nach 1-2 h, Wirkungsbeginn nach ca. 30 min., Plasmaeiweißbindung 99 %, überwiegend hepatischer Metabolismus und renale Elimination
NW:	Magenreizungen, Kopfschmerz, Schwindel, Exanthem, Pruritus, Hypotension, meningitische Reizerscheinungen
KI:	Blutungsneigung, Allergie, Porphyrie, system. Lupus erythematodes, Mischkollagenosen, Schwangerschaftsmonat 1-3 und 6-9
HI:	1. Stufe, magenverträglicher als ASS
WW:	erhöhte Blutspiegel von Phenytoin und Digoxin, verminderte Wirkung von Diuretika und Antihypertonika

Imipenem	**Zienam**® 250/500 mg DOSIERUNG: i.v.: leicht: 3-4 * 250-500 mg (alle 6-8 h)/Tag Lebensbedrohlich: 4 * 1 g (alle 6-8 h)/Tag bei Krea-Clearance zwischen 30-70 ml/min => 500 mg alle 8 h, zwischen 30-20 ml/min => 500 mg alle 12 h, < 20 ml/min. 50 mg alle 24 h Max: 50 mg/kg KG nicht > 4 g
Imipramin	**Tofranil**® 10/25/50 mg Drg., Amp. =2 ml = 25 mg DOSIERUNG: p.o. initial 25-75 mg/Tag (Erw.), innerhalb 1 Woche auf 50-150 mg/Tag steigern i.m. initial 1-3 * 25 mg/Tag i.m., ggf. bis auf 200 mg/Tag steigern Max: 300 mg/Tag
Immunglobulin (7S)	**Venimmun**® 500/2500/5000/1000 mg, Lsg.= 1 ml = 50 mg, **Gammabulin Immuno S**® 1 ml = 160 mg, Infl. 2/5 ml **Gammonativ**® Lsg = 1 ml = 50 mg, Infl. 2,5/5 g **Intraglobin F**® Lsg.= 100 ml = 5 g Protein, Infl. 50/100/200 ml, Amp. = 5/10/20 ml DOSIERUNG: i.v.: 0,4 g IgG/kg KG/Tag über 3-5 Tage i.v.: 1 * 30 g/Tag i.v. für 3-5 Tage (70 kg KG)

I:	Infektionen von Atemwege, Nieren, Harnwege, Knochen, Gelenke, Geschlechtsorgane, Haut, Weichteilgewebe, Bauchraum, Sepsis
Spektrum:	fast gegen alle Gpos und Gneg Keime, Nokardien-Infektion
WI:	β-Lactamasehemmer, zerstört Proteine, die zum Aufbau der Bakterienwand notwendig sind, wirkt bactericid auf wachsende Keime, geringe Liquorgängigkeit
PK:	HWZ 1 h, max. Serumkonzentration nach 20 min., Plasmaeiweißbindung 20 %, Elimination zu 70 % über die Niere
NW:	allerg. Reaktion, epileptische Anfälle, GIT-Symptome, Gerinnungsstörungen, BB-Veränderungen, Ethanol-Unverträglichkeit, Nierentoxisch, Na-Belastung
HI:	Reserveantibiotikum, immer als Kurzinfusion geben, 500 mg/30 min., 1000 mg/60 min
KI:	Meningitis, Säuglinge < 3 J

I:	depressive Syndrome (psychogen, endogen, organisch begründbar), Trigeminusneuralgie, Schmerzbehandlung
WI:	trizyklisches Antidepressivum, depressionslösende und thymoanaleptische Wirkung (stimmungsaufhellend), psychomotorisch eher neutral, gering agitierende, wenig anxiolytische Wirkung
PK:	Bioverfügbarkeit 30-70 %, HWZ 6-20 h, aktive Metabolite
NW:	vorwiegend veg. NW, Mundtrockenheit, Obstipation, Miktionsstörungen, Schlafstörungen, feinschlägiger Tremor, KS, Schwindel, allerg. Reaktionen, Tachykardie, Myoklonien
HI:	ther. Spiegel: 0,05-0,2 mg/l = 0,35.1,1 µmol/l, (kein direkter Zusammenhang mit Wirkung)
WW:	Wirkungsverstärkung zentral wirkender Medikamente
Intoxikation:	Klinik: Krampfanfälle, Hyperthermie und da anticholinerg => Erbrechen > Aspiration + Unruhe, evt. Muskelrigidität, Mydriasis, trockene Schleimhäute, Darmatonie, HRST (Tachykardie, QRS-Verbreiterung) => Therapie: Gabe von Cholesterasehemmern (1 Amp. Physostigmin i.v.) und Diazepam, Hämoperfusion über Aktivkohle

I:	akutes und chron. GBS, Substitution von primären und sekundären AK-Mangelkrankheiten, andere autoimmunologisch vermittelte Polyneuropathien
WI:	noch ungeklärt
PK:	HWZ 21 d
NW:	allergische Reaktionen (selten), passagere Temperaturerhöhung
HI:	Kontrolle der Serumeiweiße, sehr kostenintensive Therapie
KI:	IgA-Mangel (Risiko von allerg. Reaktionen gegen IgA)
WW:	bis zu 3 Monate danach Inaktivierung von Lebensimpfstoffe

Indinavir	Crixivan® 200/400 mg DOSIERUNG: p.o.: 3 * 800 mg/Tag p.o., bei Leberfunktionsstörung 3 * 600 mg/Tag p.o.
Indometacin	Ammuno®, Indomet® [alle: 25/50 mg, ret. 75 mg, Supp. 50/100 mg] DOSIERUNG: p.o.: beginnen mit 2-3 * 25 mg/Tag stärker. 2-3 * 50 mg/Tag Supp. 1 Supp. = 100 mg abends Gichtanfall 100 mg rektal alle 4-6 h Max-Dosis: 200 mg/Tag akut Max: 400 mg/Tag
Insulin (normal) **= Altinsulin**	H-Insulin Hoechst®, Humaninsulin Lilly®, Insulin Actrapid HM®, Novo-Nordisk® DOSIERUNG: Je nach Dosisfindungsplan bzw. nach den tgl. BZ-Werten 1 I.E. senkt den BZ um ca. 30 mg/dl (bei BZ-Werten zwischen 150 und 450 mg/dl) Coma diabeticum: 1-6 (-10) I.E./h

I:	HIV-Therapie in Kombination mit andren Medikamenten
WI:	Protease-Inhibitor
PK:	Bioverfügbarkeit 30 %, HWZ 1,8 h, hepatische Elimination
NW:	KS, Schwindel, GIT-Symptome, Krämpfe, Anstieg der Leberenzyme, Nierenschmerzen
HI:	Therapie bei Bilirubinwerten > 5 mg/dl abbrechen !

I:	chron Polyarthritis, Arthrosis deformans, Gichtanfall, Lumbalgien, Verstauchung, Zerrungen, postoperative Schmerzen, Neuralgie bei Zoster
WI:	NSA, Prostaglandinsynthesehemmer, antiphlogistisch, antipyretisch und analgetisch wirksam
PK:	Bioverfügbarkeit 100 %, HWZ 2-4 h, max. Plasmaspiegel nach 2 h, Wirkungsbeginn nach ca. 30 min., Plasmaeiweißbindung 90 %, überwiegend hepatischer Metabolismus und renale Elimination
NW:	GIT-Symptome, Haarausfall, KS, Verstärkung der Symptome bei Epilepsie/Parkinson/psychiatr. Erkrankungen, Hyperglykämie, Stirnkopfschmerz, Schwindel, Bronchospasmus
HI:	magenverträglicher als Acetylsalicylsäure
KI:	GIT-Ulcera, Blutungsneigung, Allergie, Porphyrie, system. Lupus erythematodes, Mischkollagenosen, Schwangerschaft und Stillzeit
WW:	erhöhte Blutspiegel von Phenytoin und Digoxin, verminderte Wirkung von Diuretika und Antihypertonika

I:	akute Stoffwechselentgleisungen, Ersteinstellung bei Diabetes mellitus, intermittierende Therapie (OP), zur intensivierten Therapie (Basis/Bolus-Konzept)
WI:	= Alt-Insuline, 1 ml = 40 I.E., Tagesbedarf eines Erwachsenen liegt bei ca. 40 I.E. Insulin
PK:	Wirkungsbeginn 15-30 min., Wirkdauer 5-7 h
NW:	Hypoglykämien, lokal allerg. Reaktionen
HI:	Mehrfachgaben am Tag notwendig, Dosierung je nach klinischem Effekt, Spritz-Eß-Abstand etwa 15-20 min.
WW:	Insulinbedarf reduziert bei: Antihypertonika (α- + β-Rezeptorblocker, Methyldopa), Cyclophosphamid, Tetracycline, Analeptika, Anabolika, Lipidsenker, Abmagerungsmittel, MAO-Hemmer, Alkohol (körperliche Arbeit bis 40 % weniger Bedarf)
	Insulinbedarf erhöht bei: Diuretika, Kortikoide, Kontrazeptiva, Heparin, Psychopharmaka (Chlorprotrixen, Lithiumsalze, trizyklische Antidepressiva), Phenytoin, Schildddrüsenhormone, Sympathomimetika, Nikotinsäure, Diazoxid, Antiallergika, Glukagon (bei Fieber bis 50 % höherer Bedarf !)

Insulin (misch)	**Depot-H15-Insulin**® [15/85], **Depot-H-Insulin**® [25/75], **Humaninsulin Profil I-III** [10/90, 20/80, 30/70], **Insulin Actraphane HM**® [10/90, 20/80, 30/70, 40/60, 50/50], **Insulin Mixtard Human**®, **Komb-H-Insulin Hoechst**® [50/50] [Anteil Alt-/NPH-Insulin] DOSIERUNG: Je nach Dosisfindungsplan bzw. nach den tgl. BZ-Werten
Insulin (verzögert)	**Basal-H-Insulin Hoechst**®, **Berlinsulin H Basal**®, **Humaninsulin Basal**®, **Insulin Protaphan HM**® DOSIERUNG: Je nach Dosisfindungsplan bzw. nach den tgl. BZ-Werten
Insulin (lang)	**Insulin Ultratard HM**® DOSIERUNG: Je nach Dosisfindungsplan bzw. nach den tgl. BZ-Werten
Interferon β-1a	**Avonex**® Inj.Fl. 6 Mio I.E. DOSIERUNG: i.m.: 30 µg (= 6,0 Mio I.E.) 1 * pro Woche i.m. als Dauertherapeutikum

I:	Einsatz bei der konventionellen Insulintherapie bei Diabetes mellitus
WI:	= Kombination aus Normal- und Verzögerungsinsulinen (NPH), Wirkungsbeginn nach 30 min., Tagesbedarf eines Erwachsenen liegt bei ca. 10-40 I.E. Insulin
PK:	Wirkdauer: [50/50] => 10-18 h, [30/70] => 14-20 h, [20/80] => 14-16 h, [10/90] => 16-18 h
NW:	Hypoglykämien, lokal allerg. Reaktionen
HI:	Spritz-Eß-Abstand etwa 30 min.
Cave:	nie i.v. geben!
WW:	siehe Insulin (normal) = Altinsulin

I:	Kombinationstherapie Insulin + Sulfonylharnstoffe, konventionelle und intensivierte konventionelle Insulintherapie (ICT) bei Diabetes mellitus
WI:	= Depot-Insuline oder Verzögerungsinsulinen (NPH), Tagesbedarf eines Erwachsenen liegt bei ca. 40 I.E. Insulin
PK:	Wirkungsbeginn nach 30-90 min., Wirkungsdauer 10-24 h => 1-2 * pro Tag injizieren
NW:	Hypoglykämien, lokal allerg. Reaktionen
HI:	Spritz-Eß-Abstand etwa 45 min.
Cave:	nie i.v. geben!
WW:	siehe Insulin (normal) = Altinsulin

I:	Abdeckung des Basisinsulinbedarfs (Basis/Bolus-Konzept) bei Diabetes mellitus
WI:	Tagesbedarf eines Erwachsenen liegt bei ca. 40 I.E. Insulin
PK:	Wirkungsbeginn nach 3-4 h, Wirkungsdauer bis zu 28 h => 1 * pro Tag injizieren, steady-state-Bedingungen erst nach 3-5 Tagen erreicht
NW:	Hypoglykämien, lokal allerg. Reaktionen
Cave:	nie i.v. geben!
WW:	siehe Insulin (normal) = Altinsulin

I:	schubförmig verlaufende MS, MS mit mindestens 2 Schübe mit neurolog. Ausfällen und Teilremission
PK:	HWZ ca. 30 min. nach i.v. Gabe, mehrere Stunden nach s.c. Gabe
NW:	lokale Hautreaktionen an Injektionsstellen, Grippe-Symptome (Fieber, Schüttelfrost, Muskelschmerzen, Schwitzen, KS), generalisierte Überempfindlichkeitsreaktionen, Depression, Angstzustände, emotionelle Labilität, Leukopenie, Leberenzymanstieg (GPT, GOT)
HI:	vor Injektion Einnahme eines fieber- und schmerzsenkenden Mittels
KI:	Schwangerschaft und Stillzeit, schwere depressiver Störungen, schlecht eingestellte Epilepsie, allerg. Reaktionen
WW:	es liegen keine Erfahrungen vor

Interferon β-1b	**Betaferon**® Inj.Fl. 8 Mio I.E. DOSIERUNG: s.c.: 0,25 mg (8,0 Mio I.E.) jeden 2. Tag s.c. als Dauertherapeutikum ggf. bei grippalen Symptomen Antiphlogistika 1 h vorweg geben (Paracetamol, Diclofenac)
Interferon α$_{2a}$	**Roferon-A**® Inj.Fl. 3/4,5/6/9/18 Mio I.E. DOSIERUNG: Dosierung siehe nach unterschiedlichen Krankheitsbildern Haarzelleukämie 3-10 Mio I E./Tag s.c über 16-24 Wo, dann 3 * pro Wo 3 Mio I.E. Hepatitis. 3-10 Mio I.E. jeden 2. Tag s.c. für 3-6 Monate
Interferon α$_{2b}$	**Intron A**® Inj.Fl. 1/3/5/10/30 Mio I.E. DOSIERUNG: Dosierung s.h. unterschiedliche Krankheitsbilder Hepatitis: 3-10 Mio I.E. jeden 2. Tag s.c. für 3-6 Monate
Iopamidol	**Solutrast**® 200/250/300/370 (mg/ml Iod) DOSIERUNG: Je nach Untersuchung i.v. Injektion

I:	schubförmig verlaufende MS, MS mit mindestens 2 Schübe mit neurolog. Ausfällen und Teilremission
WI:	immunmodulatorische, antivirale und antiproliferative Wirkungen
PK:	Bioverfügbarkeit ca. 50 %, HWZ 5 h
NW:	lokale Hautreaktionen an Injektionsstellen in bis zu 50 %, Fieber, Schüttelfrost, Muskelschmerzen, Schwitzen (= grippeähnliche Symptome in 5-10 %), generalisierte Überempfindlichkeitsreaktionen, Depression, Angstzustände, emotionelle Labilität, Leukopenie, Leberenzymanstieg (GPT, GOT)
HI:	initial negativen Einfluß auf die Spastik
KI:	Schwangerschaft und Stillzeit, schwere depressiver Störungen, Leberinsuffizienz, allerg. Reaktionen, eingestellte Epilepsie
WW:	es liegen keine Erfahrungen vor
I:	Haarzelleukämie (HCL), chron. aktive Hepatitis B, chron. aktive Hepatitis C, CML, kutanes T-Zell-Lymphom
WI:	Aktivierung der Makrophagen, NK-Zellen und T-Zellen, Steigerung der Antigen- und Rezeptorexpression auf verschiedenen Zellen, Aktivierung von enzymatischen Zellprozessen, proliferationshemmende Effekte, anitvirale Effekte
PK:	HWZ ca. 30 min. nach i.v. Gabe, mehrere Stunden nach s.c. Gabe
NW:	grippeartige Symptome, GIT-Symptome, HRST, Transaminaseanstiege, BB-Veränderungen, ZNS-Symptome: PNP, Krampfanfälle, KS, Depressionen
HI:	in 30 % Therapieerfolg
KI:	schwere kardiale Erkrankung, Epilepsie, schwere Leber- und Nierenschäden
I:	Haarzelleukämie (HCL), chron. aktive Hepatitis B, chron. aktive Hepatitis C, CML, kutanes T-Zell-Lymphom
WI:	Aktivierung der Makrophagen, NK-Zellen und T-Zellen, Steigerung der Antigen- und Rezeptorexpression auf verschiedenen Zellen, Aktivierung von enzymatischen Zellprozessen, proliferationshemmende Effekte, anitvirale Effekte
PK:	HWZ ca. 30 min. nach i.v. Gabe, mehrere Stunden nach s.c. Gabe
NW:	grippeartige Symptome, GIT-Symptome, ZNS-Symptome: PNP, Krampfanfälle, KS, Depressionen, HRST, Transaminaseanstiege, BB-Veränderungen
HI:	in 30 % Therapieerfolg
KI:	schwere kardiale Erkrankung, Epilepsie, schwere Leber- und Nierenschäden
I:	zur Phlebographie, Angiographie und Computertomographie
WI:	Jodhaltiges Röntgenkontrastmittel
NW:	allerg. Reaktionen, Schleimhautschwellungen, Nierenversagen, iatrogene Hyperthyreose, Krampfanfälle, Asthmaanfälle, Schock, ...
KI:	manifeste Hyperthyreose (TSH-Suppression ohne L-Thyroxin)

Iopromid	**Ultravist**® 150/240/300/370 (mg/ml Iod) [je 1 ml = 0,312/0,499/0,623/0,769 g Iopromid] <u>DOSIERUNG:</u> Je nach Untersuchung i.v. Injektion
Iotrolan	**Isovist**® 240/300 (mg/ml Iod) [1 ml 240 = 0,513 g Iotrolan, 1 ml 300 = 0,641 g Iotrolan] <u>DOSIERUNG:</u> Intrathekal: zur Myelographie Gabe von 7-10-15 ml 240/300, zur Ventrikulographie 3-5 ml 240/300
Ipratropium-bromid	**Atrovent**® Hub = 20 µg, **Itrop**® 10 mg, Amp. = 0,5 mg <u>DOSIERUNG:</u> inhalativ: 3 * 2 Hübe/Tag p.o.: Initial: 1 Amp. i.v. oder ½-1½ Tbl./Tag, auf Dauer: 2-3 * 1-1½ Tbl. /Tag Max: 12 Hübe/Tag
Irbesartan	**Aprovel**® , **Karvea**® [alle: 75/150/300 mg] <u>DOSIERUNG:</u> p.o.: beginnen mit 1 * 75-150 mg/Tag, dann Dosissteigerung nach 14 Tagen auf 150-300 mg/Tag

I:	zur Phlebographie, Urographie, Angiographie und Computertomographie
WI:	Jodhaltiges Röntgenkontrastmittel
PK:	HWZ für Verteilungsphase 3 min., für die Ausscheidung ca. 2h, nach 24 h sind ca. 92 %, nach 3 Tagen 94 % eliminiert
NW:	Schmerzempfindungen, Parästhesien, allerg. Reaktionen, Schleimhautschwellungen, Nierenversagen, iatrogene Hyperthyreose, Krampfanfälle, Asthmaanfälle, Schock, ...
KI:	manifeste Hyperthyreose (TSH-Suppression ohne L-Thyroxin), schwere Leber- und Nierenfunktionsstörungen
I:	Myelographie, Ventrikulographie
WI:	Jodhaltiges Röntgenkontrastmittel
PK:	300 mg/ml ist liquorisoton, geringe Plasmaeiweißbindung (< 3 %), HWZ von Subarachnoidalraum ins Blut 3,6 h, nach 24 h sind 80 % und nach 72 h 90 % renal eliminiert
NW:	Übelkeit, Erbrechen, allerg. Reaktionen, RR-Veränderungen, Juckreiz, Krampfanfälle, Kopfschmerzen
KI:	manifeste Hyperthyreose (TSH-Suppression ohne L-Thyroxin)
I:	vagal bedingte Sinusbradykardien, Bradyarrhythmien mit SA-Blockierung, AV-Block II°, obstruktive Lungenerkrankungen
WI:	Parasympathikomimetikum, Anticholinergikum, bronchodilatorisch, Herzfrequenzbeschleunigung, Verkürzung der Sinusknotenerholungszeit und AV-Überleitungszeit, kaum ZNS-Effekte
PK:	Resorption 10-30 % nach p.o. Gabe, Plasmaeiweißbindung 20 %, HWZ 2-4 h, Elimination zu > 70 % renal
NW:	Mundtrockenheit, Hautrötung, reduzierte Schweißsekretion, Obstipation, Glaukomanfall, Akkommodationsstörungen, Miktionsstörungen, HRST und Tachykardie
HI:	passiert nicht die Blut-Liquor-Schranke (Vorteil gegenüber Atropin)
KI:	Glaukom, Prostatahypertrophie, Stenosen im Magen-Darm-Trakt, Tachykardie, Schwangerschaft im 1. Trimenon
WW:	Wirkungsverstärkung durch: Chinidin, trizyklische Antidepressiva, Anti-Parkinsonmittel
I:	arterielle essentielle Hypertonie
WI:	= Angiotensin II-Rezeptor-Antagonist (Typ AT_1-Blocker), vermutlich werden alle Wirkungen des Angiotensin II, die über den AT_1-Rezeptor vermittelt werden, blockiert => Anstieg des Plasmarenin- und Angiotensin II-Spiegels und Abfall der Plasmaaldosteronkonzentration, nur geringer Einfluß auf RR und HF
PK:	Bioverfügbarkeit 60-80 %, Plasmaeiweißbindung 90 %, HWZ 11-15 h, max. RR-Abfall nach 3-6 h, Wirkungsdauer über 24 h, max. Wirkung nach 4-6 Wochen
NW:	NW insgesamt sehr selten: Atemwegsinfektionen, KS, Muskelschmerzen, Müdigkeit
HI:	nicht dialysabel
KI:	Schwangerschaft und Stillzeit
WW:	Wirkungsverstärkung durch andere Antihypertensiva, Serumanstieg von Lithium und Kalium möglich

Isosorbiddi-nitrat (ISDN)	* **Duranitrat**® 10 mg, **Isoket**® 10/40 mg, Amp. 0,1 % = 10/50 ml = 10/50 mg Amp. = 0,05 % = 50 ml = 25 mg, **ISDN Stada**® 40 mg, **Iso Mack**®, **Nitrosorbon**® 10 mg [alle: 5/20 mg, ret. 20/40/60/80/120 mg] * **Isostenase**® 10 mg, ret. 80 mg, **Iso-Puren**® 5 mg, **ISDN-rat.**® 5 mg, ret. 80 mg, **ISDN Ricker**® 10 mg [alle: ret. 20/40/60 mg] DOSIERUNG p o 2-4 * 10-12 mg/Tag (besser Intervalltherapie = 2 * tgl.) oder retard: 2 * 1 Tbl./Tag i.v.: 1-10 mg/h i.v.
Isosorbidmono-nitrat (ISMN)	* **Coleb**® 40 mg, **Corangin**® ret. 40 mg, **Olicard**® ret. 40 mg [alle: 20 mg, ret. 60 mg] * **Elantan**®, **Mono Mack**® ret. 100 mg, **Monolong**® [alle: 20/40 mg, ret. 50 mg] * **IS 5 mono-rat.**®, **Isomonit**®, **Monoclair**® 60 mg, **Monostenase**® [alle: 20/40 mg, ret. 40/50/60 mg] **Ismo**® 20 mg, ret. 40 mg DOSIERUNG: p.o.: 2 * 20 mg/Tag (1-1-0) oder p o.: 1 * 40-60 mg ret./Tag
Isradipin	**Lomir**®, **Vascal**® [alle: 2,5 mg, ret 2,5/5 mg] DOSIERUNG: p.o. beginnen mit 2 * 2,5 mg/Tag p.o., ggf. Dosissteigerung nach 3-4 Wochen auf 2 * 5 mg/Tag p.o. oder 1 * 5 mg ret./Tag p.o.

I:	Angina pectoris, Myokardinfarkt, Lungenödem, krisenhafte hypertone Zustände
WI:	organisches Nitrat, Abnahme des rechts- und linksventrikulären Füllungsdrucks durch venöses Poolings (venös vasodilatierend), Verbesserung des Wirkungsgrades der Herzarbeit, Senkung des myokardialen O_2-Bedarfs
PK:	Bioverfügbarkeit p.o. 8-36 %, s.l. 60 %, s.c. 30 %, HWZ 0,7-1,1 h, durch first-pass-Metabolismus Umbau in Isosorbid-2- und 5-Mononitrat (HWZ 4-6 h), 1/6 der Wirkung von Glyceroltrinitrat, Wirkungsbeginn nach 10-30 min., Wirkungsdauer 8-10 h
NW:	Kopfschmerzen durch meningeale Gefäßerweiterung, Fush, orthostatischer Kollaps, starke RR-Senkung nach Ethanolgenuß, Tachykardie
HI:	besser Intervalltherapie mit stark schwankenden Nitratspiegeln um Toleranzentwicklung (Enzyminduktion der Nitratreduktase) entgegenzuwirken
KI:	hypertrophe obstruktive Kardiomyopathie, deutliche Hypotonie, akuter HI

I:	Angina pectoris, Myokardinfarkt, Lungenödem, krisenhafte hypertone Zustände
WI:	organisches Nitrat, Abnahme des rechts- und linksventrikulären Füllungsdrucks durch venöses Poolings (venös vasodilatierend), Verbesserung des Wirkungsgrades der Herzarbeit, Senkung des myokardialen O_2-Bedarfs
PK:	Bioverfügbarkeit ca. 95 %, HWZ 4-5 h, max. Plasmaspiegel nach 1 h
NW:	Kopfschmerzen, Flush, orthostatischer Kollaps, starke RR-Senkung nach Ethanolgenuß
HI:	unterliegt keinem first-pass-Effekt in der Leber
KI:	hypertrophe obstruktive Kardiomyopathie, deutliche Hypotonie, akuter HI

I:	essentielle Hypertonie
WI:	Kalziumantagonist, geringe kardiodepressive Wirkung
PK:	Bioverfügbarkeit ca. 20 %, max. Plasmakonzentration nach ca. 120 min., Plasmaeiweißbindung 95 %, HWZ 9 h, renale Eliminatin zu ca. 60 %, über Faeces zu 30 %
NW:	Kopfschmerzen, Flush, Wärme, überschießende RR-Senkung, Übelkeit, Schwindel, Angina pectoris-Anfall
KI:	Schock, Schwangerschaft
WW:	Ciclosporinplasmaspiegelanstieg, Digoxinplasmaspiegelanstieg, enzymindizierende Medikamente verringern WI

Itraconazol	**Sempera®, Siros®** [alle 100 mg] DOSIERUNG: O: 1 * 200 mg/Tag für 3 Mo D: 1 * 100 mg/Tag für 2 Wo P: 1 * 200 mg/Tag für 7 Tage S: 1 * 100-200 mg/Tag bis zu 1 Jahr K-M: 2 * 200 mg/Tag bis zu 1 Jahr
Jodid	**Jodetten®** 100/200 µg, Depot 1,53 mg, **Jodid®** 100/200/500 µg, **Thyrojod®** 200 µg DOSIERUNG: Dauerdosis. 100-150 µg/Tag oder 1 * 1,5 mg/Woche Strumatherapie: 100 µg Jodid + 50-100 µg Thyroxin/Tag
Kaliumchlorid	**Rekawan®** ret. 600 mg, **Kalinor®** ret 600 mg, **Kaliumchlorid Braun®** Amp. = 20 ml 7,45 %, **Kalium-Duriles®** ret 750 mg [1 ml = 1 mmol K^+, 600 mg KCl = 8,05 mmol K^+] DOSIERUNG: i.v.: 10 mmol/h bis max 20 mmol/h i.v über ZVK auf Intensiv unter Monitoring p.o.: 3-4 * 2-3 Kps./Tag = 40-80 mmol/Tag mit reichlich Flüssigkeit zu den Mahlzeiten p.o.
Ketamin	**Ketanest®** Inj. Fl. = 1 ml = 10/50 mg, **Ketamin-rat.®** Amp. = 5/2/10 ml = 50/100/500 mg DOSIERUNG: Analgetikum: 0,25 - 0,5 mg/kg KG Narkotikum: 1 - 2 mg/kg KG (70 - 150 mg) i.v. Narkotikum: 5-10 mg/kg KG (350-700 mg) i.m. Kombination mit Benzodiazepinen ratsam (wegen Alpträumen)

I:	Onychomykosen (O), Finger- und Zehennagelmykosen, Dermatomykosen (D), Pityriasis vesicolor (P), Systemmykosen (S), Kryptokokken-Meningitis (K-M)
Spektrum:	nahezu alle Pilze, u.a.: Sproßpilze, Dermatophyten, Schimmelpilze, Strahlenpilze, biphasische Pilze, Hefen
WI:	Antimykotikum, fungistatische Wirkung durch Hemmung der Ergosterolsynthese der Pilzmembran => erhöhte Membranpermiabilität => Zellyse
PK:	Bioverfügbarkeit 20 %, HWZ 20 h, Plasmaeiweißbindung ca. 95 %, hepatischer Metabolismus, biliäre und renale Elimination
NW:	GIT-Symtome, KS, Schwindel, allerg. Reaktionen, Transaminaseanstieg
KI:	Schwangerschaft und Stillzeit, schwere Leberfunktionsstörungen

I:	Jodmangelstruma, Prophylaxe einer Jodmangelstruma, während der Schwangerschaft, Struma
WI:	alimentärer Jodmangel ist Folge der endemischen Struma, in Deutschland Tagesaufnahmemenge < 100 µg, zum Teil < 50 µg, allgemeiner Tagesbedarf hingegen 150-200 µg
NW:	außer Jodallergie keine bekannt, allerg. Reaktionen bei oraler Therapie (100-200 µg) äußerst selten, wenn dann eher gegen Tablettenbestandteile
HI:	bei Strumatherapie im ersten halben Jahr in Kombination mit L-Thyroxin
KI:	Schilddrüsenautonomie mit Tc-Uptace > 2 0 % unter Suppressionsbedingungen, Jodallergie

I:	Therapie von Kaliummangel und Prophylaxe von Kaliummangel
WI:	Hypokaliämie meist in Kombination mit hypochlorämischen Alkalose
PK:	wenn möglich immer orale Therapie der parenteralen vorziehen
NW:	GIT-Symptome: Übelkeit, Erbrechen, Aufstoßen, Sodbrennen, Blähungen, Leibschmerzen, Diarrhoe, Schleimhautulzerationen und gastrointestinale Blutungen, parenteral schwerste HRST bis Kammerflimmern möglich
HI:	i.v. nur max. 20 mmol/h unter EKG-Monitoring auf Intensivstation, auf Normalstation bei K^+ < 3,5: 50 mmol/l, K^+ < 3,0: 100 mmol/l, K^+ < 2,5: 150 mmol/l je mit 20 ml/h i.v. unter K^+-Kontrolle und ggf. Monitoring
KI:	Hyperkaliämie, Niereninsuffizienz
WW:	in Kombination mit K-sparenden Diuretika erhöhte Hyperkaliämiegefahr, Wirkungsabschächung von Herzglykosiden

I:	Analgesie, Narkose, Asthma bronchiale
WI:	Thalamokortikale Dissoziation, stark analgetisch ohne Atemdepression, auch amnestische Wirkung
PK:	HWZ 2-4 h, nach 30-60 Sek. Wirkungseffekt, Wirkungsdauer 10-15 min., Analgesie und Amnesie 1-2 h lang
NW:	Hypertonie, Tachykardie, Hypersalivation, Hirndrucksteigerung, Krampfanfälle, Übelkeit und Erbrechen, KS, Schwindel, Halluzinosen
HI:	einziges intravenöses Anästhetikum, das eine Stimulation des Kreislaufs bewirkt, Muskeltonus der oberen Atemwege und Schutzreflexe bleiben oft erhalten, dennoch Aspiration möglich => nicht nüchterne Patienten intubieren !
KI:	KHK, Hypertonie, manif. Herzinsuffizienz, Klappenvitien, Epilepsie, Hyperthyreose

Ketoconazol	**Nizoral**® 200 mg, Creme, **Terzolin**® 60/105 ml Lsg., Creme <u>DOSIERUNG:</u> Cutan: Lokale Anwendung der Creme 2-8 Wochen p.o.: 1 * 200-400 mg/Tag für 2-4 Wochen
Ketotifen	**Zaditen**® 1 mg, Sirup 10 ml = 2 mg <u>DOSIERUNG:</u> p.o.: beginnen mit 1 mg für 3-4 Tage je abends, dann 2 * 1 mg/Tag p.o.
KHCO3	**Kalinor-Brause**® 1 Tbl. = 40 mmol <u>DOSIERUNG:</u> p.o.: 1-3 Tbl. in viel Flüssigkeit über den Tag verteilt => K^+-Anstieg um 0,3 mmol pro Tbl.
Lactulose	**Eugalac**®, **Bifiteral**®, **Lactofalk**® <u>DOSIERUNG:</u> p.o.: 3 * 10-20 mg/Tag p.o. 3 * 10-40 ml/Tag p.o. => einschleichend beginnen
Lamivudin (3TC)	**Epivir**® 150 mg, Lsg. 1 ml = 10 mg <u>DOSIERUNG:</u> p.o.: 2 * 150 mg/Tag in Kombination mit AZT oder AZT/DDC oder ATZ/DDI HIV-Stichverletzung: 2 * 250 mg/Tag Ziduvodin + Lamivudin 2 * 150 mg/Tag + Idinavir 800 mg alle 8 h (Tel.: Robert-Koch-Institut: 030/4547-3407)

I:	Pilzerkrankungen aller Art, seborrhoische Dermatitis, Pityriasis vesikolor, Kopfhauterkrankungen, Hautmykosen
Spektrum:	nahezu alle Pilze, u.a.: Sproßpilze, Dermatophyten, Schimmelpilze, Fadenpilze, Strahlenpilze, biphasische Pilze, Hefen, Histoplasma, Plasmodien, Leishmanien
WI:	Antimykotikum, Imidazolabkömmling, fungistatische Wirkung durch Hemmung der Ergosterolsynthese der Pilzmembran => erhöhte Membranpermiabilität => Zellyse
PK:	Bioverfügbarkeit 75 %, biphasische HWZ 1,8-3,3 h und 8-12 h, Plasmaeiweißbindung 85-100 %, Anreicherung in Haaren und subcutanem Bindegewebe, hepatischer Metabolismus, billäre und renale Elimination
NW:	lokales Brennen, bei systemischer Anwendung. in 10 % Transaminaseerhöhung, Leberfunktionsstörungen, Hepatitis, Leberzellnekrosen, in 5 % GIT-Symptome, allerg. Reaktionen, KS, Muskelschmerz, Schwindel, Somnolenz
KI:	Schwangerschaft, schwere Leberfunktionsstörungen
WW:	Hemmung der Cytochrom P450 abhängigen biochemischen Vorgänge der Leber, dadurch verstärkte Wirkung von: orale Antikoagulantien, Phenytoin, Ciclosporin,
I:	zur Anfallsprophylaxe bei Asthma bronchiale, allerg. Atemwegserkrankungen
WI:	H_1-Rezeptorantagonist (= Antihistaminikum), Antiallergikum, Mastzellstabilisator, passiert die Blut-Hirn-Schranke und Plazentaschranke
PK:	zu 80 % resorbiert, HWZ 20 h, hepatische Elimination
NW:	Müdigkeit, Mundtrockenheit, Schwindel, passagere Thrombozytopenie
KI:	bedingt in der Schwangerschaft
I:	Kaliummangel, insbesondere bei metabolischer Azidose
WI:	Hypokaliämie mit metabolischer Azidose weitaus seltener als die Hypokaliämie mit hypochlorämischer Alkalose
NW:	Hyperkaliämie, Obstipation
HI:	per os kaum Überdosierungen zu erwarten
KI:	Niereninsuffizienz
I:	Obstipation, hepatische Encephalopathie, Coma hepaticum
WI:	Spaltung im Dickdarm => Ansäuerung und osmotische Aktivität => Abführende Wirkung
PK:	Wirkungsbeginn nach bis zu 110 h
NW:	Nausea, Erbrechen, abdominelle Schmerzen, Elektrolytverlußte (Kalium)
KI:	Ileus, Subileus
WW:	in Kombination mit Diuretika, Glucokortikoiden und Amphothericin B verstärkter Kaliumverlußt möglich, mit Herzglykosiden verstärkte Glykosidwirkung
I:	HIV-Therapie mit anderen Präparaten
WI:	Nukleosidanalogon, Hemmung der HIV-Replikation, wichtiger Bestandteil zahlreicher Kombinationsschemata
PK:	Bioverfügbarkeit 80 %, HWZ 5-7 h, intrazelluläre HWZ 10-15 h, renale Elimination
NW:	KS, Müdigkeit, GIT-Symptome, Neutropenie und Anämie
KI:	bei Kindern mit Pankreatitis in der Anamnese
WW:	Cotrimoxazol erhöht die Serumkonzentration von 3TC

Lamotrigin	**Lamictal**® 5/25/50/100/200 mg
	DOSIERUNG:
	a) mit Enzyminduktoren (CBZ, Phenytoin):
	p.o. ersten 14. Tage 1 * 50 mg/Tag, dann
	2 * 50 mg/Tag (1-0-1) für 14 Tage
	Erhaltungsdosis: 200-400 mg/Tag (2 Dosen tgl)
	b) mit Valproat:
	p.o. ersten 14. Tage 1 * 25 mg jeden 2. Tag, dann
	1-2 * 25 mg/Tag (1-0-1) für 14 Tage
	Erhaltungsdosis: 1 * 100-200 mg/Tag
Lansoprazol	**Agopton**® 15/30 mg
	DOSIERUNG:
	p.o. 1 * 15-30 mg/Tag p.o. für 2-4 Wo
	Max 60 mg/Tag
Levodopa	**Madopar**® (+ Benserazid) 62,5/125/250 mg
	Nacom® (+ Carbidopa) 100, ret 100/200 mg
	DOSIERUNG:
	p.o.: 3 * 62,5-125 mg/Tag (leichtem M.P.)
	3 * 125-250 mg/Tag (schwerem M.P.)
	Dosisbereich 50-1000 mg/Tag
	(350-800 mg/Tag mittlerer Bereich)
	R-legs: 1 * 62,5 mg/Tag abends p.o., bis
	4 * 62,5 mg/Tag

I:	fokale und sekundär generalisierte ton.-klon. Anfälle, komplex fokale Anfälle, Absencen und Myoklonien
WI:	Antiepileptikum, Hemmung der spannungsabhängigen Na-Kanäle der Nervenzellen => Hemmung der hochfrequenten repetetiven Entladungen und Hemmung der path. Freisetzung exzitatorisch wirkender Aminosäuren
PK:	Plasmaeiweißbindung 56 %, HWZ 26 h (15-30 h), in Kombination 15 h, mit Valproat 60 h, > 90 % renale Elimination
NW:	bis zu 10 % Hautausschläge [= alles zusammen, Erw.: 1/1000 - besonders in Kombination mit CBZ und bei schneller Aufsättigung, auch bei Kindern < 12 J.], Doppeltsehen, Schwindel, KS, Müdigkeit, GIT-Symptome, Depressionen
HI:	therap. Spiegel: 1-4 (-10) mg/l (noch unklar), Kontrolle der Leberfunktion
KI:	schwere Leber- und Niereninsuffizienz, Schwangerschaft und Stillzeit
WW:	beschleunigter Lamotriginabbau durch: Carbamazepin, Phenytoin, Phenobarbital und Primidon, verzögerter Abbau (um das 3 fache) durch Valproinsäure

I:	GIT-Ulcera, Refluxösophagitis, Gastritis, HP-Befall
WI:	irreversibler Protonenpumpenhemmer, dadurch Säuresekretionshemmung der Magenschleimhaut, pH-Abfall der Magensäure
NW:	selten: KS, Übelkeit, Erbrechen, Flatulenz
HI:	Dosisreduktion auf 15-30 mg/Tag bei Leberfunktionsstörungen und Niereninsuffizienz
KI:	Schwangerschaft und Stillzeit, schwere Leberfunktionsstörungen
WW:	keine volle Sicherheit von oralen Kontrazeptiva gegeben, häufigere Überwachung bei Einnahme von Antikoagulantien und Theophyllin

I:	M. Parkinson, symptomat. Parkinsonismus (postencephalitisch, toxisch, arteriosklerot., ausgenommen medikamenteninduziert), besonders bei Akinese und Rigor, Restles-legs-Syndrom
WI:	nach Aufnahme ins Neuron => Umwandlung in Dopamin, Decarboxylasehemmer, der die periphere Metabolisierung verhindert, kann die Blut-Hirn-Schranke nicht überwinden
PK:	HWZ 1-3 h, Retardform 2-4 h, kompletter Wirkungsverluß jedoch erst nach 3-4 Tagen
NW:	sofort: Nausea, Erbrechen, Obstipation (20-30 %), Schwindel, arterielle Hypotonie, Orthostasereaktion, tachykarde HRST, Unruhe, Agitiertheit, Depression, Verwirrtheit, Psychose, opt. + ark. Halluzinationen, vermehrtes Schwitzen, Pollakisurie
	langfristig: Wirkungsverluß (end of dose), On/off-Oszillationen, Dyskinesien, biphasische Dystonie, Hautreaktionen, selten hämolyt. Anämie, Schlafstörungen
KI:	prim. Psychose, frischer Herzinfarkt, Niereninsuffizienz

Levomepromazin	**Neurocil**® 25/100 mg, Amp. = 1 ml = 25 mg, Trpf. = 1 ml = 40 mg
	
	DOSIERUNG:
	p.o.: 3 * 25-50 mg/Tag
	i.v.: 3 *25-50 mg/Tag i.v. oder i.m.: 100-150 mg/Tag
	allg.: einschleichend mit Tropfen, später Tbl. in der Regel
	    15-30 mg bis zu 75-300 mg,
	    stationär doppelte Dosis: 75-300 mg/Tag bis 600 mg/Tag
	<div align="right">Max: 600 mg/Tag</div>

Levothyroxin	**Eferox**®, **Euthyrox**® 200/300 mg, **L-Thyroxin Henning**® 175/200 mg, Infl. = 0,5 mg [alle: 25/50/75/100/125/150 µg] DOSIERUNG: p.o.: beginnen mit 50 µg/Tag für 8-14 Tage, dann pro Woche um 25-50 µg steigern (nach TSH und SD-Parametern) Euthyreote Struma: 100-200 µg/Tag Strumarezidivprophylaxe: 50-150 µg/Tag
Lidocain	**Xylocain**® Inj Fl. 0,5/1/2 % = 5/10/20 mg DOSIERUNG: i.v.: 1 mg/kg KG langsam i.v. = 50-100 mg i.v., ggf. Wiederholung nach 5 min. Perfusor: 500 mg auf 500 ml 5 % Glc. => 20 Trpf./min. = 1-5 mg/min, dann 20-50 µg/kg KG/min. = 1200-3000 µg/kg KG/h = 1,2-3,0 mg/kg KG/h Lokalanästesie: 1-2 %ig <div align="right">Max: 20 ml 1 %ig oder 4 mg/kg KG</div>

I:	Psychosen des schizophrenen Formenkreises, manischer Erregung, agitierter Depression, reaktiven Psychosen mit Unruhe und Angst
WI:	niederpotentes Neuroleptikum vom Phenothiazintyp, Dämpfung von Antrieb und Affektivität, antipsychotisch wirksam
PK:	Bioverfügbarkeit 50 %, HWZ 16-78 h, im Mittel 20 h
NW:	Sedierung, z.T. kardiotoxisch, Tachykardie, BB-Veränderungen, extrapyramidal-motorische Störungen (Parkinsonismus, Akathiesie, Dystonie, Spätdyskinesien)
KI:	akute Intoxikationen mit zentral wirksamen Medikamenten/Alkohol

I:	Hypothyreose, Hypothyreose nach Thyreoiditis, Jodmangel-Struma, Z.n. Schilddrüsen-OP, Z.n. Radiojodtherapie
WI:	nach Aufnahme in die Zelle/Zellkern Bindung an Rezeptoren => gesteigerter Kohlenhydratstoffwechsel, Fettstoffwechsel, Eiweißstoffwechsel, wichtige Rolle bei der Knochen und ZNS-Entwicklung, Einfluß auf neuromukuläre Überleitung
PK:	70 % werden oral resorbiert, Plasmaeiweißbindung 99 % (TBG, TTR und Albumin), HWZ 7 Tage
NW:	Hyperthyreose (Hyperthyreosis factitia), TSH-Suppression
HI:	morgens nüchtern einnehmen, Referenzbereiche: T_4: 5,5-11,0 µg/dl = 77-142 nmol/l, **fT_4: 0,08-1,8 ng/dl = 10-23 pmol/l** T_3: 0,9-1,8 ng/ml = 1,4-2,8 nmol/l, **fT_3: 3,5-8,0 ng/l = 5,4-12,3 pmol/l** **TSH: 0,3-4,0 mU/l**
KI:	frischer Herzinfarkt, Angina pectoris, akute Myokarditis, unbehandelte Niereninsuffizienz, Schwangerschaft
WW:	verminderte Wirkung von Insulin, verstärkte Wirkung von Antikoagulantien
I:	Kammerarrhythmien bei Infarkt, ventrikuläre ES, defibrillationsresistentes Kammerflimmern
WI:	Antiarrhythmicum I b und Lokalanästhetikum, Wirkungsstärke vom Kaliumspiegel abhängig (wenig bei Hypokaliämie), **Verlangsamung des Ionenaustausches durch die Zellmembran, Verzögerung der Bildung und Fortleitung von Reizen**
PK:	Wirkungsdauer zur Lokalanästhesie 1-2 h (0,5 % => 60 min., 1 % => 90 min.), Plasmaeiweißbindung 60 %, hepatischer Umbau in aktive Metabolite und renale Elimination
NW:	Sinusarrest, AV-Block, RR-Abfall, Bradykardie, Asystolie, Schwindel, Kampfanfälle, Verwirrtheitszustände
HI:	therap. Spiegel, 8,5-21,5 µmol/l = 2-5 mg/l, nicht mit NaCl zusammen infundieren !
KI:	totaler AV-Block, Bradykardie, kardiogener Schock

Liponsäure α	**Thioctacid T®** Inj.Fl.= 100/250/600 mg Injekt.,
	 Thiogamma® Amp. = 10/20 ml = 300/600 mg
	 [alle 200/300/600 mg]
	 Neurothioct® 100 mg, Amp. = 6 ml = 150 mg
	
	 DOSIERUNG:
	 akut: 2 * 300-600 mg i.v. in 250 ml NaCl über 30 min für 5 Tage, dann
	 p.o.: niedrig: 3 * 200 mg/Tag zu Beginn, später
	                 1-2 * 200 mg/Tag
	        hoch: 300-600 mg/Tag für 2-4 Wo, später
	                 200-400 mg/Tag
	                                          Max: 500 mg/Tag

Lisinopril	**Acerbon®**, **Coric®**
	 [alle 2,5/5/10/20 mg]
	
	 DOSIERUNG:
	 p.o.: initial 1 * 2,5-5 mg/Tag, dann langsame Steigerung auf 10-20 mg/Tag als Erhaltungsdosis
	
	 Hypertonie:
	      initial 1 * 5 mg/Tag p.o., dann
	      später 1 * 10-20 mg/Tag p.o.
	                                  Max. 40 mg/Tag
	 Herzinsuffizienz:
	      initial 1 * 2,5 mg/Tag p.o., dann
	      später 1 * 5-10 mg/Tag p.o.
	                                  Max: 20 mg/Tag

Lisurid	**Dopergin®** 0,2 mg
	
	 DOSIERUNG:
	
	 allg.: mittlere Dosis 0,5-2,0 mg/Tag, langsam steigend um 0,1 mg/Woche auf
	 p.o.: beginnen mit 0,1 mg/Tag, dann langsam steigern auf
	       3 * 0,2-0,6 mg/Tag p.o.
	                                  Max: 5-6 mg/Tag

I:	Mißempfindungen/Lähmungen/Sensibilitätsstörungen bei diabetischer Polyneuropathie
WI:	Kofaktor für die oxidative Dekarboxylierung, besonders bei Parästhesien und Hyperpathien, Wirkung innerhalb erster zwei Wochen nach parenteraler Gabe, wenn nicht absetzen
NW:	Kopfdruck, Atembeklemmung, allerg. Hautreaktionen, Absinken des Glucosespiegels, selten Krämpfe, punktförmige Blutungen
HI:	Wirkungsverlußt von Cisplatin, BZ-Senkung in Begleitung von Antidiabetika
KI:	Stillzeit, Allergie gegen Wirkstoff
WW:	durch Hypoglykämieneigung stärkerer Wirkungseffekt von Antidiabetika, Wirkungsabschwächung von Cisplatin

I:	artertielle Hypertonie (besonders bei DM), Herzinsuffizienz
WI:	ACE-Hemmer, Angiotensin II-Konzentration nimmt ab => der peripherer Gefäßwiderstand und die Aldosteronkonzentration nehmen ab, neg. Na-Bilanz, Hemmung des Bradykininabbaus
PK:	Resorptionsquote 16-25 %, Bioverfügbarkeit 16-25 %, Plasmaeiweißbindung 3-10 %, max. Plasmaspiegel nach 6-8 h, Wirkungsbeginn nach 15-30 min., Wirkungsdauer 8-12 h, HWZ 12,6 h, renale Elimination, gut dialysierbar
NW:	allerg. Hautreaktionen (Vaskulitis, ANA-Titer-Erhöhung), Muskel/Gelenkschmerzen, zentralnervöse Störungen, Elektrolytstörungen (K↑, Na↓), GIT-Symptome, Bronchitis/Husten, BB-Veränderungen, Leberfunktionsstörungen, RR-Abfall und seine Folgen
HI:	venöse Seite wird stärker erweitert als die arterielle, Dosisreduktion bei Niereninsuffizienz
KI:	Schwangerschaft, prim. Hyperaldosteronismus, Nierenarterienstenose, Niereninsuffizienz (Clearance < 30 ml/min.), Herzinsuffiziernz III-IV°, Leberfunktionsstörungen
WW:	+ NSA => größere RR-Senkung, + K-sparende Diuretika => Hypokaliämie, + Immunsuppr. => mehr BB-Veränderungen, + Lithium => geringer Li-Ausscheidung

I:	Kombination mit L-Dopa in allen Stadien des M. Parkinson, Parkinsonsyndrome
WI:	D_2-Dopaminantagonist, Ergolin-Derivat, Wirkung auch auf Serotonin (5-HAT)- und α-Adrenorezeptoren ($\alpha_2 > \alpha_1$) (wesentlich höhere Bindungsaffinität an D-Rezeptoren im Vergleich zu Bromocritin und Pergolid)
PK:	Bioverfügbarkeit 10-20 %, HWZ 2-3 h, max. Plasmaspiegel nach 30-60 min., Plasmaeiweißbindung 60-70 %, klinische Wirkung dauert länger als es die HWZ erwarten läßt, Elimination über Faeces und Urin
NW:	Hypotonie, Orthostasereaktion, Übelkeit und Erbrechen, Dyskinesie, psychotische Störung, Raynaud-Phänomen, Erythromegalie, retroperitoneale Fibrose, Pleuraergüsse
HI:	langsame Dosissteigerung notwendig (+ 0,1 mg/Wo), 0,5-1 mg Lisurid = 125 mg Madopar
KI:	frischer Herzinfarkt, Magenulcera, schwere pAVK und KHK, schwere Leber- und Nierenfunktionsstörungen

Lithium	**Hypnorex ret.**® 10,8 mmol, **Li 450**® 12 mmol, **Lithium-Duriles ret.**®, **Quilonum**® 8,1 mmol/l, ret. 12,2 mmol
	<u>DOSIERUNG:</u>
	p.o.: beginnen mit 2 * 10-20 mmol/Tag => Einstellung auf eine Plasmakonzentration von 0,6-0,9 (1,2) mmol/l
	nicht > 1,2 mmol/l
	Tagesdosis: 1½ -3 ret.-Tabletten/Tag (1-2 Einnahmen)
	=> voller Behandlungserfolg erst nach 6-12 Monaten
	bei Intoxikation: Magenspülung, H_2O Zufuhr, NaCl-Infusionen, Hämodialyse > 2,5 mmol/l
Loperamid	**Azuperamid**® Trpf. = 1 ml = 2 mg, **Imodium**® Lsg. = 1 ml = 0,2 mg, **Lopedium**® Lsg. = 1 ml = 2 mg, **Loperamid-rat.**® Lsg. = 1 ml = 0,2 mg [alle: 2 mg Kps./Tbl.]
	<u>DOSIERUNG:</u>
	p.o.: beginnen mit 1 * 4 mg/Tag = 2 Kps./Tag p.o., 1-2 Kps. bei jedem erneuten flüssigen Stuhl
	Max: bis zu 6 Kps./Tag
Lorazepam	**Tavor**® 0,5/1,0/2,5 mg, **Tavor Expidet**®, **Laubeel**® 1,0/2,5 mg
	<u>DOSIERUNG:</u>
	allg.: 1-3 mg/Tag in geteilten Dosen (3 * 1-2 mg)
	akut: **Tavor Expidet**® 1,0/2,5 mg p.o
	Status epilepticus: 0,1 mg/kg KG => 4 mg/2 min., Wiederholung alle 15 min.
	Schlafstörungen: 1 mg zur Nacht
	Psychiatrie: 3 - 7,5 mg/Tag (Einzelfälle)
	OP-Vorbereitung: 1 - 2 mg am Vorabend
	Präoperativ: 2 - 4 mg 1 - 2 h vorher

I:	Prophylaxe und Therapie der manischen Phasen bei manisch depressiven Erkrankungen
WI:	Wirkungsmechanismus unklar, sehr gute antisuizidale Eigenschaften
PK:	vollständige Resorption, HWZ 16-24 h, bei alten Menschen 30 bis 36 h, Wirkungsbeginn erst nach 8-10 Tagen, Plasmaspiegel korrelieren gut mit klinischer Wirkung und NW, renale Elimination
NW:	leichter Tremor, Polyurie und Durst, benigne Stuma, GIT-Symptome > 1,2 mmol/l: Erbrechen, Diarrhoe, Konfusion oder Koordinationsstörungen, Faszikulationen > 3 mmol/l: letale GEFÄHRDUNG
HI:	therapeutischer Spiegel: 0,6-0,8-(1,2) nmol/l = 600-800-(1200) mmol/l, 1. Spiegel nach 1 Woche abnehmen, salzarme Kost => Li-Anstieg !
KI:	Schwangerschaft und Stillzeit, frischer Herzinfarkt, cerebelläre Erkrankungen, schwere Nierenfunktionsstörungen, deutliche Hyponatriämie
WW:	Li-Spiegelanstieg durch: NSA, Methyldopa, Phenytoin, Li-Spiegelabfall durch: Acetazolamid, Harnstoff, Xanthinpräparate (Theophyllin, ...), alkalische Lsg.

Intoxikation: Tremor, Dysarthrie, Ataxie, Durchfall, Erbrechen, Bewußtseinsstörung, Desorientiertheit, cerebraler Krampfanfall => Dialyse und focierte Diurese mit Furosemid, Hämodialyse > 3 mmol/l

I:	Diarrhoe, Wasserverlußt infolge Diarrhoe
WI:	Peristaltikhemmer durch Bindung an Opioidrezeptoren => vermehrte Resorption von H_2O und Elektrolyten, weniger Diarrhoe
PK:	HWZ 11-15 h, starker First-Pass-Effekt, daher kaum systemische Wirkungen, Elimination über Stuhl
NW:	insgesamt wenig NW, selten Bauchschmerzen, Übelkeit und Brechreiz, KS
KI:	Ileus, Subileus, Kinder < 2 J., Schwangerschaft und Stillzeit

I:	akute und chron. Angstzustände, Status epilepticus, Sedierung vor diagnost./operativen Eingriffen, Schlafstörungen, Psychoneurosen, Zwangsneurosen, Phobien
WI:	Benzodiazepin, die durch GABA vermittelte synaptische Hemmung wird gefördert (freigesetztes GABA wirkt effektiver) => vermehrter Cl-Einstrom => Reduktion der Erregbarkeit der Neuronenmembran, starker, rel. rasch wirkender Benzodiazepin-Tranquilizer, keine aktiven Metaboliten, ausgeprägt amnestische Wirkung
PK:	rasche Resorption, max. Plasmaspiegel 90-120 min., HWZ 15 (8-25) h, Äquivalenzdosis 1-2 mg, nach Glukuronidierung zu 80 % => renale Elimination
NW:	BB-Veränderungen, Benzodiazepin-NW
KI:	rel. KI bei Alkoholintoxikation, bekannte Überempfindlichkeitsreaktionen
WW:	Verstärkung zentral wirkender Medikamente/Alkohol

Intoxikation: Anexate (0,2 mg i.v.)

Lormetazepam	**Noctamid**® 0,5/1,0/2,0 mg DOSIERUNG: p.o.: 1 * 1-2 mg zur Nacht
Losartan	**Lorzaar**® 50 mg DOSIERUNG: p.o.: 1 * 50 mg/Tag p.o., ggf. Dosissteigerung auf 2 * 50 mg/Tag p.o. Max.: 100 mg/Tag
Lovastatin	**Mevinacor**® 10/20/40 mg DOSIERUNG: p.o.: 1 * 20 oder 40 mg/Tag zum Abendessen Max: 80 mg/Tag
Magaldrat	**Marax**® 800 mg, **Riopan**® 400/800 mg DOSIERUNG: p.o.: 3 * 400-800 mg/Tag zwischen den Mahlzeiten oder zur Nacht 3 * 1 Btl. tgl. nach dem Essen 4 Wochen lang

I:	sympt. Therapie von Ein- und Durchschlafstörungen, Prämedikation
WI:	Benzodiazepin, die durch GABA vermittelte synaptische Hemmung wird gefördert (freigesetztes GABA wirkt effektiver) => vermehrter Cl-Einstrom => Reduktion der Erregbarkeit der Neuronenmembran, rasch wirkendes Benzodiazepin-Hypnotikum, keine aktiven Metabolite
PK:	HWZ 10-14 h, Äquivalenzdosis 1 mg
NW:	Schwindel, KS, Koordinationsstörungen, Verwirrtheit, paradoxe Reaktionen (insbesondere bei älteren Patienten)
KI:	rel. KI bei Alkoholabhängigkeit, akute Vergiftungen, Myasthenia gravis
HI:	Abhängigkeitsentwicklung bei längerer Einnahme
WW:	Wirkungsverstärkung bei gleichzeitiger Einnahme von zentral dämpfenden Medikamenten

Intoxikation: Anexate® (0,2 mg i.v.)

I:	essentielle arterielle Hypertonie
WI:	selektiver AT I-Angiotensin II-Rezeptorhemmer, RR-Senkung, verminderte Aldosteron-, Vasopressin- und Katecholaminfreisetzung, natriuretische Wirkung
PK:	gute perorale Resoption, Bioverfügbarkeit ca. 33 %, HWZ 2,2 h, aktiver Metabolit 6,7 h, Wirkdauer 24 h, max. Wirkungseffekt nach 3-6 Wo, Plasmaeiweißbindung ca. 100 %, nach hepatischem Metabolismus renale und biliäre Elimination
NW:	Schwindel, allerg. Reaktionen, Orthostasereaktionen, Hyperkaliämie, Krea-Anstieg, Senkung des Harnsäurespiegels
KI:	Nierenarterienstenose, prim Hyperaldosteronismus, Aorten- und Mitralklappenstenose, hypertrophe Kardiomyopathie, Leberinsuffizienz, Schwangerschaft und Stillzeit

I:	primäre Hypercholesterinämie, komb. Hypercholesterinämie + Hypertriglyceridämie
WI:	HMG-CoA-Reduktasehemmer, Senkung von: Cholesterin um 15-30 %, Triglyceride um 10-20 %, LDL um 20-40 %, Anstieg von: HDL um 5-10 %
PK:	orale Resorption ca. 30 %, Hauptwirkort in der Leber, dort Umbau in den aktiven Metaboliten, HWZ 70-100 min.
NW:	GIT-Symptome, Übelkeit, Schwindel, Verschwommensehen, KS, Mundtrockenheit, Hepatitis, allerg. Reaktionen, BB-Veränderungen: Thrombozytopenie, Leukozytopenie, hämolytische Anämien, pos. ANA und BSG-Beschleunigung,
HI:	nach 4 Wochen Kontrolle und Dosisanpassung, Kontrolle der Transaminasen + BB
KI:	Lebererkrankungen, Myopathien, Schwangerschaft, Stillzeit
WW:	mit **Marcumar®** (Wirkungsverstärkung), in Kombination mit Fibraten => Myopathien möglich

I:	Magen-Darm-Ulzera, Refluxösophagitis
WI:	Antacidum
NW:	weiche Stühle, Gerinnungshemmende Wirkung, zentralnervöse Störungen (Vigilanzstörungen, Paresen, Koma, Reflexstörungen durch Mg-Anstieg), HRST, Atemdepression
HI:	nicht mit Tetracyclinen und Chinolone geben => Resorptionshemmung
WW:	Resorptionshemmung von: Tetracyclinen, Ciprofloxacin, Ofloxacin (bis zu 90 %), mit säurehaltigen Getränken vermehrte Al-Resorption

Mannitol	**Mannit®** 10 %/15 %/20 % = 100/150/200 g DOSIERUNG: i.v.: 3 / 2 / 1,5 ml/kg KG/h = 0,3 g/kg KG/h (10 %/15 %/20 %) Max: 15 / 10 / 7,5 ml/kg KG = 1,5 g/kg KG (10 %/15 %/20 %) Hirnödem: in 30-60 min 500 ml i v bei Blutung + Ödem. 125 ml 20 % rasch i v., ggf. alle 3-4 h wiederholen
Maprotilin	**Deprilept®** 10/25/50/75 mg, **Ludiomil®** 10/25/50/75 mg, Amp. = 5 ml = 25 mg DOSIERUNG. p.o.. stark: 3 * 50 mg/Tag (75-200 mg/Tag) normal: 3 * 25 mg/Tag Max: (stationär) bis 300 mg/Tag
Mebendazol	**Vermox®** 100/500 mg DOSIERUNG: p.o.: 2 * 100 mg für 3 Tage Dosierung je nach Erreger unterschiedlich
Medazepam	**Rudotel®** 10 mg DOSIERUNG: p.o.: 1-2 * 10 mg = 1-2 Tbl./Tag (½-½-1) je vor den Mahlzeiten Max: 60 mg/Tag = 6 Tbl./Tag

I:	funktionelles Nierenversagen, Ödemausschwemmung, forcierte Diurese, Hirnödem, Hirndruck
WI:	Aufbau eines osmotischen Gradienten zwischen Extra- und Intrazellularraum => Wasserentzug aus Intrazellularraum, Hirndrucksenkung bereits 7–10 Minuten nach Infusion, Verbesserung der Mikrozirkulation, fragl. Abfang freier Radikale
PK:	langsame Metabolisierung, unveränderte renale Elimination
NW:	Nierenversagen, E-lyteverschiebung (durch verstärkte osmotische Diurese), Azidose, Reboundeffekt, Lungenödem bei Herzinsuffizienz
HI:	insbesondere bei rascher Infusion Volumenbelastung, Osmolaritätswerte kontrollieren => nach 1 h nicht > 330 mosm
KI:	intrakranielle Blutung, Hypovolämie, Anurie, anhaltende Oligurie, Nieren- und Herzinsuffizienz

I:	endogene, psychogene, somatogene, larvierte und klimakterische Depressionen, ängstl. Dysphorie
WI:	tetrazykl. Antidepressivum, mäßig sedativ, im wesentlichen psychomotorisch neutral, wenig anticholinerge und antiadrenerge Wirkung
PK:	gute orale Resorption, max. Plasmaspiegel nach 9-16 h, HWZ 27-58 h
NW:	neben Sedation vorwiegend veg. NW: Mundtrockenheit, Obstipation, Miktionsstörungen, Schlafstörungen, feinschlägiger Tremor, KS, Schwindel, allerg. Reaktionen, Herzrhythmusstörungen, epileptische Anfälle
HI:	ther. Spiegel: 0,1-0,3 mg/l
KI:	Einnahme von MAO-Hemmern (Hyperpyrexie, Tremor, Anfälle), schwere HRST + Herzerkrankungen, Leberfunktionsstörungen, akute Intoxikationen, Delirien, AV-Block III°, Cave bei Krampfneigung, Leberinsuffizienz
WW:	Verstärkung von sedierenden/zentral wirkenden Medikamenten, Wirkungsverstärkung von Alkohol

Intoxikation: Klinik: Krampfanfälle, Hyperthermie und da anticholinerg => Erbrechen > Aspiration + Unruhe, evtl. Muskelrigidität, Mydriasis, trockene Schleimhäute, Darmatonie, HRST (Tachykardie, QRS-Verbreiterung) => Therapie: Gabe von Cholesterasehemmern (1 Amp. Physostigmin i.v.) und Diazepam, Hämoperfusion über Aktivkohle

I:	Hakenwürmer, Oxyurien, Peitschenwürmer, Spulwurm, Madenwurm
WI:	Antihelmintikum, Hemmung der Glc.-Aufnahme der Parasiten
NW:	GIT-Symptome, Übelkeit und Erbrechen, allerg. Reaktionen
KI:	Schwangerschaft
WW:	Verzögerter hepatischer Abbau von Mebendazol bei gleichzeitiger Cimetidin-Gabe

I:	Unruhe- und Angstzustände, psychosomatische und psychovegetative Symptome
WI:	Benzodiazepin, Tranquilizer, die durch GABA vermittelte synaptische Hemmung wird gefördert (freigesetztes GABA wirkt effektiver) => vermehrter Cl-Einstrom => Reduktion der Erregbarkeit der Neuronenmembran
PK:	HWZ 50-90 h
NW:	NW der Benzodiazepine
WW:	Verstärkung zentral wirkender Medikamente/Alkohol

Intoxikation: Anexate (0,2 mg i.v.)

Melperon	**Eunerpan**® Drg. 10/25/100 mg, Lsg. = 5 ml = 25 mg, Amp. = 2 ml = 50 mg <u>DOSIERUNG:</u> akut: 1 * 50-100 mg i.m., ggf. bis 4 Amp. i.m. mild, beruhigend: 25-75 mg/Tag p.o. stärkere Unruhe: 50-100 mg/Tag, später 200 mg/Tag schwerste Unruhe: 300 bis max. 600 mg/Tag i.m. oder p.o. je in mehreren Einzeldosen am Tag Max: 4 Amp./Tag Max: 600 mg/Tag p.o.
Melphalan **(L-PAM)**	**Alkeran**® 2/5 mg, Inf.Fl. 50 mg <u>DOSIERUNG:</u> m-Myelom: 0,15-0,25 mg/kg KG/Tag + 2 mg/kg KG/Tag Prednisolon für 4 Tage (= Intervalltherapie) Ovarial-Ca: 0,2 mg/kg KG/Tag für 5 Tage Mamma-Ca: 0,15 mg/kg KG/Tag für 5 Tage
Memantin	**Akatinol-Memantine**® 10 mg, Amp. = 2 ml = 10 mg, 20 Trp. = 10 mg <u>DOSIERUNG:</u> p.o. Initial 10 mg/Tag, später 20-30 mg/Tag Max: 60 mg (3 * 20 mg)

I:	Schlafstörungen, Verwirrtheitszustände, psychomot. Unruhe, Erregungszustände bei Psychosen, organ. bedingter Demenz,
WI:	Butyophenonderivat Neuroleptikum, gute sedierende und schlafanstoßende Wirkung
PK:	gute orale Resorption, HWZ 3 h
NW:	Frühdyskinesien = paroxysmale hyperkinetisch dystone Symptome (Therapie: Biperiden i.v.), Parkinsonoid, Akathisie = unangenehme innere Unruhe mit Bewegungszwang, Spätdyskinesien = hyperkinetische Dauersyndrome choreatischer Form, endokrine Störungen, erhöhte Krampfbereitschaft, vegetative Symptome, malignes neurolept. Syndrom
KI:	schwere Leber- und Nierenerkrankung, ausgeprägte Hypotonie, Engwinkelglaukom, Phäochromozytom, Blasenentleerungsstörungen, depressive Syndrome, schwere Herzerkrankung, organ. Hirnerkrankung, Vorsicht bei Epileptikern bei gleichzeitige Gabe von Barbituraten und Opiaten
WW:	geringere Wirkung von Levadopa und Bromocriptin, bei gleichzeitiger Gabe von Phenytoin Wirkungsabschwächung, Zunahme der Blutungsgefahr bei Antikoagulation

I:	Multiples Myelom, PNP bei Gammopathie/multiplen Myelom, Ovarialkarzinom, Mammakarzinom
WI:	Alkylierung von RNA und DANN durch Einzel- und Doppelstrangvernetzung, zyklusspezifisch wirksam (S/G_2-Phase)
PK:	Resorption und Bioverfügbarkeit zwischen 20 und 90 %, HWZ 8 min und 2 h, renale Elimination der Metabolite
NW:	knochenmarkstoxisch (Leukopenie, Thrombozytopenie), Amenorrhoe, Alopezie, hämolytische Anämie, Übelkeit und Erbrechen, sek. Leukämien
HI:	Kontrolle des BB und der Retentionswerte
WW:	verringerte Bioverfügbarkeit von L-PAM mit Cimetidin

I:	muskuläre Spastik, Parkinson-Syndrome, Hirnleistungsstörungen, Vigilanzstörungen
WI:	Amantadin-Derivat, NMDA-Rezeptor-Antagonist, Wirkung spinal ?!
PK:	HWZ 65 h
NW:	Müdigkeit, Mundtrockenheit, Schwindel, Übererregbarkeit, Unruhe, Kopfdruck
KI:	schwere Leber- und Nierenerkrankungen, Epilepsie, Verwirrtheitszustände, Schwangerschaft und Stillzeit
WW:	Barbiturate, Neuroleptika, Anticholinergika, L-Dopa und dopaminerge Sunstanzen können in ihren Wirkungen- und Nebenwirkungen verstärkt werden

Mepivacain	**Scandicain**® Amp. = 5/50 ml = 0,5/1/2 % DOSIERUNG: Einzeldosis maximal. 300 mg => 60 ml 0,5 %, 30 ml 1 %, 25 ml 2 % (4,3 mg/kg KG) Infiltrationsästhesie. 0,1 - 1 % Leitungsästhesie 1 – 1,5 % Periduralästhesie: 1,5 - 2 % Spinalanästhesie. 4 % Max 30 ml 1 %ig
Merbromin	**Mercurochrom**® DOSIERUNG Cutan 1-3 * am Tag Lösung auf Wunde auftragen
Mesalazin = **5-Aminosalicyl-** **säure** **(5-ASA-Träger)**	**Salofalk**® 250-500 mg Tbl. und Supp., 2 g = 30 ml/4 g = 60 ml Klysmen DOSIERUNG. akut: 3 * 250/500 mg/Tag p.o., ggf auch höher dosiert Supp.: 3 * 250-500 mg/Tag
Mesuximid = **Methsuximid** **(MSM)**	**Petinutin**® 150/300 mg DOSIERUNG: p.o : 150 mg/Tag in 1 Woche, dann um 150 mg pro Woche erhöhen Dosisziel. 450-600 mg/Tag in 2 Einzeldosen

I:	Lokalanästhesie
WI:	Lokalanästhetikum, Wirkung entspricht dem des Lidocain
PK:	Wirkungsdauer ca. 1-2 h, Elimination über hepatischen Abbau
NW:	Bradykardie, RR-Abfall, Schwindel, Somnolenz, Verwirrtheitszustand
HI:	schlecht bis nicht für Oberflächenanästhesie geeignet
KI:	AV-Block II-III°, Herzinsuffizienz, allerg. Reaktionen gegen Mepivacain

I:	Wundbehandlung und Desinfektion
WI:	anorgan Quecksilberverbindung, bakteriostatisch und fungistatisch
NW:	lokal Reizerscheinungen, aplastische Anämie
KI:	schwere Nierenschäden
I:	Colitis ulcerosa, Morbus Crohn
WI:	Metabolit (Sulfasalazin) wirksam => Prostaglandinsynthesehemmung, Leukotriensynthesehemmung, Radikalfänger => lokale entzündungshemmende Wirkung, geringe Resorption im Dünndarm
NW:	(Klysmen) selten Bauchschmerzen, Blähungen, Medikamentenfieber, Peri- und Myocarditis, akute Pankreatitis, interstitielle Nephritis, erhöhte Methämoglobinwerte, Myalgien, Arthralgien.
HI:	Bei Asthma Überwachung, Blut- und Urinstatus: Kontrollen 14 Tage nach Beginn der Behandlung, dann noch 2-3 mal nach jeweils weiteren 4 Wochen.
KI:	(Klysmen) schwere Leber- und Nierenfunktionsstörungen, Klein- und Kleinstkinder, Salicylatüberempfindlichkeit.
WW:	Wirkungsverstärkung von: Sulfonylharnstoffen, Cumarinen, Methotrexat
I:	generalisierte und fokale Anfälle, myoklonisch astatische Anfälle, Absencen, Myoklonien, tonische und atonische Anfälle
PK:	max. Plasmakonzentration nach 1-4 h, HWZ 1-4 h, Wirkstoff: N-Desmethyl-Mesuximid mit HWZ von 35-80 h
NW:	Exantheme, Lupus erythematodes, KS, Übelkeit, Brechreiz, Singultus, Leibschmerzen, BB-Veränderungen, psychische Veränderungen, Koordinationsstörungen, NW bei Spiegel > 40 mg/l
HI:	ther. Spiegel von N-Des-Mesuximid: 15 mg/l (10-40 mg/l) = 73,8 µmol/l, im Gegensatz zu Ethosuximid auch bei fokalen Anfällen wirksam
WW:	mit Valproinsäure erhöhter Succiniminspiegel, mit Phenytoin erhöhter Phenytoinspiegel, mit Carbamazepin Succiniminspiegel erniedrigt

Metamizol	**Analgin**®, **Novalgin**®,
	Novaminsulfon rat. Amp. = 2/5 ml = 500/2500 mg,
	Baralgin® Amp. = 5 ml = 2,5 g, Trpf. = 1 ml = 500 mg
	[alle: 500 mg, (30 Trpf. = 1 ml = 500 mg)]
	
	DOSIERUNG:
	akut: 1-4 * 1000 mg/Tag i.m. oder i.v. oder
	       1-2 * 2500 mg/Tag i.m. oder i.v. oder
	       1 * 3-5 ml = 1500-2500 mg langsam i.v.
	       (in der Regel 10-20 mg/kg KG/Tag)
	p.o.: 1-2 * 500 mg/Tag p.o. oder
	       30-60 Tropfen p.o. oder
	Supp.: 1-2 * 500 mg Supp./Tag
	Migräneanfall: 1000 mg akut p.o. oder i.v./i.m., ggf 20-30 mg Domperidon oder Metoclopramid vorweg
	Max: 6000 mg/Tag

Metformin	**Glucophage**® 500/850 mg, **Mediabet**® 500 mg, **Mescorit**® 500/850 mg DOSIERUNG: p.o.: beginnen mit 1 Tbl. nach dem Frühstück, dann 1-3 * 850 mg/Tag p.o. post prandial
Methadon	**L-Polamidon**® 2,5/5 mg DOSIERUNG: allg.: 40-50 mg/Tag (individuell unterschiedlich) Substitution: 30-100 mg/Tag p.o. Opioidentzug: initial 15-20 mg/Tag, ggf. bis 40 mg, dann alle 2 Tage um 20 % reduzieren Max. 150 mg/Tag = Tagesverschreibungshöchstdosis

I:	Schmerzen aller Art, insbes. viszerale Schmerzen mit spast. Komponente, zur Fiebersenkung, akuter Migräneanfall
WI:	Analgetikum der Stufe 1, periphere Hemmung der Schmerzempfindung durch Prostaglandinsynthesehemmung, antipyretisch, spasmolytisch bei höheren Dosierungen
PK:	HWZ 10 h, Wirkungsbeginn nach ca. 20-30 min., Wirkungsdauer ca. 3-5 h, renale Elimination nach Umbau in der Leber in 4-Methylaminoantipyrin
NW:	Agranulozytose (1:10000 bis 1:1000000), evtl. allerg. Reaktionen, anaphylaktische Reaktionen insbesondere bei rascher Infusion (1:5000), gelegentlich RR-Abfall und GIT-Symptome
HI:	regelmäßig BB, Leberwerte und Nierenfunktion kontrollieren, nur zur kurzfristigen Behandlung zugelassen (siehe NW)
KI:	Pyrazolon-Allergie, Granulozytopenie, Porphyrien, nicht im 1. und 3 Trimenon
Cave:	Agranulozytosen nach ca. 1-2 Wochen Therapie: Fieber, Pharyngitis, Laryngitis, Schleimhautulcerationen, Hautausschläge, Sepsis, Lymphadenitis

I:	Diabetes mellitus Typ II, bes. bei Übergewicht, wenn mit Sulfonylharnstoffen kein Erfolg erzielt werden kann
WI:	verzögerte Glukoseresorption im Darm, Steigerung der körpereigenen Insulinwirkung, Reduktion der Glukoneogenese
PK:	HWZ 1,7 +/- 1 h, unveränderte renale Elimination
NW:	GIT-Störungen (häufig), BB-Veränderungen, Laktatazidose, Störung der B_{12}-Resorption
HI:	Überwachung der Nierenfunktion notwendig !
KI:	Leber- und Niereninsuffizienz, Herzinsuffizienz, resp. Insuffizienz

I:	Langzeitsubstitution von Heroinabhängigen, Opioidentzug
WI:	synthetisches Opioidanalgetikum, die Wirkung entspricht dem von Morphin
PK:	Wirkungseintritt nach 30-60 min., lange Wirkungsdauer
NW:	Sedierung, Agitiertheit, Verwirrung, Bradykardie, Synkope, trockener Mund, Übelkeit, Erbrechen, Schwitzen
KI:	supraventrikuläre Arrhythmien
Intoxikation:	Atemdepression, stecknadelkopfgroße Pupillen, Schock, Kreislaufstillstand, => Naloxon ½ Amp. i.v. ggf. Wiederholung bis Patient wieder ansprechbar ist

Methionin (L-)	**Acimethin®** 500 mg DOSIERUNG: p.o.: Harnansäuerung: 3 * 500-1000 mg/Tag p.o. Paracetamol-Vergiftung: alle 4 h 2500 mg bis insgesamt 20 Tabl. p.o. geben chron. Nierenversagen: 2-3 * 500 mg/Tag p.o. (Senkung der Guanidinbernsteinsäure und Beseitigung eines Methioninmangel)
Methohexital	**Brevimytal®** 100/500 mg DOSIERUNG: i.v.: 1-2 mg/kg KG streng i.v. 50-120 mg i.v Induktionsdosis (=> 5-7 min. Narkose), danach 20-40 mg alle 5-7 min.
Methotrexat **(MTX)**	**Methotrexat®, MTX®** [alle: 2,5/10 mg, Inj.Fl. 5/7,5/15/50/250/500/100/5000 mg] DOSIERUNG: allg..: 40 - 60 mg/m^2, hochdosiert 12 g/m^2 p.o.: low dose: 1 * 7,5 mg/Woche p.o. intrathekal: 8 - 12 mg/m^2 1-2 mal pro Woche bis Max-Gesamtdosis von 150 mg [=> Dosierung nach Schemata mit Ara C]
Methyldigoxin	**Lanitop®** 0,05/0,1/0,15 mg, Amp. = 2 ml = 0,2 mg DOSIERUNG: p.o..: 0,15-0,20 mg/Tag p.o. Notfall: 0,2-0,4 mg i.v. Erhaltungsdosis: 1 * 0,15-0,2 mg/Tag

I:	Harnwegsinfekte und/oder Rezidivprophylaxe, zur Wirkungsverstärkung von Antibiotika, chron. Niereninsuffizienz, verbesserte Steinlöslichkeit, Paracetamolvergiftung
WI:	L-Methionin gehört zu den Aminosäuren, die der Körper selbst nicht herstellen kann und mit der Nahrung zu sich nehmen muß, Ansäuerung des Urins durch die Abbauprodukte, Hemmung der Keimvermehrung in den ableitenden Harnwegen, Steigerung der hepatischen Glutathionsynthese
NW:	metabolische Azidose, GIT-Symptome
KI:	metabolische Azidose, Leberinsuffizienz, Harnsäuresteine, Hyperurikosurie, Oxalose, renale tubuläre Azidose
WW:	Wirkungsverlängerung und ggf. -verstärung von: Sulfonamide, Ampicillinen, Carbenicillinen, Nitrofurntoin und Nalidixinsäure

I:	Mono- und Kombinationsnarkose
WI:	Injektionsanästhetikum, Bewußtseinsverluß bereits nach 10-20 Sekunden, ultrakurzwirkendes Barbiturat (ca. 3 min.) => rascher Wirkungsverluß durch Rückverteilung, erzeugt keine Analgesie, keine ausreichende Muskelrelaxation
PK:	HWZ 97 min., Elimination durch hepatische Metabolisierung
NW:	wie Thiopental, RR-Senkung, Herzrasen, Atemdepression, Schmerzen und Nervenschäden, Angst, delirante Zustände, Krampfanfälle, allerg. Reaktionen
KI:	schwere Leber- und Nierenfunktionsstörungen, Intoxikation mit zentral wirksamen Medikamenten/Alkohol

I:	ALL, Mamma-CA, BC, Cervix-CA, Ovarial-CA, ZNS-TU, Malignes Lymphom, Meningeosis Carcinomatosa, zur Immunsuppression
WI:	Folsäureantagonist, Steigerung der IL-2 Synthese, Verminderung der IL-1 Aktivität, antiinflamatorische Effekte, passiert nach i.v. Gabe nicht die Blut-Hirn/Schranke
PK:	Resorption 70 % nach p.o., HWZ triphasisch: 2 - 4 h, 5 h und 27 h, renale Elimination
NW:	GIT-Symptome, GIT-Ulcera, Übelkeit und Erbrechen, Alopezie, Exanthme, allerg. Pneumonie, Lungenfibrose, knochenmarktoxisch, teratogen, Nieren- und Blasentoxisch, KS, Psychosen, Muskelschmerzen und Parästhesien
HI:	jeweils 7,5 mg Folinsäure (**Leucoverin**®) 24 h nach MTX-Gabe, MTX-Behandlungsziel: Leukozytensenkung auf 3500-4000/µl, Kontrolle von BB, Transaminasen, Rö-Thorax
KI:	GIT-Ulzera, Lebererkrankung, renale Insuffizienz (Krea > 2.0), Schwangerschaft
WW:	Toxizitätssteigerung druch: Barbiturate, Tetracycline, Phenytoin, Sulfonamide, nichtsteroidale Antiphlogistika (Eiweißverdrängung)

I:	hämodynamische Herzinsuffizienz, insbesondere tachykarde Formen, absolute Tachyarrhythmie
WI:	Förderung der Muskelkontraktion am Herz, positiv inotrope/negativ dromotrope Wirkung
PK:	Bioverfügbarkeit 80-90 %, hepatische Demethylisierung zu Digoxin, HWZ 50-60 h, Proteinbindung 20-30 %, Wirkungsbeginn 2-10 min. nach i.v., 10-20 min. nach p.o., Wirkungsdauer 4-8 Tage, Abklingquote = 20 %
NW:	Extrasystolie, Kammerflattern, AV-Block bis Asystolie, Bradykardie

Methylergo-metrin	Methergin®, Methylergobrevin® [alle: 0,125 mg, Amp. = 1 ml = 0,2 mg, Trpf. = 1 ml = 0,25 mg] DOSIERUNG: i.v.: 0,05-0,1 mg i.v. (max. 3 mal/Tag) i.m.: 1-3 * 0,1 mg/Tag i.m. p.o.: 1-3 * 0,125-0,25 mg/Tag Abort/Kyrettage: 0,25-0,5 mg i.v., ggf. nach 2 h bis zu 2 mal wiederholen
Methylpredni-solon	Urbason® 4/8/16/40 mg DOSIERUNG: i.v.: 250 mg i.v. (evt. alle 4 h wiederholen) p.o.: 12-80 mg/Tag p.o., dann Erhaltungsdosis 4-16 mg/Tag Schock: 15 mg/kg KG i.v.
Methysergid	Deseril ret® 4 mg DOSIERUNG: p.o.: beginnen mit 2 * ½ - 2 * ¼ Tbl./Tag, Tage später 1 Tbl./Tag morgens Migräne: 2 * ½ Tbl./Tag (2-8 mg/Tag)
Metixen	Tremarit® 5/15 mg DOSIERUNG: p.o. 1.Wo.: 3 * 5 mg = 3 * ½ Tbl., 2.Wo: 1-½-½, 3.Wo: 1-1-½ und 4.Wo: 1-1-1 ...... bis 60 mg/Tag Alterstremor: 10-20 mg/Tag p.o. NP: 20-30 mg/Tag p.o. Parkinsonsyndrom: 30-60 mg/Tag p.o.

I:	Subinvolutio uteri, Lochiometra, Wochenbettblutungen, Inj.lsg. zusätzlich: aktive Leitung der Plazentaperiode, Uterusblutungen nach Plazentaablösung, Sectio caesarea, Abort oder Kürettagen
WI:	Mutterkornalkaloid, 5-HT$_1$-Serotonin-Rezeptor-Antagonisten, wirkt besonders auf graviden Uterus mit einer langanhaltenden tetanischen Kontraktion, in niedriger Dosierung rhythmische Kontraktionen, kaum Vasokonstriktion, keine α-sympatholytische Wirkung
PK:	gute perorale Resoption, rascher Wirkungseintritt nach 40 s nach i.v., in ca. 8 min. nach i.m., HWZ 30-40 min, Wirkdauer 3 h
NW:	Übelkeit und Erbrechen, Blutdrucksteigerung, Schwindel, Schweißausbruch, KS, allerg. Reaktionen, Tachykardie, Bradykardie
KI:	Überempfindlichkeit gegen andere Mutterkornalkaloide, Gefäßerkrankungen, schwere Leberfunktionsstörungen, schwere Koronarinsuffizienz, Hypertonie, Niereninsuffizienz
WW:	verstärkte Vasokonstriktion durch: Makrolide, Tetrazykline, β-Blocker

I:	Status asthmaticus, andere systemische Kortisontherapien, zur immunsupressiven Therapie
WI:	Cushing-Schwelle 7,5 mg
PK:	Bioverfügbarkeit 82 %, HWZ 3,5 h, Wirkungsdauer 12-36 h
NW:	zu Beginn: Hypokaliämie, Natriumretention (Ödeme), Hyperglykämie, Euphorie/Depression, Thrombosen, Magen-Darm-Ulcera; auf Dauer: Striae rubrae, Steroidakne, Muskelschwäche (Myopathie), Hypertonie, NNR-Insuffizienz, Osteoporose, aseptische Knochennekrosen, Katarakt, Pankreatitis, Vollmondgesicht, Stammfettsucht, dünne vulnerable Haut
HI:	Infusionen und Tabletten morgens möglichst früh verabreichen, desto länger die Therapie bestand (> 2-3 Wochen), desto langsamer die Dosisreduktion erforderlich (Gefahr der Addison-Krise)
KI:	GIT-Ulcera, bekannte Psychose, Systemmykosen

I:	Intervallbehandlung von gehäufter schwerer Migräne, Clusterkopfschmerz, Karzinoidsyndrome, postoperatives Dumpin-Syndrom
WI:	Secale-Alkaloid, Serotoninantagonist
NW:	Nausea, Erbrechen, Unruhe, Benommenheit, Schwindel, Ataxie, Depressionen, Parästhesien, Muskelkrämpfe, Schlafstörungen, pektanginöse Beschwerden, Halluzinationen, Ödeme, Sodbrennen, Gewichtszunahme, Hautreaktionen, Haarausfall, Retroperitonealfibrose
KI:	schwere Hypertonie, Koronarinsuff., pAVK, Nierenfunktionsstörung, Schwangerschaft
Cave:	Gefahr der Retroperitonealfibrose => nur in Perioden bis 3 Mo einnehmen, dann 4-6 Wo Pause

I:	essentieller Tremor, isolierte extrapyramidale Tremorformen, Tremor beim Parkinson-Syndrom, Neuroleptika-Parkinsonoid (NP)
WI:	Anicholinergikum, langsames Einschleichen notwendig
NW:	Schwindel, Übelkeit, Erbrechen, Tachykardie, Mundtrockenheit, selten Obstipation, Magenbeschwerden, Müdigkeit, Schwindel, Angst, Erregung, Unruhe, Akkomodationsstörungen
KI:	Glaukom, Prostatahypertrophie

Metoclopramid	Gastrosil® ret. 15/30 mg, Paspertin® ret. 21 mg, MCP-rat.® ret. 30 mg [alle. 10 mg Tbl., Amp. = 2/10 ml = 10/50 mg, Supp. 10/20 mg und Lsg.] <u>DOSIERUNG:</u> akut: 1-3 * 10 mg i.v. oder i.m. oder 20-30 mg p.o. oder rektal p.o.: 3 * 10 mg/Tag p.o., 1-2 Teel. Saft oder 15-30 Tr. p.o. Migräne: 10-20 mg p.o. oder 20 mg rektal oder 10 mg i.v. Max. 0,5 mg/kg KG/Tag

Metoprolol	Beloc® ret. 200 mg, Lopressor®
	 [alle 50/100 mg, Amp. = 5 ml = 5 mg],
	 Beloc Zok® ret. 47,5/95/190 mg, Metohexal®, Prelis®
	 [alle: 50/100 mg, ret. 200 mg]
	
	 <u>DOSIERUNG:</u>
	 Hypertonie: 2 * 50 mg/Tag p.o.
	 KHK: 1-2 * 50 mg/Tag p.o.
	 Tachykarde Arrhythmie:
	     akut: 1-2 Amp. = 5-10 mg langsam i.v., nach 5-10 min
	              Wiederholung möglich
	     p.o.: 1-2 * 100 mg/Tag p.o.
	 Migräne: 50-100-200 mg/Tag p.o.
	 Tremor: 100-200 mg/Tag p.o.

I:	Reizmagen, Ulcus ventriculi et duodeni, akuter Migräneanfall, Gastritis, Pylorusstenosen, Gallenwegsdyskinesien, Übelkeit, Erbrechen, Arzneimittelunverträglichkeit
WI:	Blockade von Dopamin-Rezeptoren (D_2-Rezeptoren, zentral), Freisetzung von Acetylcholin sowie Stimulation von 5-Hydroxytryptamin-Rezeptoren => Beschleunigung der Magenentleerung und Tonuserhöhung des unteren Ösophagussphinkters
PK:	HWZ 4-5 h, Elimination zu je 50 % renal und hepatisch
NW:	malignes neurolept. Syndrom (Fieber, Muskelstarre, Bewußtseins- und RR-Veränderungen), extrapyramidal-motorische-NW/Dyskinesien (EPS), insbesondere bei Kindern, Unruhezustände
HI:	Wirkungsverlußt innerhalb weniger Wochen
KI:	extrapyramidalmot. Störungen, prolaktinabhängige Tumoren, mechanischer Ileus, rel. bei Epilepsie

Dyskinesie: ½-1-(2) Amp. = 2,5-5-(10) mg **Akineton**® i.v.

I:	KHK, Therapie und Prophylaxe der Angina pectoris, supraventr. Tachykardie, tachykarde HRST, RR, HI, Migräneprophylaxe, Tremor
WI:	β_1-selektiver Blocker (β_1:β_2 = 20:1) ohne ISA, neg. chronotrop, neg. dromotrop, neg. inotrop
PK:	Bioverfügbarkeit 50 %, HWZ 3-4 h, Elimination nach hepatischem Umbau zu 95 % renal, relative Wirkungsstärke < 1 (Propranolol = 1)
NW:	Müdigkeit, Verstärkung von: Herzinsuff., AV-Block, periph. Durchblutungsstörungen, Bradykardie, Cave bei Herzinsuff., Bronchokonstriktion, Hypoglykämieneigung bei insulinbehandeltem DM, Depressionen
KI:	AV-Block II°, Asthma bronchiale, manif. Herzinsuff., nicht mit Verapamil kombinieren !!! => AV-Block, ... und viel Ärger
WW:	Gefahr von Hypoglykämien bei gleichzeitiger Gabe von Antidiabetika (mangelnde Reaktion/Symptome auf Hypoglykämie)

Metronidazol	**Arilin**® 250/500 mg, Vaginalzäpfchen = 100 mg, **Clont**® 250/400 mg, Amp. = 100 ml = 500 mg, **Flagyl**® 400 mg, **Metronidazol Artesan**® 250 mg, **Vagimid**® 250/500 mg, Inf.Fl. = 100 ml = 500 mg DOSIERUNG: i.v.: 2-3 * 500 mg/Tag i.v. p.o : 2-3 * 250-500 mg/Tag p.o. akut: 400-500 mg/Tag p.o., dann 3 * 400-500 mg/Tag p.o. Trichomonaden: 2 * 250 mg/Tag für 7 Tage Amöbenruhr: 3 * 800 mg/Tag für 5-10 Tage Anaerobier: 2-3 * 500 mg/Tag
Mexiletin	**Mexitil**® 100/200 mg, ret 360 mg, Amp = 10 ml = 250 mg DOSIERUNG: akut p.o.: 2 * 20 mg = 400 mg p.o., dann 3 * 200 mg/Tag akut i.v.: 125-250 mg/10 min, dann 125-250 mg in der folgende Stunde, danach 0,5-1 mg/min. Dauertherapie: 3 * 200 mg/Tag oder 2 * 360 mg ret./Tag
Mezlocillin	**Baypen**® 0,5/1/2/3/4/5 g DOSIERUNG: i.v.: 3-4 * 2-5 g/Tag i.v. i.v.: 2-3 * 2 g/Tag i.v bei Gallenwegs- oder HWI

I:	Antibiotische Therapie Anaerobier-Infektionen
Spektrum:	Gpos und Gneg, u.a.: obligat anaerobe Keime incl. Protozoen (Trichomonaden, Giardia lamblia und Amöben), Entamöbia histolytika, Clostridien, Fusobakterien, Bacteroides fragilis und Protozoen
WI:	Nitroimidazolderivat, Reaktion mit bakterieller DNA
PK:	80 % Resorption nach p.o., max. Serumkonzentration nach 1 h, HWZ 6-8-(14) h, im Liquor 50 % der Serumkonzentration, gute Lipidlöslichkeit, geringe Metabolisierung in der Leber, Elimination zu 90 % über Urin
NW:	GIT: Übelkeit, Erbrechen, Diarrhoe, Mundtrockenheit, Glossitis, Stomatitis, pseudomembranöse Kolitis, Neurotoxizität, epileptische Anfälle, KS, PNP (bis 30 %), zerebelläre Störung (Ataxie), Leukopenie, Urtikaria, dunkler Urin, Unverträglichkeit gegen Alkohol (Antabus-Symptomatik)
HI:	wegen NW auf 10 Tage beschränken, sehr gut liquorgängig, Lösung nicht mit anderen Chemotherapeutika mischen
KI:	Schwangerschaft und Stillzeit, schwere Lebererkrankungen
WW:	Verlängerung der PTZ bei Antikoagulation möglich, mit Alkohol in 25 % Antabus-Effekt (Erbrechen, Schwindel, Verwirrtheit) möglich

I:	tachykarde Herzrhythmusstörungen, ventrikuläre Extrasystolie/Tachykardie
WI:	Antiarrhythmikum der Klasse I B, WI = Lidocain: verringert langsamen Na-Einstrom bei systolischer Depolarisation
PK:	hohe Bioverfügbarkeit von 85 %, max. Plasmaspiegel nach 1-3 h, Plasmaeiweißbindung 55 %, HWZ 10-17 h, in Leber metabolisiert, Ausscheidung renal
NW:	Hypotonie, Sinusknotensyndrom, Bradykardie, Lungenödem, Nausea (> 50 %), Schwindel, Verwirrtheitszustände, Krämpfe, Ataxien, allerg. Reaktionen
HI:	nach 4 und 7,5 h Spiegelbestimmung möglich (therapeutischer Spiegel = 0,5-2,0 mg/l = 2,8-11,2 µmol/l)
KI:	Dosisanpassung bei Nieren- und Leberinsuffizienz, dekomp. Herzinsuffizienz, Bradykardie
I:	Systemische und lokale Infektionen
Spektrum:	Gneg- und Gpos, siehe Ampicillin, u.a. auch: Klebsiellen, Entero- u. Citrobacter, Indol-pos.-Proteusstämme, Serratia, Pseudomonas, auf Gneg. wirksam
WI:	Breitspektrumpenicillin, β-Lactamantibiotikum, Acylaminopenicillin, Synthesehemmung von Murein (Zellbestandteil), bactericide Wirkung auf proliferierende Keime
PK:	kann nicht oral resorbiert werden, HWZ ca 1 h, Plasmaeiweißbindung 30 %, überwiegend renale Elimination zu 60 %
NW:	Hauterscheinungen, Diarrhoe, Enzymanstiege, Leukozytendepression, Hypokaliämie, Thrombozytopenie
KI:	wie Penicillin

Mianserin	**Tolvin**® 10/30/60 mg DOSIERUNG: p.o.: initial 30 mg/Tag p.o., später ggf. Dosissteigerung auf 30-90 mg/Tag p.o. Max: 120 mg/Tag
Miconazol	**Daktar**® 250 mg, Amp. = 20 ml = 200 mg, Lsg. 1 ml = 20 mg **Gyno-Daktar**® Creme, Ovula = 100 mg DOSIERUNG: p.o.: 4 * 250 mg/Tag p.o. = 4 * 5 mg/kg KG/Tag i.v.: 2-4 * 300 mg/Tag i.v. je über 60 min.
Midazolam	**Dormicum**® 7,5 mg, Amp. = 1 oder 5 ml = 5 mg, Amp. = 3 ml = 15 mg, **Dormicum V**® Amp. = 5 ml = 5 mg DOSIERUNG: allg.: 0,01-0,05 mg/kg KG i.v. Prämedikation: 2,5-5 mg 5-10 Min. i.v. Narkoseeinleitung: 0,15-0,2 mg/kg KG (10-15 mg) i.v. Status epilepticus: 0,15-0,2 mg/kg KG i.m.
Midodrin	**Gutron**® 2,5 mg, Amp. = 2 ml = 5 mg, Trpf. DOSIERUNG: p.o.: 2 * 2,5 mg/Tag p.o. (1-0-1) 2 * 7 Trpf./Tag p.o. (7-0-7)

I:	Antidepressivum, endogene Depression
WI:	nicht trizyklisches Antidepressivum, Antagonist an Rezeptoren für Serotonin und Histamin und an α_2-Rezeptoren, mittelstark sedativ, gering anticholinerg
PK:	gute orale Resorption, Bioverfügbarkeit 30 %, HWZ 17 h
NW:	erhöhte Krampfbereitschaft, manisches Verhalten, Agranulozytose, Müdigkeit, Arthralgien
HI:	Wöchentliche BB-Kontrollen
KI:	Manie und bipolare Erkrankungen, Einnahme von MAO-Hemmern, schwere Leberfunktionsstörungen
WW:	kaum WW mit Antihypertensiva und kardiotoxischen-NW, wie bei den anderen Antidepressiva, Verstärkung einiger zentral wirkender Medikamente/Alkohol

Intoxikation: da anticholinerg => Erbrechen > Aspiration + Unruhe, evt. Muskelrigidität, Mydriasis, trockene Schleimhäute, Darmatonie, HRST (Tachykardie, QRS-Verbreiterung)

I:	Pilzinfektionen u.a. des Magen-Darm-Traktes
Spektrum:	u.a.: Dermatophyten, Hefeerreger, Sproßpilze, Schimmelpilze, Fadenpilze, Systemmykosen
WI:	Antimykotikum, Azolderivat, breites Wirkungsspektrum, gegen Zellwand der Erreger gerichtet => fungistatisch und fungicid durch Hemmung der Ergosterolsynthese => Anreicherung von 24-Methyldihydrolanoserol in der Pilzmembran => Membrandurchlässigkeit steigt, Enzymhemmung innerhalb der Zellen, schlechte Liquorgängigkeit, hohe Dosis in Lunge, Leber, Niere und Auge
PK:	Bioverfügbarkeit 25 %, HWZ initial 0,5-1 h, später 24 h, Plasmaeiweißbindung > 90 %, hepatischer Metabolismus > 80 %, biliäre Elimination
NW:	allerg. Reaktionen, Hautausschläge, Juckreiz, GIT-Symptome, RR-Abfall, Angina pectoris, Tachykardien, Thrombozytopenie, Anämie
HI:	erste Infusion beobachten ! Intrathekale Gabe möglich
KI:	allerg. Reaktion gegen das Medikament, Schwangerschaft
WW:	Wirkungsverstärkung von: Antikoagulantien, Antiepileptika und Sulfonylharnstoffe (Enzymhemmung der Leber)

I:	Benzodiazepin zur Prämedikation, Narkoseeinleitung, GM + Status epilepticus
WI:	Benzodiazepin, die durch GABA vermittelte synaptische Hemmung wird gefördert (freigesetztes GABA wirkt effektiver) => vermehrter Cl-Einstrom => Reduktion der Erregbarkeit der Neuronenmembran, sedirend, axiolytisch, antikonvulsiv, bewirkt retrograde Amnesie, in höheren Dosierungen hypnotisch und stark schlafauslösend, gegenüber Barbituraten langsamerer Wirkungseintritt, atemdepressiv, keine Analgesie
PK:	HWZ 1,5-3 h, Wirkungsdauer 15-30 Min.
NW:	geringe RR-Senkung, Atemdepression, paradoxe Reaktion
KI:	Myasthenia gravis
WW:	Wirkungsverstärkung zentral wirkender Medikamente/Alkohol

Intoxikation: Anexate® (0,2 mg i.v.)

I:	Antihypotonika, orthostatische Hypotonie
WI:	Sympathomimetikum, Wirkung durch α-Rezeptoraktivierung
NW:	Herzklopfen, ventrikuläre Rhythmusstörungen
KI:	KHK, Tachykardie, Phäochromozytom, schwere Hyperthyreose

Misoprostol	**Cytotec®** 200 μg
	<u>DOSIERUNG:</u>
	p.o.: 4 * 200 μg/Tag p.o.

Mitoxantron (MITX)	**Mitoxantron AWD®** Amp. = 1 ml = 2 mg,
	Novantron® Amp = 5/10/12,5/15 ml = 10/20/25/30 mg
	<u>DOSIERUNG:</u>
	allg.: 8-12-(14) mg/m² in 500 ml NaCl alle 3 Monate
	Einzeldosis: 12 - 14 mg/m² als Kurzinfusion
	Maximaldosis: 200 mg/m²
	MS. 12 mg/kg KG als einmalige Infusion alle ¼ Jahr bis zu einer kumulativen Maximaldosis von 160-200 mg
	Ziel: Senkung der Lymphozyten auf die Hälfte des Ausgangswertes, Leuko's auf 3000-4000/μl

Moclobemid	**Aurorix®** 150/300 mg
	<u>DOSIERUNG:</u>
	p.o.: initial 2 * 150 mg/Tag (1-0-1 nach dem Essen), dann
	Reduktion auf 150 mg/Tag
	Max: bis 600 mg/Tag

Molsidomin	**Corvaton®** Amp. = 1 ml = 2 mg, **Molsihexal®** 1 mg,
	Molsidomin Heumann® 1 mg
	[alle: 2/4 mg, ret. 8 mg]
	<u>DOSIERUNG:</u>
	p.o.: 2-3 * 2-(4) mg/Tag p.o. oder
	1-3 * 8 mg ret./Tag p.o.
	akut: 1 Max 2 Amp. = 2-4 mg i.v., dann ggf.
	Perfusor: 1-4 mg/h = 4 ml/h i.v. bei 50 mg auf 50 ml

I:	Magenschleimhautschädigungen, zur Behandlung von akuten Zwölffingerdarm- u. Magengeschwüren.
WI:	über Stimulation von Schleim- und Bikarbonatsekretion verbesserter Schutz der Magenschleimhaut, Magensäuresekretionshemmung, Förderung der Durchblutung
PK:	gute orale Resorption, HWZ 20-40 min.
NW:	häufig Bauchschmerzen, vorübergehend weicher Stuhlgang bis hin zu Durchfall, sonstige GIT-Symptome
KI:	Schwangerschaft, Stillzeit, entzündliche Darmerkrankungen
I:	Mamma-Ca, akute + chron. Leukämie, Non-Hodkin-Lymphom, Leberzell-Ca, Ovarialkarzinom, chronisch progrediente rasch verlaufende MS
WI:	Zytostatikum, antiproliferativ, Interkalation und Quervernetzung der DNA, Einzel- und Doppelstrangabbrüche, zyklusunspezifische Wirkung (S/G$_2$-Phase), wirkt mehr auf B- als auf T-Lymphozyten
PK:	Plasma-HWZ ½-3 h, WI-HWZ 215 h, Plasmaeiweißbindung 80 %, Elimination nach hepatischem Metabolısmus billiär
NW:	Haarausfall, GIT-Symptome, Haut- und Schleimhaitulzerationen, BB-Veränderungen, knochenmarkstoxisch, kardiotoxisch (globale Herzinsuffizienz), Bradykardie, HRST, immunsuppressiv wirksam, irreversible Fertiliätsstörungen
HI:	keine Mischung mit Heparin, Dosisreduktion um 25 % bei Leuko´s < 3500, Thrombo´s < 100000
KI:	Schwangerschaft und Stillzeit
WW:	Verstärkung der kardiotoxischen Wirkung mit Cyclophosphamid und Anthracyclin, verstärkte Zytostatikawirkung in Kombinatiion mit anderen Zytostatika
I:	Depressive Syndrome, soziale Phobie
WI:	reversibler MAO-Hemmer => geringere Metabolisierung von Noradrenalin und Serotonin => psychomotorische aktivierend, stimmungsaufhellend, nicht sedierend
PK:	Bioverfügbarkeit zu Beginn 60 %, später 85 %, Plasmaeiweißbindung ca. 50 %, HWZ 1-2 h, nach Metabolisierung renale Elimination
NW:	Schlafstörungen, Unruhe, Schwindel, Übelkeit, Kopfschmerzen
HI:	keine Kombination mit Serotoninwiederaufnahmehemmern
KI:	akute Verwirrtheitszustände, Kinder, in Kombination mit Pethidin, Selegilin und Clomipramin
WW:	Abbauhemmung durch Cimetidin
I:	KHK, instabile Angina pectoris und Linksherzinsuffizienz, Angina pectoris im akutem Stadium des Herzinfarktes
WI:	Koronartherapeutikum, venöse Vasodilatation, enddiastolische Füllungsdruck am Herzen sinkt => verbesserte Herzarbeit und reduzierter O$_2$-Verbrauch, Thrombozytenaggregationshemmung
PK:	Bioverfügbarkeit 44 %, Wirkungsbeginn nach 10-15 min., Wirkungsdauer 3-4 h, Plasmaeiweißbindung 5 %, HWZ 2-5 h, hepatischer Metabolismus in z.T. aktive Substanzen, renale Elimination
NW:	KS, Hypotonie, Reduktion des Herzindex (Vorlastsenkung)
HI:	V.a. Kanzerogenität => Anwendungsbeschänkung auf ältere Patienten und wenn andere Medikamente nicht eingesetzt werden können
KI:	akutes Kreislaufversagen, schwere Hypotonie

Morphin	**MST Mundipharma**® ret. 10/30/60/100/200 mg, **MSI**® Amp. = 1 ml = 10/20 mg oder 5/10 ml = 100/200 mg, **Morphin Merk**® 10/20 mg, Amp. = 10 ml = 100 mg DOSIERUNG: akut: 5-10 mg in H2O verdünnt i.v. oder 10-20 mg i.m. oder s.c. p.o : 10-30 mg/Tag p.o. u. s.c. (1-0-1), ggf. erhebliche Dosissteigerung möglich (siehe Max.) Perfusor: 10 Amp. á 10 mg = 100 mg auf 50 ml NaCl mit 0,5-2 ml/h = 1-4 mg/h Max: 300 mg oral, 100 mg über Perfusor (normal) Max. 2000 mg/Tag oral bis zu 30 Tage lang möglich
Moxonidin	**Cynt**®, **Physiotens**® [alle: 0,2/0,3/0,4 mg] DOSIERUNG: p.o.: 1 * 0,2 mg/Tag morgens, ggf. erst nach 3 Wochen Steigerung auf 0,4 mg/Tag p.o.
Nadroparin-Calcium	**Fraxiparin**® DOSIERUNG: s.c. 0,3 ml = 36 mg 1 * pro Tag s.c.

I:	schwere und schwerste Schmerzzustände
WI:	Opioidanalgetikum der Stufe 3, µ-Opioidrezeptoragonist => Analgesie (spinal + supraspinal + im limbischen System), Atemdepression, Müdigkeit, Euphorie, Dysphorie, antitussiv
PK:	Wirkungseintritt nach 15-45 min., Wirkungsmaximum nach 1 h, HWZ nach i.v. und p.o. 2-3 h, Wirkungsdauer ca. 4-5 h, in retardierter Form 8-24 h, Glukuronidierung in der Leber, dann Ausscheidung über Niere
NW:	Euphorie, Abhängigkeit, Atemdepression, Sedierung, Übelkeit, Erbrechen, Schwindel, Obstipation, Miosis, Spasmen der glatten Muskulatur, Bronchospasmen, Blasenentleerungsstörungen
HI:	Verschleierung neurologische Symptome möglich
KI:	Schwangerschaft und Stillzeit, Überempfindlichkeit gegen Morphin, Vorsicht bei supraventrikulären Arrhythmien, erhöhter Hirndruck, Ileus, Divertikulitis, schwere Leber- und Nierenfunktionsstörung

Intoxikation: Naloxon (Amp. = 1 ml = 0,4 mg): alle 2-3 min. 0,1-0,2 mg i.v., evt. wiederholt Nachinjizieren

I:	essentielle Hypertonie
WI:	Antihypertonikum, Bindung an zentrale Imidazolbindungsstellen (Abnahme des Sympathikotonus) und periphere Bindung an α-Rezeptoren (geringere Noradrenalinfreisetzung) => alle Mechanismen die zur Blutdrucksenkung führen werden aktiviert, wirkt u.a. bradykardisierend und vasodilatierend
PK:	Bioverfügbarkeit 88 %, HWZ 2-3 h, überwiegend renale Elimination
NW:	Mundtockenheit, Kopfschmerz, Senkung des Reaktionsvermögens, Müdigkeit
KI:	Sinusknotensyndrom, SA- + AV-Überleitungsstörungen (2.+3. Grades), NYHA IV, Bradykardie unter 50/min., schwere KHK, schwere Leber- + Nieren-KH

I:	zur Antikoagulation, Antikoagulation bei Heparinallergie
WI:	niedermolekulares Heparin, AT-III-abhängige hemmende Aktivität gegen Faktor Xa, zudem geringe fibrinolytische Aktivität und direkte WI am Gefäßendothel
PK:	Bioverfügbarkeit nahezu 100 %
NW:	Haut- und Schleinhautblutungen, allerg. Reaktionen, Leberenzymanstieg, passagere Thrombozytopenie
HI:	Dosierung nach Plasma anti-Xa-Spiegel => Ziel > 0,5 I.E./ml, bei hohem Blutungsrisiko zwischen 0,2-0,3 I.E./ml, falsch hohe Werte für T_3, T_4, BZ (bis 30 %)
KI:	Überempfindlichkeit, erhöhte Blutungsneigung, Schwangerschaft
WW:	stärkere WI durch: NSA, Dipyridamol, Etacrynsäure, Zytostatika, Dicumarole, Dextrane, Probenicid; schwächere Wi durch: Antihistaminika, Digitalispräparate, Tetracycline, Nicotin

Naftidrofuryl-hydrogenoxalat	**Dusodril**® 100 mg, forte 200 mg DOSIERUNG: p.o.: 3 * 100-200 mg/Tag p.o. Stoßtherapie: 3 * 200 mg/Tag für 5-10 Tage Max: 600 mg/Tag
NaHCO$_3$	**Natriumhydrogencarbonat 4,2 %/8,4 %**® Inf.Fl.= 1000 ml = 42/84 g NaHCO$_3$ DOSIERUNG: allg: 1 mVal/kg KG, je nach berechnetem Defizit Formel: -BE * kg KG * 0,3 = ml 8,4 % NaHCO$_3$ (BE = Bedarf an alkalischen Valenzen in mval/l)
Naloxon	**Narcanti**® Amp. = 1 ml = 0,4 mg DOSIERUNG: initial: 1-5 Amp = 0,4 - 2 mg i.v, Wiederholung. alle 3 min bis zu 3 mal möglich Postoperativ: 0,1-0,2 mg alle 2-3 min. i.v. bis ausreichende Spontanatmung vorliegt Opioidintoxikation. 0,1-0,2 mg alle 2-3 min. i v bis 10 mg Max: 24 mg/Tag
Naproxen	**Proxen**® 250/500/1000 mg, Saft 5 ml = 150 mg, Supp.= 500 mg DOSIERUNG: p.o.: 1-2 * 250-500 mg/Tag p o. Migräneanfall: 500-1000 mg p.o., ggf. 20-30 mg Domperidon oder Metoclopramid vorweg

I:	peripher funktionelle und organ. Durchblutungs- und Nutritionsstörungen (Gehirn, Innenohr, Auge)
WI:	Vasodilatotor, verbesserte Erythrozytenverformbarkeit, thrombozytenaggregationshemmende Wirkung, keine statistisch signifikannte Änderung der Klinik bei Anwendung gegen pAVK und zerebralen Durchblutungsstörungen (daher umstritten)
PK:	HWZ 1 h
NW:	zentralnervöse Störungen, allerg. Reaktionen, Lebernekrosen, GIT-Symptome, Schwindel
KI:	frischer HI, schwere Herzinsuffizienz, frischer Apoplex

I:	metabol. Azidose nach Reanimation
NW:	vermehrte CO_2-Bildung, Atemdepression, hyperosmolare Zustände, Abfall der K-Konzentration, Hypernatriämie, Hypokalzämie => Tetanie, Nekrosen bei Paravasat
HI:	leichte Azidose besser als leichte Alkalose (bessere O_2-Abgabe der Ery's), nicht zusammen mit Katecholaminen!
KI:	nicht behebbare resp. Insuffizienz, Alkalose, Hypokaliämie
WW:	wegen alkalische Lsg. Ausfällung der Lösung mit: Ca-, Mg- und phosphathaltige Lsg., beschleunigte Elimination von Barbituraten

I:	Intoxikation mit Opioiden
WI:	kompetitiver Opiatantagonist
PK:	Bioverfügbarkeit 2 %, Wirkung nach 2 min., Wirkungsdauer 1-4 h, HWZ 1 h, hepatischer Metabolismus
NW:	Entzugssymptome, Übelkeit, Erbrechen, RR-Anstieg, HRST, allerg. Reaktionen (selten)
HI:	kann Erbrechen indizieren => Patient in Bauchlage legen!
KI:	Schwangerschaft uns Stillzeit
Cave:	Vorsicht bei Hypertonie und KHK, Kammerflimmern möglich

I:	Schmerzen aller Art, insbesondere im Bewegungsapparat, Mirgäneanfall, Zephalgien, akuter Gichtanfall
WI:	NSA, Arylpropionsäuredenvat, Hemmung der Prostaglandinsynthese
PK:	Plasmaproteinbindung 100 %, HWZ 13-14 h
NW:	GIT-Symptome, Haarausfall, KS, Verstärung der Symptome bei Epilepsie/Parkinson/psychiatr. Erkrankungen, Hyperglykämie, Stirnkopfschmerz, Schwindel, Bronchospasmus
KI:	GIT-Ulcera, Blutungsneigung, Allergie, Porphyrie, system. Lupus erythematodes, Mischkollagenosen, Schwangerschaft und Stillzeit
WW:	erhöhte Blutspiegel von Phenytoin und Digoxin, verminderte Wirkung von Diuretika und Antihypertonika

Natriumfluorid	**Fluoretten**®, **Zymafluor**® [alle: 0,25/0,5/0,75/1,0 mg] **Ossin**® ret. 40 mg DOSIERUNG: p.o.: ab 6. LJ. 1 mg/Tag p.o. Osteoporose: 75-100 mg/Tag p.o. Max: > 20 mg/Tag auf Dauer
Natriumper- **chlorat**	**Irenat**® 1 ml = 15 Trf. = 300 mg DOSIERUNG. p.o.: am Tag vor Untersuchung: 3 * 30 Trpf., 3 Tage nach Untersuchung: je 3 * 30 Trpf./Tag, dann schleichende Dosisreduktion über 14 Tage
Neomycin	**Bykomycin**® Kps = 162500 I.E., Inf.Fl. = 1300000 I.E., **Neomycin**® 500 mg, Lsg. 5 ml = 125 mg DOSIERUNG: p.o.: 2-4 * 0,5-1 g/Tag = 2-4 g/Tag Leberkoma: 4-6 * 1-2 g/Tag = 4-12 g/Tag für 5-6 Tage, dann 2 g/Tag als Erhaltungsdosis Darmsterilisation: 4-6 * 1 g/Tag für 2-3 Tage Max: 8 g/Tag
Neostigmin	**Neostigmin**®, **Prostigmin**® [alle: Amp. = 1 ml = 0,5 mg] DOSIERUNG: i.v.: 3 * 0,25-0,5 mg/Tag i.m., bis 6 mal pro Tag möglich s.c.: 3 * 0,25-0,5 mg/Tag s.c., bis 6 mal pro Tag möglich Glaukom: wiederholt am Tag 3 % Augentropfen Max: bis zu 0,04 mg/kg KG i.v.

I:	Kariesprophylaxe, Osteoporose
WI:	Einlagerung in Knochen und Zähne, fördert Remineralisierung der Zähne, hemmende Wirkung auf den Bakterienstoffwechsel, Senkung der Kariesrate um 30-70 %
PK:	gute enterale Resorption
NW:	Zahnfluorose (gesprenkelte Zahnoberfläche), > 20 mg/Tag auf Dauer führt zu Kortikalisverdickung des Knochens und Gelenkversteifung mit totaler Ankylosierung (Fluorose)
KI:	Schwangerschaft und Stillzeit, schwere Leber- und Nierenfunktionsstörungen, Osteomalazie

I:	zur Prohylaxe einer Hyperthyreose bei Jodexposition
WI:	Thyreostaticum, Hemmung des aktiven Jodtransportes in die Schilddrüse durch kompetitive Verdrängung des Jodids
NW:	flüchtiges Exanthem, GIT-Symptome, Leukopenie, Lymphadenopathie
HI:	vermehrte TSH-Ausschüttung (reaktiv) => strumigene Wirkung

I:	Enteritis, Zusatzbehandlung beim Leberkoma, zur Darmsterilisation
Spektrum:	Gneg und Gpos, u.a.: Bacillus, Listerien, Staphylokokken, Acinetobacter, Bordetella, Brucella, E.coli, Enterobacter, Haemophilus, Klebsiellen, Mycoplasmen, Proteus
WI:	Aminoglykosid, Wirkung auf 30S-Untereinheit der Ribosomen und damit auf die Proteinsynthese, Synthese falscher Proteine, Hüllstruktur wird durchlässiger/zerstört, baktericide Wirkung
PK:	nur sehr geringe Resorption aus GIT-Trakt
NW:	GIT-Symptome, Vestibularis- und Cochlearisschäden (Gleichgewichts- und Hörschäden) insbesondere bei Therapie > 10 Tagen und > 8 g/Tag, allerg. Reaktionen und Hautreizungen
HI:	wirkt nicht gegen Anaerobier des Darmes
KI:	schwere Niereninsuffizienz, Allergie gegen Aminoglykoside, Schwangerschaft, Stillzeit

I:	Myasthenia gravis, Darmatonie, Glaukomanfall, bei Intoxikationen mit zyklischen Antidepressiva, Neuroleptika, Antihistaminika
WI:	indirektes Parasympathomimetikum durch reversible Acetylcholinesterasehemmung, nur peripher wirksam
PK:	Bioverfügbarkeit 1-2 %, HWZ 50-70 min., rasche renale Elimination
NW:	cholinerge NW: Übelkeit, Erbrechen, Schweißausbruch, Speichelfluß, Diarrhoe, Bradykardie, Augenschmerzen, Akkommodationskrampf, Bronchokonstriktion
KI:	frischer Herzinfarkt, Herzinsuffizienz, Bradykardie, Hypotonie, Asthma bronchiale, Ulcus ventriculi
Cave:	überschießende vagotone Wirkung, letal ab 5 mg => Antidot Atropin

Nifedipin	* **Adalat**® ret. 30 mg, **Duranifin**® ret. 40 mg, **Nifedipin-rat.**®, **Nifehexal**® ret. 40/60 mg, **Pidilat**® [alle: 5/10/20 mg, ret. 10/20 mg] * **Cordicant**®, **Nifedipat** [alle: 5/10 mg, ret. 20/40 mg] * **Corinfar**® ret. 50 mg, **Corotrend**® ret. 10 mg, **Nifelat**® ret. 10 mg [alle: 5/10 mg, ret. 20 mg] DOSIERUNG: p.o.: 3 * 5-25 mg/Tag oder 2 * 20 mg ret /Tag oder 1 * 30-60 mg/Tag Angina pectoris: 1-2 * 10 mg sublingual als Kps. Hypertone Krise: 1-2 * 10 mg sublingual als Kps. Perfusor (Intensiv): 1-3 mg/h i.v.
Nimodipin	**Nimotop**® 30 mg, 1 Fl. = 10 mg Nimodipin in 50 ml Lsg DOSIERUNG: p.o.: 4 * 30 mg/Tag p.o. SAB: initial für 1. + 2. h 1 mg/h (= 5 ml Lsg. => 15 µg/kg KG/h), dann für 2-3 Wo 2 mg/h (= 10 ml Lsg. => 30 µg/kg KG/h) - ggf auf 3 mg/h steigern, am Tag 15-21: 4 * 60 mg /Tag p.o.
Nisoldipin	**Baymycard**® 5/10 mg DOSIERUNG: p.o.: 2 * 5 mg/Tag p.o. bei Bedarf stufenweise auf max. 2 * 20 mg/Tag steigern Max: 40 mg/Tag
Nitrazepam	**Eatan N**® 10 mg, **Imeson**® 5 mg, **Mogadan**® 5 mg, **Novanox**® 5/10 mg, **Radedorm**® 5/10 mg DOSIERUNG: p.o.: beginnen mit ½-1 * 5 mg zur Nacht, ggf. bis 1½-2 * 5 mg/Tag steigern Bei älteren Patienten niedriger dosieren !

I:	Hypertensive Krise, Angina pectoris (Arteriolenerweiterung), Hypertonie aller Schweregrade, KHK
WI:	Kalziumantagonist, Wirkung durch periphere art. und ven. Vasodilatation => Vor- und Nachlastsenker, O_2-Bedarf am Herz senkend, Reflextachykardie
PK:	gute perorale Resorption, Bioverfügbarkeit 60-70 %, max. Plasmaspiegel 30-120 min., Plasmaeiweißbindung ca. 80 %, HWZ 3-4 h, nach 2-3 Min. setzt Wirkung ein, bei Retardpräparaten Wirkdauer bis 12 h, hepatischer Metabolismus und renale Elimination
NW:	Kopfschmerzen, Flush, Wärme, überschießende RR-Senkung, Übelkeit, Schwindel, Angina pectoris-Anfall, Reflextachykardie
KI:	Schock, instabile Angina pectoris, Schwangerschaft
WW:	Chinidinspiegel fällt, Digoxinspiegel steigt

Intoxikation: Kalzium 10 % (10-20 ml), bei Bradykardie Atropin und Volumengabe

I:	SAB (Subarachnoidalblutung), arterielle Hypertonie
WI:	Kalziumantagonist, Vermeidung von cerebralen Spasmen infolge SAB
PK:	rasche Resorption, hoher First-pass-Effekt, HWZ 1-1,5 h, Plasmaeiweißbindung 97-99 %, sehr hohe Lipophilie
NW:	RR-Senkung, Herzfrequenzänderung (Zu-/Abnahme), Kopfschmerzen, Gesichtsrötung, Übelkeit, Schwindel, Angina pectoris-Anfall, Thrombophlebitis der peripheren Vene, Anstieg der Leberwerte
HI:	Infusion über zentralen Zugang, Infusionsleitung aus Polyäthylen notwendig, Lichtschutz der Infusionssysteme
KI:	schwere Leber- und Nierenfunktionsstörungen, generalisiertes Hirnödem und schwerer Hirndruck, nicht in Kombination mit: Carbamazepin, Phenobarbital und Phenytoin

CAVE: Lsg. enthält 96 % Alkohol

I:	KHK, insbes. bei instabiler Angina
WI:	Kalziumantagonist (Nifedipintyp)
PK:	Bioverfügbarkeit 4-5 %, HWZ 6-16 h
NW:	KS, Flush, Schwindel, Tachykardie, Hypotonie, GIT-Symptome, Anstig der Leberenzyme, Gynäkomastie
KI:	Aortenstenose, schwere Leberfunktionsstörung, schwere Hypotonie
WW:	Chinidinspiegel fällt, Digoxinspiegel steigt

I:	Ein- und Durchschlafstörungen, BNS-Krämpfe
WI:	Benzodiazepin, die durch GABA vermittelte synaptische Hemmung wird gefördert (freigesetztes GABA wirkt effektiver) => vermehrter Cl-Einstrom => Reduktion der Erregbarkeit der Neuronenmembran
PK:	Bioverfügbarkeit 80 %, Benzodiazepin mit langer Wirkungsdauer, lange Anflutzeit (max. Blutspiegel nach ca. 2 h), keine aktiven Metabolite, HWZ 20-40 h, Äquivalenzdosis 2,5 mg
NW:	NW der Benzodiazepine
HI:	paradoxe Reaktionen insbesondere bei älteren Menschen möglich
WW:	Verstärkung zentral wirkender Medikamente/Alkohol

Intoxikation: Anexate (0,2 mg i.v.)

Nitrendipin	**Bayotensin**® 10/20 mg, Phiole 1 ml = 5 mg, **Bayotensin mite**® 10 mg, **Bayotensin**® akut 5 mg, **Nitrendipin**® 10/20 mg DOSIERUNG: akut: 1 Phiole (= 5 mg) sub lingual, ggf. nach 30 min Wiederholung möglich p.o.: 1 * 20 mg/Tag p.o. 2 * 10 mg/Tag p.o.
Nitrofutantoin	**Furadantin**®, **Cystit**® [alle: 50 mg Tbl, ret. 100 mg] DOSIERUNG: akut: 3 * 100 mg/Tag für 6-7 Tage chronisch: 3 * 50 mg/Tag oder 1-2 * 100 mg ret./Tag für Wo/Mo
Nitroglycerin = Glyceroltrinitrat	**Corangin Nitro**®, **Nitrolingual**®, **Nitrangin liquidum**®, **Nitro-Pohl**®, **Nitro Mack**®, **Nirtoderm**® [alle: Kps. = 0,8/1,2 mg, Hub = 0,4 mg] [alle: Amp = 5/25/50 ml = 5/25/50 mg] DOSIERUNG: i.v.: 50 mg/50 ml mit 1-6 ml/h = 1-6 mg/h s.l.: 1-2 Nitrozerbeißkapseln = á 0,8 mg Inhalation: 2-4 „Hübe Nitrospray" = 2-4 * 0,4 mg
Nitroprussid-Natrium	**Nipruss**® Amp. = 60 mg DOSIERUNG: akut: mit 0,2-0,3 µg/kg KG/min. einschleichen, in 2 minütigen Abständen Dosissteigerung (in 5 %iger Glc.Lsg. gelöst) im Mittel: 1-6-(10) µg/kg KG/min. [immer in Kombination mit Na-Thiosulfat im Verhältnis 1:10 bei mehr als 2 µg/kg KG/min. (enzymatisch bedingte Freisetzung von Cyanidionen)] Max.: 125-250 mg/Tag

I:	hypertensive Entgleisung, arterielle Hypertonie
WI:	Kalziumantagonist, periphere Vasodilatation, Dihydropyridin der II. Generation, 12-24 hige Wirkung, Vorlastsenker, O_2-Bedarf am Herz senkend
PK:	Bioverfügbarkeit 30 %, bei Phiole setzt nach 2-3 min. die Wirkung ein, sonst nach 20-30 min., HWZ 8-12 h, hepatische Elimination von inaktiven Metaboliten
NW:	Flush, Erytheme, Kopfschmerz, Schwindel, Leberfunktionsstörungen, Tachykardie (selten), Knöchelödeme
HI:	Vorteil: weniger Einfluß auf die Herzfrequenz als Nifedipin
WW:	Chinidinspiegel fällt, Digoxinspiegel steigt

I:	chron. Harnwegsinfekte
Spektrum:	u.a.: E.coli, Enterokokken
WI:	Nitrofuran-Antibiotikum, bakteriostitische WI
PK:	gute orale Resorption, HWZ 20-30 min.
NW:	allerg. Reaktionen, Depressionen, PNP, Schwindel, KS, GIT-Symptome, Lungenfibrose
KI:	Schwangerschaft, Stillzeit

I:	Angina pectoris, Myokardinfarkt, Koronarspasmus, hypertensive Krise, akute Linksherzinsuffizienz, karidales Lungenödem
WI:	Senkung des pulmonalen Mitteldrucks/ Aortendrucks/ peripheren Widerstandes/ recht- und linksventrikulären Füllungsdrucks durch venöses Pooling, Vasodilatation, Senkung des O_2-Verbrauchs, sehr lipophil => Salben, Verbesserung des Wirkungsgrades der Herzarbeit
PK:	Wirkungsbeginn nach 2-3 min., ca. 20-30 min. lang, HWZ 2 min.
NW:	Flush, reflektorische Tachykardie, Hypotonie, Kopfschmerzen, Übelkeit, orthostatischer Kollaps, starke RR-Senkung nach Ethanolgenuß
HI:	nach mehr als 24-48 h Toleranzentstehung bei kontinuierlicher Applikation
KI:	Hypotonie, Volumenmangel
Intoxikation:	Volumenzufuhr, evt. Dopamin

I:	Blutdruckkrisen, maligne und therapieresistente Hypertonie
WI:	komplexes Eisen-Natriumsalz, Aktivierung der zytoplasmatischen Guanylatzyklase => Kalzium wird aus Muskelzelle gepumpt, Vasodilatator (art. + ven.) => Vor- und Nachlastsenker, ZVD-Senkung
PK:	HWZ 2 min., sehr kurze Wirkungsdauer (beginnt und endet mit Infusion)
NW:	Übelkeit und Erbrechen, Schwächegefühl, Muskelzuckungen, Schwindel, Tachykardie, Tachypnoe
HI:	nicht mit NaCl zusammen infundieren !, nicht länger als 2 Tage infundieren, ohne Cyanid-Spiegelkontrolle (Abbauprodukt) im Serum durchzuführen
KI:	Aortenisthmusstenose, Vit.B_{12}-Mangel

Antidot bei Zyanidvergiftung: 3-4 mg/kg KG i.v.4-Dimethylamino-phenol-hydrochlorid (**4-DMAP**®, Köhler-Chemie) = Methhämoglobinbildner

Nizatidin	**Gastrax**®, **Nizax**® [alle: 150/300 mg] DOSIERUNG: p.o.: 1 * 150-300 mg/Tag zur Nacht
Noradrenalin = **Norepinephrin**	**Arterenol**® Amp. = 1/25 ml = 1/25 mg DOSIERUNG: akut: 0,3-0,5 mg = 0,3-0,5 ml verdünnt i.v. und nach Wirkung Perfusor: 0,05-0,3 µg/kg KG/min. i.v.
Norfenefrin	**Novadral**® ret. 15/45 mg, Amp. = 1/5 ml = 10/50 mg, Lsg. 1 ml = 6 mg DOSIERUNG: akut: Amp. zur s.c., i.m. Injektion: 0,14 mg/kg KG (= etwa 1 Amp. (10 mg) für einen 70 kg schweren Erwachsenen) p.o.: 2-3 * 15 mg ret./Tag oder 2-3 * 30 Trpf. p.o.
Norfloxacin	**Barazan**® 400 mg DOSIERUNG: p.o.: leicht 2 * 400 mg/Tag p.o. schwer: 3 * 400 mg/Tag p.o. je für 7-10 Tage

I:	GIT-Ulcera, Gastritis, Refluxösophagitis
WI:	H$_2$-Rezeptor-Antagonist => Reduktion der Magensäureproduktion
PK:	Bioverfügbarkeit 90 %, HWZ 1,5 h, Elimination überwiegend renal
NW:	Hautausschlag, allerg Reaktionen, Kopfschmerz, Schwindel, Müdigkeit, Verwirrtheitszustände, Erhöhung der Leberenzyme, Krea-Anstieg, BB-Veränderungen (Leukopenie, Thrombopenie)
KI:	schwere Niereninsuffizienz (Krea-Clearance < 40 ml/min., S-Krea > 2,5 mg/dl), Schwangerschaft, Stillzeit

I:	arterielle Hypotonie, schwerer Schock, insbesondere kardiogen, anaphylaktisch, septisch mit deutlichem RR-Abfall
WI:	RR-Steigerung durch Vasokonstriktion und pos. Inotropie (α_1- und β_1-Agonist)
PK:	HWZ 1-3 min., Wirkungsdauer 1-2 min.
NW:	Herabsetzen der Herzfrequenz, gelegentlich Rhythmusstörungen, cave Nekrosen an Injetionsstelle
HI:	nicht mit NaHCO$_3$ zusammen infundieren !
KI:	Hypertonus, hochgradige Koronarsklerose

I:	arterielle Hypotonie, Kreislaufversagen u. Kreislaufkollaps nach Anwendung von Antihypertensiva und/oder Psychopharmaka
WI:	Vasokonstriktor, α-Sympathomimetikum
PK:	Bioverfügbarkeit 20 %
NW:	Schlaflosigkeit, Unruhe, Schwitzen, Schwindelgefühl, Kopfschmerzen, Magen-Darm-Beschwerden, Herzklopfen
KI:	KHK, tachykarde HRST, Hyperthyreose, Phäochromozytom, Engwinkelglaukom

I:	Infektionen der ableitenden Harnwege (Gpos + Gneg aerobe Keime)
Spektrum:	insbesondere auf Gneg Keime, u.a.: Camppylobakter, **Enterobater, Klebsillen, Morganella**, Neisseriea gonorrhaeae, Proteus, Pseudomonas, Salmonella enteritis et typhimurium, Shigellen, Yersiniea enterocolica
WI:	Gyrasehemmer, Hemmung der bakteriellen DNA-Gyrase, Aufwicklung der DNA nicht mehr möglich, bakterizide Wirkung
PK:	Bioverfügbarkeit 35-40 %, HWZ 4-5 h, Elimination 30-40 % unverändert renal
NW:	GIT-Symptome, Übelkeit und Erbrechen, Sodbrennen, Bauchschmerzen, allerg. Reaktionen, zentral nervöse Symptome, u.a.: KS, Schwindel, Halluzinationen, Krampfanfälle, Ataxien, BB-Veränderungen, Transaminaseanstiege, Anstieg der Retentionsparameter
KI:	Schwangerschaft und Stillzeit, Kinder und Jugendliche während Wachstumsperiode, Epilepsie, Anurie

Nystatin	Adiclair®, Biofanal®, Candio-Hermal®, Moronal®, Nystatin Lederle® <u>DOSIERUNG:</u> Dragees und Salbe (Dauer 8-14 Tage lang)
Ofloxacin	Floxal® Augensalbe und Augentropfen, Tarivid® 200/400 mg, Amp. = 50/100/200 ml = 100/200/400 mg <u>DOSIERUNG:</u> i.v.: leicht: 2 * 200 mg/Tag i.v. schwer: 2 * 400 mg/Tag i.v. p.o.: 2 * 200 mg/Tag p.o. Max: 2 * 400 mg/Tag
Olanzapin	Zyprexa® 5/7,5/10 mg <u>DOSIERUNG:</u> p.o.: beginnen mit 1 * 10 mg/Tag p.o., später 1 * 5-20 mg/Tag p.o.
Omeprazol	Antra® Inj.Fl = 40 mg, Kps.= 10/20/40 mg, Gastroloc® 20 mg <u>DOSIERUNG:</u> i.v.: 2 * 1 Amp = 2 * 40 mg/Tag, später 1 Amp. tgl. i.v. (langsam als Kurzinfusion) p.o.: 2 * 1 Kps. = 2 * 20 mg/Tag p.o., später 1 * 1 Kps./Tag p.o. Blutung: 4 * 40 mg i.v. (langsam als Kurzin-fusion) Zöllinger-Ellison-Syndrom: initial 80 mg/Tag p.o., später 20-80-120 mg/Tag p.o.

I:	Pilzinfektionen von Schleimhäuten, besonders bei Sproßpilzen (Candida albicans), Hautinfekte, Nagelinfekte
Spektrum:	Candida-Arten
WI:	wirkt lokal auf Haut und Schleimhaut, fungistatisch
PK:	kaum Resoption nach oraler Gabe => Anwendung auf Haut- und Schleimhäuten
NW:	allerg. Reaktionen, GIT-Symptome

I:	Infekte der Atemwege, Harnwege, Knochen, Weichteile, ...
Spektrum:	Wirkung auf Gneg > Gpos, u.a.: Staphylokokken, Streptokokken, Neisserien, Acinetobacter, Salmonellen, Shigellen, E.coli, Klebsiellen, Citrobacter, Enterobacter, Chlamydien, Mykoplasmen, Legionellen, Treponemen
WI:	Gyrasehemmer, Hemmung der bakteriellen DNA-Gyrase, Aufwicklung der DNA nicht mehr möglich, bakterizide Wirkung
PK:	Bioverfügbarkeit 90 %, max. Plasmaspiegel nach ca. 30-60 min., HWZ 6 h, Plasmaeiweißbindung 5 %, 90 % werden unverändert renal eliminiert
NW:	GIT-Symptome, Übelekit und Erbrechen, allerg. Hautveränderungen, ZNS-Störungen, BB-Veränderungen, Anstieg der Transaminasen und Retentionsparameter
HI:	auf ausreichende Flüssigkeitszufuhr achten (Kristallurie), Dosisreduktion bei Niereninsuffizienz (S-Krea 2-5 mg/dl => halbe Dosis, S-Krea > 5 mg/dl => viertel Dosis)
KI:	Schwangerschaft und Stillzeit, Epilepsie, Anurie

I:	Halluzinationen, Depressionen, Angst, Schizophrenie
WI:	zur Gruppe der Neuroleptika gehörig
PK:	Bioverfügbarkeit 80-100 %, HWZ 30-52 h
NW:	Gewichtszunahme, Schläfrigkeit
KI:	Engwinkelglaukom

I:	Ulcus duodeni/ventriculi, Zöllinger-Ellison-Syndrom, Refluxösophagitis
WI:	Protonenpumpenhemmer (H^+/K^+-ATPase)
PK:	rasche Resorption, max. Plasmakonzentration nach 1-3 h, HWZ 1 h, die Elimination erfolgt nach Um/Abbau in Metabolite renal
NW:	Schwindel, Kopfschmerz, Durchfall, Verstopfung, selten Sehstörungen (insbes. bei i.v. Gabe), Transaminasenanstieg, BB-Veränderungen
HI:	zur Eradikation 2 * 1 Kps. tgl. 30 min vor dem Essen, nicht rasch i.v. geben => bleibender Sehverlußt/Hörverlußt !
WW:	stärkere Wirkung von Vitamin-K-Antagonisten => erhöhte Blutungsgefahr !

Ondansetron	**Zofran**® 4/8 mg Tbl., Amp. = 2/4 ml = 4/8 mg DOSIERUNG: I: beginnen mit 8 mg i.v., dann alle 12 h 8 mg i.v. oder p.o. II: 1-2 h vor Chemo 8 mg i.v., dann alle 12 h i.v. oder p.o. III: alle 12 h 8 mg p.o.
Opipramol	**Insidon**® 50 mg DOSIERUNG: Leicht: 1-2 * 50 mg/Tag abends p.o. (0-0-(1-2)) Mittel: 2-3 * 50 mg/Tag p.o. (1-0-2 oder 1-1-1) Schwer: 3 * 100 mg/Tag p.o. (2-2-2)
Orciprenalin	**Alupent**® Amp. = 1 ml = 0,5 mg DOSIERUNG: akut: 1 Amp á 0,5 mg in 10 ml NaCl 0,9 %, davon 1-2 ml i.v., ggf. Wiederholung Perfusor: 1 Amp = 5 mg auf 50 ml NaCl verdün-nen und mit 10-30 µg/min = 6-8 ml/h im Perfusor
Oxacillin	**Stapenor**® 0,25 mg Kps., Inf. Fl. 0,5/1 g DOSIERUNG: allg.: 4 * 0,5-1 g/Tag = 2-4 g/Tag Kps.: 2-3 g/Tag in 4-6 Einzeldosen; i.v.: 2-4 g/Tag in 4-6 Einzeldosen; i.m.: 2-4 g/Tag in 4 Einzeldosen (> 40 kg KG)

I:	antiemetische Therapie bei Chemo-/Strahlentherapie
	I: Cisplatin, II: Cycloph., Doxorubicin, Carboplatin, III: Strahlentherapie
WI:	hochselektiver, kompetetiver 5-HT_3-Serotonin-Rezeptor-Antagonist, neben ausgeprägtem antiemetischem Effekt auch anxiolytische Wirkung
PK:	schnelle orale Resorption, Bioverfügbarkeit 60 %, max. Plasmakonzentration nach 1-1,5 h, Plasmaeiweißbindung 70-76 %, HWZ 3-3,5 h, hepatische Elimination nach Metabolisierung
NW:	KS, Wärmegefühl, Hautrötung, Flush, Schluckauf, Leberwerterhöhung, Obstipation, Sedierung
KI:	schwere Störung der Magen-Darmmotilität

I:	Angst, Spannung, Unruhe, Schlaflosigkeit, depressiver Verstimmung
WI:	Trizyklisches Antidepressivum, Hemmung der neuronalen Aufnahme von Serotonin und Noradrenalin => sedierende, anxiolytische und antidepressive WI, Blockade von D_2-Dopaminrezeptoren, α_1-antiadrenerge und anitcholinerge WI (erst Sedation, dann gesteigerter Antrieb, dann nach 2-3 Wo Stimmungsaufhellung)
PK:	HWZ 6-9 h
NW:	vorwiegend vegetative NW, Sedierung, Schwindel, GIT-Symptome, Mundtrockenheit, Obstipation, Akkommodationsstörungen, Miktionsstörungen (= anticholinerge NW)
HI:	Therapiedauer mindestens 2 Wochen, in der Regel 1-2 Monate
KI:	In Kombination mit MAO-Hemmern, akute Delirien, Engwinkelglaukom, akute Med-Intoxikationen
Intoxikation:	> 1,2 g sind gefährlich, bei akuter oraler Intoxikation nach ca. 1-2 Stunden neben anticholinergen Symptomen (Mundtrockenheit, Mydriasis) und Müdigkeit, GIT-Symptome: Nausea und Erbrechen, HRST: Flimmern, Blockbilder, Bradykardie, Blutdruckabfall, Koma mit erhaltenen Reflexen, Krämpfe, Atemdepression bis Atemstillstand => Multiorganversagen.
Therapie:	Na-Infusionen bei HRST oder $NaHCO_3$-Infusionen zum Azidoseausgleich, Physostigmin bei anticholinergen Symptomen, passagerer Schrittmacher

I:	atropinresistente Bradykardie, AV-Block 2.Grades, Adams-Stoke-Anfall, Anidot bei relativer oder absoluter Überdosierung von α- Blockern
WI:	$\beta_1+\beta_2$-Stimulation, Herabsetzung der elektrischen Reizschwelle, daher Anwendung vor Defibrillation, Senkung des periph. Widerstandes
PK:	HWZ 2 h
NW:	Tachykardie bis Kammerflimmern, Extrasystolie, RR-Abfall, pektanginöse Beschwerden, hohes Arrhythmiepotential
KI:	Tachykardie, Tachyarrhythmie, Extrasystolie

I:	Penicillin-G-resistente bedingte Staphylokokken Infektionen
Spektrum:	Gpos und gegen penicillinasebildende Staphylokokken, Neisseria und Enterokokken wirksam
WI:	β-Lactamantibiotikum, Synthesehemmung von Murein (Zellbestandteil), baktericide Wirkung auf proliferierende Keime
PK:	sehr hohe Plasmaeiweißbindung (97 %), geringe Liquorgängigkeit
NW:	NW der Penicilline, allerg. Reaktionen, erhöhte Leberenzymwerte, Hepatitis, Cholestase, vorübergehende Hämaturie
HI:	Dosisanpassung bei Niereninsuffizienz
KI:	Penicillinallergie
WW:	mit Probenicid verlängerte Eliminations-HWZ

Oxazepam	**Adumbran**® 10 mg, forte 50 mg,
	Uskan® 10/20 mg,
	Praxiten® 10/15 mg, forte 50 mg
	
	DOSIERUNG:
	Schlafstörungen:
	    10 mg zur Nacht p.o., ggf. 20-30 mg p.o.
	    alte Pat.: 5-15 mg p.o. zur Nacht
	Angstneurosen:
	    2 * 10 mg/Tag p.o. (1-0-1)
	    schwere Fälle bis 3 * 20 mg/Tag p.o.

Oxilofrin	**Carnigen**® 16 mg, forte 32 mg, Trpf. 1 ml = 20 mg
	
	DOSIERUNG:
	p.o.: 2-3 * 2 Drgs./Tag p.o. oder 3-6 * 20 Trpf./Tag p.o.
	    Erhaltungsdosis:
	    2 * 1 Drg./Tag p.o. oder 3 * 20 Trpf./Tag p.o

Oxitropium-bromid	**Ventilat**® DOSIERUNG: Inhalieren: 2-3 mal tgl. den Inhalt 1 Kps. inhalieren
Pankreatin	**Kreon**® 10000/25000/40000 E., **Pankreon**® 10000 E., forte 28000 E., **Panzytrat**® 10000/25000/40000 E. DOSIERUNG: p.o.: 80000-10000 E. pro Mahlzeit
Pantoprazol	**Pantozol**® 40 mg, **Rifun**® 40 mg DOSIERUNG: p.o.: 1 * 40 mg/Tag, ggf. auch 2 * 40 mg/Tag Therapiedauer: 2-4 Wochen

I:	Schlafstörungen, akute und chron. Angstneurosen
WI:	die durch GABA vermittelte synaptische Hemmung wird gefördert (freigesetztes GABA wirkt effektiver) => vermehrter Cl-Einstrom => Reduktion der Erregbarkeit der Neuronenmembran, mittellang wirksames Benzodiazepin-Tranquilizer mit rel. langsamer Resorption, keine aktiven Metabolite
PK:	mittlere HWZ 6-15 h, Äquivalenzdosis 30 mg
NW:	RR-Abfall möglich, Benommenheit, Schläfrigkeit, Müdigkeit, Gangunsicherheit, Schwindel
HI:	flutet langsam an => rechtzeitig geben, auf Dauer Suchtentstehung und Gewöhnung (= Wirkungsverlußt)
WW:	Verstärkung zentral wirkender Medikamente/Alkohol

Intoxikation: Anexate® (0,2 mg i.v.)

I:	Hypotonie, Orthostasereaktionen
WI:	Sympathomimetikum (WI auf α– und β-Rezeptoren)
PK:	Bioverfügbarkeit 47 %, HWZ 3-4 h
NW:	GIT-Symptome, Unruhe, Schlaflosigkeit

I:	Chron. obstruktive Atemwegserkrankungen mit Bronchospasmus
WI:	Anticholinergikum
PK:	HWZ 2-3 h, von ca. 30 %, die in die Lunge gelangen, werden 12 % verabreiten Dosis ist systemisch wirksam
NW:	Mundtrockenheit, Trockenheit der Nasenschleimhaut
KI:	Engwinkelglaukom

I:	Pankreasinsuffizienz, nach akuter und chron. Pankreatitis
WI:	Pankreasextrakt vom Schwein (Amylase, Proteasen, Lipasen)
PK:	Enzyme werden durch Magensäure zerstört (säurefeste Kps.)
NW:	allerg. Reaktionen
KI:	akute Pankreatitis

I:	Ulcus duodeni/ventriculi, Zöllinger-Ellison-Syndrom, Refluxösophagitis
WI:	irreversibler Protonenpumpenhemmer (H^+/K^+-ATPase)
PK:	rasche Resorption, Bioverfügbarkeit 70-80 %, max. Plasmakonzentration nach 1-3 h, HWZ 1,3 h, die Elimination erfolgt nach Um/Abbau in Metabolite renal
NW:	Schwindel, Kopfschmerz, Durchfall, Verstopfung, Übelkeit
KI:	Leberinsuffizienz

Paracetamol	**Ben-u-ron**®, **Captin**®, **Doloreduct**®, **Enelfa**®, **Paedialgon**®, **Paracetamol-rat.**® [alle: 500 mg, Supp. 125/250/500/1000 mg, Saft = 5 ml = 200 mg] DOSIERUNG: p.o.: 500-1000 mg p.o. Supp.: 500-1000 mg Supp. Schwer: bis zu 4 * 1000 mg/Tag Supp. oder 25 ml Saft = 1000 mg p.o. Migräneanfall: 500-1000 mg Supp. rektal, ggf. 20-30 mg Domperidon oder Metoclopramid vorweg Max: bis 4000-6000 mg/Tag
Paraffin + **Phenolphthalein**	**Agarol**® 100 g Emulsion = 28 g Paraffin + 1,3 g Phenolphthalein DOSIERUNG: p.o. Erw.: ½-1 EBl. Abends Kdr.: ½-1 Teel. Abends
Paroxetin	**Seroxat**®, **Tagonis**® [alle: 20 mg] DOSIERUNG p.o.: beginnen mit 1 * 20 mg/Tag (morgens), nach 2-3 Wochen in 10 mg Schritten in Abhängigkeit der Klinik auf bis zu 50 mg/Tag steigern Max: 50 mg/Tag
Pemolin	**Tradon**® 20 mg DOSIERUNG: p.o.: Erw.: morgens 1 * 20 mg/Tag, ggf. zusätzlich mittags 10 mg p.o Jugendl.: morgens 10 mg p.o., ggf. auch mittags (1-1-0)

I:	Schmerzen aller Art, Fiebersenkung, akuter Migräneanfall
WI:	Analgetikum der Stufe 1, Prostaglandinsynthesehemmer, analgetisch, antipyretisch, aber nicht antiphlogistisch
PK:	Bioverfügbarkeit 88 %, rektal nur 50 %, HWZ 1-4 h, Wirkungsbeginn nach 30-60 min., Elimination zu 80 % durch hepatische Transformation
NW:	kaum, vorsicht bei Lebererkrankungen, selten allerg. Reaktionen
HI:	nicht ulzerogen
KI:	Nieren- und Leberschäden, hereditärer Glc-6-Phosphat-DHG-Mangel
WW:	Thrombinzeitverlängerung => Wirkungsverstärkung von Antikoagulantien

Intoxikation: Gefahr der Leberzellnekrose, > 8-10 g (Antidot: Acetylcystein – Dosierung siehe dort)

I:	Obstipation (kurzfristig), sowie bei Erkrankungen, die eine erleichterte Defäkation erfordern
KI:	akute abdominelle Erkrankung, Bewußtseinsstörung
NW:	Hyperaldosteronismus, selten pulmonale Paraffinose, ……

I:	depressive Erkrankungen, Zwangsstörungen und Paikstörungen
WI:	Serotoninaufnahmehemmer, Wirkungsbeginn nach 2 Wochen, max. Wirkung erst nach > 6 Wochen
PK:	gute orale Resorption, HWZ 24 h, Plasmaproteinbindung 95 %, Inaktivierung durch Metabolisierung und Elimination über Urin und Faeces
NW:	Übelkeit, Schläfrigkeit, Schwitzen, Kopfschmerzen, Schlafstörungen, GIT-Symptome, ….
WW:	unter Einnahme von Cimetidin wird Paroxetin verzögert abgebaut, Verstärkung von NW bei gleichzeitiger Einnahme von Antiepileptika, Tryptophan und Lithium-Interaktionen
KI:	Behandlung mit MAO-Hemmern, gleichzeitige Behandlung mit Antikoagulantien, Schwangerschaft und Stillzeit

I:	Leistungs- und Antriebsschwäche, verzögerte Erholung nach Operationen und Krankheiten, Ermüdungs- und Versagenszustände
PK:	HWZ 9 h
NW:	Hautausschläge, Leberfunktionsstörungen, Gewichtsverlust, Brechreiz
HI:	bei Depressionen mit Suizidtendenz nur unter Kontrolle, Nierenfunktion ?
KI:	agitierte Psychosen, Schwangerschaft, Stillzeit

Penicillamin	**Metalcaptase**® 150/300 mg, **Trolovol**® 300 mg <u>DOSIERUNG:</u> M.Wilson: 3 * 300 mg/Tag p.o., später 750-1600 mg/Tag p.o vor dem Essen S-Vergiftung: 900-1800 mg/Tag Arthritis: initial 150 mg/Tag, dann alle 14 Tage um 150 mg bis auf 2 * 300 mg/Tag erhöhen
Penicillin G = **Benzylpenicillin**	**Penicillin G**® 0,5/1/3/10 Mega I.E. **Penicillin Grünenthal**® 1/5/10 Mega I.E. <u>DOSIERUNG:</u> niedrig 3-4 * 0,5-1 Mio. I.E. i.v. oder i.m. hoch: 6 * 5 Mio. I.E. i.v. oder i.m Meningitis: 3-4 * 10 Mega/Tag i.v., Therapiedauer: 10-14 Tage oder 7 Tage nach Fieberfreiheit Max: normal 8 Mio. I.E./Tag i.v
Penicillin V = **Phenoxymethyl-** **penicillin**	**Isocillin**® 0,6/1,2 Mega I.E., Saft 1 g = 150000 I.E. **Megacillin**® 0,6/1,0/1,5 Mega I.E., **Penicillin V**® 1/1,5 Mega I.E. <u>DOSIERUNG:</u> p.o : 3-4 * 0,4-0,8 Mega I.E./Tag p.o. oder 3 * 600 mg/Tag – 3 * 1,5 g/Tag p.o
Pentaerythrityl- **tetranitrat**	**Pentalong**® 50/80 mg <u>DOSIERUNG:</u> p.o.: 2-3 * 50 mg/Tag p.o., ggf. 2-3 * 80 mg/Tag p.o (je 1 h vor dem Essen)

I:	M.Wilson, Schwermetallvergiftungen, Rheumatoide Arthritis, ...
WI:	Chelatbildner mit Cu, Pb, Hg, Au und Zk
PK:	Resorption ca. 50 %, Elimination über die Niere, HWZ 1-3 h
NW:	GIT-Symptome, Thrombopenie, Leukopenie, Panzytopenie, Neuropathie
KI:	Niereninsuffizienz, Erkankungen des Knochenmarkes

I:	Antibiotische Therapie gegen empfindliche Keime
Spektrum:	Gpos + (Gneg Kokken), u.a.: Actinomyces, Bacillus, Borrelia, Streptokokken, Clostridien, Leptospiren, Pneumokokken, Treponema, Gonokokken, Meningokokken, Spirochäten, schlecht gegen: Staphylokokken, Gneg. Stäbchen und Anaerobier (außer Bacteroides fragilis)
WI:	β-Lactamantibiotikum, Synthesehemmung von Murein (Zellbestandteil), baktericide Wirkung auf proliferierende Keime, gute Liquorgängigkeit bei Meningitis
PK:	HWZ 40 min., Plasmaeiweißbindung 50 %, renale Elimination
NW:	allerg. Reaktionen: Fieber, Urtikaria, anaphylaktische Reaktionen, hämolyt. Anämien, Dosisabhängige Hemmung der Thrombozytenaggregation, interstitielle Nephritis, Nephrotoxizität, meningeale Reizsymptome, epileptische Anfälle, Hyperkaliämie, Übelkeit und Erbrechen
HI:	erniedrigt die Krampfschwelle, Dosisreduktion bei Niereninsuffizienz
KI:	bei Penicillinallergie, schwere Niereninsuffizienz
WW:	verlängerte Eliminations-HWZ mit NSA

I:	leichte bis mittelschwere Infektionen mit Penicillin V-empfindlichen Keimen: HNO-Bereichs, Atemwege, Mund-Gesichtsbereichs, Haut, Entzündungen von Lymphsystem, Scharlach, Prophylaxe bei akutem rheumatischem Fieber und bei Entzündungen der Herzinnenhaut
Spektrum:	Gpos + (Gneg) Keime und gegen penicillinasebildende Bakterien, insbesondere β-hämolysierende Streptokokken der Gruppe A
WI:	β-Lactamantibiotikum, Synthesehemmung von Murein (Zellbestandteil), baktericide Wirkung auf proliferierende Keime
NW:	allerg. Reaktionen, GIT-Symptome, Übelkeit und Erbrechen, pseudomembranöse Kolitis, Erregungszustände, BB-Veränderungen
KI:	Allergien gegen Penicilline
WW:	verlängerte Eliminations-HWZ durch Probenicid und NSA

I:	Angina pectoris (Prophylaxe und Langzeittherapie), chron. Herzinsuffizienz, nach Myokardinfarkt
WI:	Koronartherapeutikum, organ. Nitrat
NW:	Flush, Orthostasereaktion ggf. mit Kollaps, Kopfschmerzen, GIT-Symptome
KI:	kontruktive Perikarditis, primär pulmonale Hypertonie, starke Hypotonie, Überempfindlichkeit gegen den Wirkstoff
Intoxikation:	hypotone Kreislaufregulationsstörung, symptomatische Therapie

Pentazocin	**Fortral**® 50 mg, Amp. = 1 ml = 30 mg, Supp. 50 mg DOSIERUNG: akut: 30 mg i.v./i.m., alle 3-4 h Wiederholung möglich p.o.: 50 mg p.o. oder Supp. Wiederholung alle 3-4 h Max: 360 mg/Tag
Pentoxifyllin	**Azutrental**®, **Claudicat**®, **Rentyllin**®, **Trental**® [alle ret 400/600 mg, Amp. = 5/15 ml = 100/300 mg] DOSIERUNG: p.o.: 2-3 * 600 mg/Tag p.o. Insult: 2 * 300 mg = 1 Amp. in 500 ml NaCl/Tag i.v.
Perazin	**Taxilan**® 25/100 mg, Amp. = 2 ml = 50 mg DOSIERUNG: Beginn 50-100 mg p.o., dann ggf. Steigerung bis 300 mg/Tag (Richtdosis: 75-600 mg, > 300 mg stationär) akut: 3 * 50 mg im Abstand von 30 min. i.m., pro 24 h nicht mehr als 500 mg, dann 200-600 mg p.o., ggf. auch bis 1000 mg
Pergolidmesilat	**Parkotil**® 0,05/0,25/1 mg DOSIERUNG: p.o. zunächst 3 * 0,05 mg für 2 Tage, dann alle 3 Tage um 0,1/0,15 mg über 12 Tage erhöhen auf 3 * 0,25 - 3 * 1 mg/Tag mittlere Tagesdosis (0,75-5 mg) Max. 5 mg/Tag

I:	starke und sehr starke Schmerzen
WI:	Opioidanalgetikum der Stufe III, Kappa-Rezeptoragonist, geringer µ-Rezeptoragonist, hohe intrinsic activity, starke Analgesie, geringe Atemdepression, Anstieg von RR- und Pulmonalarteriendruck
PK:	Bioverfügbarkeit 20 %, HWZ 2-2,5-(3) h, Wirkdauer 3-4 h, Wirkstärke ist 0,3 im Vergleich zum Morphin (1), Plasmaeiweißbindung 65 %, Elimination nach hepatischem Abbau
NW:	Sedierung, Übelkeit und Erbrechen, Schwitzen, Angst, Verwirrtheitszustände (5-15 %), Erregung, Depression, Krampfanfälle, RR-Anstieg, Steigerung des intrakraniellen Druckes, Miosis, Mundtrokkenheit, Obstipation
KI:	hepatische Porphyrie

I:	Durchblutungsförderndes Mittel, pAVK ab II°, bei ischämischen cerebralen Insult (TIA + PRIND) bei alten Patienten
WI:	Xanthinderivat, Vasodilatator, Verbesserung der Hämodilution, allerdings bei großen Studien nur geringer bis kein klinischer Effekt nachweisbar => daher umstritten
PK:	gute orale Resorption, Bioverfügbarkeit 19 %, HWZ 1-2 h, Abbau durch hepatischen Metabolismus
NW:	Übelkeit, Brechreiz, GIT-Symptome, KS, HRST, RR-Abfall
HI:	wegen NW mit 3 * 20 Motilium-Tropfen geben
KI:	frischer HI, Schwangerschaft, Stillzeit

I:	akute psychotische Syndrome, chron. endo- und exogene Psychosen, maniforme Syndrome, psychomotorische Erregungszustände
WI:	Phenothiazin-Neuroleptikum, stark sedativ wirksam
PK:	HWZ 8-35 h
NW:	allerg. Reaktionen, Dyskinesien, Parkinsonoid, Krämpfe, malignes neuroleptisches Syndrom (Fieber, Rigor, Akinesie, veg. Entgleisung), GIT-Symptome, HRST, RR-Abfall
HI:	bei älteren Patienten deutlich niedriger dosieren, ebenso bei Leberinsuffizienz.

I:	Zusatzbehandlung des M.Parkinson mit Levodopa, On/Off-Phänomene
WI:	Dopaminagonist (D_1 und D_2) im Striatum, Ergolinderivat, Bindung auch an α-Adreno- und Serotonin (5-HT)-rezeptoren
PK:	HWZ 24 h (15-42), max. Plasmaspiegel nach 1,5 h, max. klinische WI nach 2-5 h, Plasmaeiweißbindung > 90 %, Elimination zu ca. je 50 % renal und über die Fäces
NW:	wie Bromocriptin: Dyskinesien, Halluzinationen, Verwirrtheit, Übelkeit, Brechreiz, Verstopfung, Diarrhoe, Schlaflosigkeit, Herzrhythmusstörungen, Diplopie
KI:	Schwangerschaft, Beschränkungen bei Herzrhythmusstörungen, schweren Leber- u. Nierenerkrankungen

Pethidin	**Dolantin**® Amp. = 1ml = 50 mg, Supp. = 100 mg, Trpf. = 1 ml = 50 mg
	
	 <u>DOSIERUNG:</u>
	 akut: 50 mg i.v. alle 3-4 h oder
	         50-100 mg s.c. oder i.m.
	
	 Trpf.: 25-50 Trpf (50-100 mg) bis zu 500 mg/Tag
	         auf 4 Einzeldosen verteilt
	
	 Max: 1000 mg/Tag

Phenobarbital	**Lepinal**®, **Luminal**® Amp. = 1 ml = 200 mg, **Phenaemal**®
	 [alle: 100 mg]
	
	 <u>DOSIERUNG.</u>
	 p.o.: 2-3 mg/kg KG/Tag, beginnen mit 50-100 mg/Tag
	 i.v. : 2-3 mg/kg KG/Tag, beginnen mit 50-100 mg/Tag
	      Mittlere Dosis: 100-150-(200) mg/Tag
	
	 Schnellsättigung:
	 Erw.: initial 5-10 mg/kg KG i.m oder oral, nach 12 h und dann
	       alle 24 h 3 mg/kg KG
	 Kinder: initial 10-15 mg/kg KG i.m oder oral, nach 12 h und dann
	       alle 24 h 5 mg/kg KG
	 Status epilepticus. 1-2 Amp. langsam i.v. (Erw.)
	
	 Max: 1000 mg/Tag

I:	akute sehr starke Schmerzen (Myokardinfarkt, akuter Glaukomanfall, post-OP, während Geburtsphase)
WI:	Opioidanalgetikum der Stufe 3, Opiatagonist mit analgetischer, sedierender und antitussiver WI, 75-100 mg Pethidin = 10 mg Morphin, hemmt nicht die Wehentätigkeit
PK:	Bioverfügbarkeit 50 %, Wirkungsbeginn nach ca. 15 min., Wirkungsdauer 3-5 h, Wirkstärke ist 0,1 im Vergleich zum Morphin (= 1), HWZ 2-7 h, Plasmaeiweißbindung 60 %, Abbauprodukt (Norpethidin) hat HWZ 20 h
NW:	stärkere Sedierung als Morphin, Übelkeit, Erbrechen, Obstipation, Vasodilatatin mit Hypotonie und reflekt. Tachykardie (Kreislaufsedation), geringe antitussive Wirkung
KI:	akute hepatische Porphyrie, Schwangerschaft und Stillzeit

I:	fokale / komplex-fokale Anfälle und generalisierte tonisch-klonische Anfälle, Status epilepticus
WI:	Barbiturat, wirkt gut antikonvulsiv
PK:	Resorption 80-100 %, max. Plasmaspiegel nach 2 (-12) h, nach i.m. 4 h, HWZ 80 h (60-140 h), renale Elimination nicht metabolisiert >> metabolisiert renal
NW:	ZNS-Effekte, Sedierung, Depression, Überaktivität (Kinder), kognitive Störungen, Folsäureerniedrigung mit megaloblastärer Anämie, Bindegewebsveränderungen (Dupuytren-Kontraktur), allergische Hautreaktionen Sedierung, Müdigkeit, Nystagmus, Ataxie, Schlaflosigkeit, Verlangsamung, NW meist bei Spiegel > 40 mg/l
HI:	ther. Spiegel: 15-30 mg/l = 65-130 µmol/l, Vorteil: Einmaldosis möglich, path. Schwangerschaftsverlauf möglich !
KI:	schwere Leber- und Nierenfunktionsstörungen, Intoxikation mit zentral wirkenden Medikamenten/Alkohol
WW:	reduzierte Sicherheit von Kontrazeptiva

Cave: Erfolg nach i.v.-Gabe erst nach 15 Min. beurteilbar => erst dann Nachinjektion !

Intoxikation: Gifteelimination (Erbrechen, Gabe von Aktivkohle), forcierte Diurese mit Alkalisierung des Urins, ggf. Intubation, Gabe von Catecholaminen

Phenprocoumon	Marcumar® 3 mg
	
	DOSIERUNG:
	
	p.o.: 1. Tag: 4-6 Tbl.
	      2. Tag: 2-4 Tbl.
	      3. Tag: nach Quick
	
	allg. Hinweise:
	
	möglichst unter Heparinisierung einstellen, um initiale Gefahr der Thrombenbildung zu verringern (=> schnellerer Abfall des gerinnungshemmenden Protein C als andere Gerinnungfaktoren).
	
	niedrigere Dosis bei Niereninsuffizienz und im Alter > 60 J (geringere Konzentration von Albumin und Gerinnungsfaktoren)
	
	Vitamin K_1: 5 mg p.o. erhöhen den Quick-Wert in 24 h um ca. 10 %, 25-30 mg normalisieren den Quick-Wert, 25 mg s.c. oder i.m. normalisieren in 6-12 h
	
	PPSB: 1,2 I.E./kg KG i.v. hebt den Quick-Wert um ca. 1 % an

Phenytoin	Epanutin®, Phenhydan®, Phenytoin®, Zentropil®
	[alle: 100 mg, Amp. = 5 ml = 250 mg]
	
	DOSIERUNG:
	
	p.o.: 3 * 100 mg/Tag p.o.
	      Tagesdosis: 5-7 mg/kg KG p.o.
	      Mittlere Dosis: 200-300 mg/Tag p.o.
	                                        Max. 4-5 * 100 mg/Tag
	Schnellsättigung: erster Tag 2-3 fache Menge der errechneten Dauertherapiedosis (5-7 mg/kg KG) oral,
	                           am 2. Tag 75 % der ersten Dosis,
	                           am 3. Tag Dauertherapiedosis
	akut: 1 Amp. á 250 mg sofort, 1, 6, 12 h und nach 24 h i.v., dann
	      3-4 mal 100 mg p.o.
	T-Neuralgie: 3 * 100 mg/Tag
	Digitalisintoxikation: initial 125 mg i.v.
	Status epilepticus: < 25-50 mg/min.
	                                 (=> Infusionskonzentrat, Aufsättigung siehe dort)

I:	zur Dauerantikoagulation bei erhöhtem Embolierisiko, nach Venenthrombosen, mechanische Herzklappenträger
WI:	Verdrängung des Vitamin K aus dem Fermentsystem (Hemmung der Vit.-K_1-Epoxidreduktase), das in der Leber die Gerinnungsfaktoren (II, VII, IX, X) bildet
PK:	HWZ 6,2-6,6 Tage, Proteinbindung > 99 %, Wirkungsbeginn nach 48-72 h, Wirkungsmaximum 3-5 Tage, Wirkungsdauer 4-7 Tage, in der Leber Hydroxilierung, Glukuronidierung und Sulfatierung, renale Elimination der Metabolite
NW:	Cumarin-Nekrose: hämorrhagische Infarzierung durch hyaline Thromben meist am 3.-5. Tag nach Cumarin-Gabe (Inzidenz: 0,01-0,1 % bes. Frauen 60-70 J), Blutungsgefahr aller Organe in 3-5 % (Niere-/Harnwege > Nasen-/Rachenraum > GIT > Auge > ZNS)
HI:	TPZ-Reagenz / INR => Quick **Innovin™:** 1,0 => 100 %, 1,5 => 51 %, 2,0 => 33 %, 2,5 => 25 %, 3,0 => 20 %, 3,5 => 16 %, 4,0 => 14 %, 4,5 => 12 %, 5,0 => 11 % **Thromboplastin IS:** 1,0 => 100 %, 1,5 => 50 %, 2,0 => 35 %, 2,5 => 28 %, 3,0 => 24 %, 3,5 => 20 %, 4,0 => 17 %, 4,5 => 15 %, 5,0 => 13 %
KI:	Blutungsgefahr, Sepsis, bakt. Endokarditis, schwere Leberfunktionsstörungen, rel. bei Niereninsuffizienz
M-Blutung:	Prothrombinkomplexgabe, falls nicht verfügbar 10-20 ml/kg FFP und 5-10/20-40 mg Vitamin K_1 (**Konakion**® oder **Phytomenadion-Rotexmedica**)

I:	fokale / komplex-fokale Anfälle und general. tonisch-klonische Anfälle (Grand mal), Trigeminusneuralgie (2.Wahl)
WI:	Hemmung der spannungsabhängigen Na-Kanäle der Nervenzellen => Hemmung der hochfrequenten repetetiven Entladungen => Membranstabilisierend
PK:	HWZ 22 (7-42) h, nach i.v. 10-15 h, Proteinbindung 90 %, nach hepatischer Gukoronidierung Elimination über Urin >> Faeces, maximaler Gewebsspiegel im Gehirn erst nach 30 min. => Wirkungslatenz
NW:	Verschwommensehen, Nystagmus, akute zerebelläre Ataxie, Müdigkeit, allergische Hautveränderungen, extrapyramidale Hyperkinesen, Enzephalopathie, Folsäureerniedrigung mit megaloblastärer Anämie, unter Langzeittherapie Polyneuropathie, Bindegewebsveränderungen (Gingivahyperplasie), Herzrhythmusstörungen, Bradykardie, irreversible Kleinhirnatrophie, NW meist bei Spiegel > 20 mg/l
HI:	Vorteil. Einmaldosis möglich, therapeutischer Spiegel (5)-10-20 mg/l = 40-80 µmol/l (Diphenylhydantoin), Maximaldosierungen laut Hersteller: S/KK/SK/Erw = 125 mg/125-250 mg/250 mg/250-500 mg
KI:	AV-Block II-III°
WW:	multiple WW mit anderen Medikamenten s.h. Fachinfo, u.a mit Felbamat => Phenytoinspiegelanstieg, reduzierte Sicherheit von Kontrazeptiva
Cave:	Der Gebrauch von Phenytoinampullen ist obsolet => diese dürfen nicht verdünnt werden – auch nicht mit NaCl oder Ringer ! => Ausflockung !

Phenytoin-Infusions-konzentrat	**Phenytoin-Infusionskonzentrat**® Amp. = 50 ml = 750 mg DOSIERUNG: 1. Tag: 1500 mg (1. Ampulle in ca. 4 h i.v., 2. über 24 h i.v.) 2. Tag: 500-750 mg i.v. über Perfusor 3. Tag: 300-400 mg i.v. über Perfusor Max: 50-100 mg/min., 17 mg/kg KG/Tag auf Dauer
Physostigmin	**Anticholium**® Amp. = 5 ml = 2 mg DOSIERUNG: akut: 1-2 mg (= ½-1 Amp.) langsam i.v. oder 0,03 mg/kg KG i.v., ggf. je nach Klinik nach 20-30 min. wiederholen
Pimozid	**Orap**® 1 mg, forte 4 mg DOSIERUNG: p.o.: initial 2-4 mg/Tag, dann Dosissteigerung pro Woche um 1 mg Erhaltungsdosis 2-8 mg/Tag Trigeminusneuralgie: 4-12 mg/Tag p.o. Max: 16 mg/Tag
Pindolol	**Durapindol**® 5/15 mg, **Visken**® 2,5/5/15 mg, ret. 20 mg, Amp. = 2 ml = 0,4 mg DOSIERUNG: akut: 0,1-0,4 mg langsam i.v. normal: 3 * 5 mg/Tag p.o. essentieller Tremor: 3 * 2,5 mg/Tag p.o.

I:	Status epilepticus
HI:	möglichst unter EKG-Monitoring bzw. engmaschige Pulskontrollle (Gefahr der HRST)
NW:	s.h. Phenytoin
Intoxikation:	Gifteelimination (Erbrechen, Gabe von Aktivkohle), Cholestyramin 6 * 4 g/Tag für 5 Tage (**Quantalan**®) => unterbricht den enterohepatischen Kreislauf, ggf. Intubation und passagerer Schrittmacher

I:	Intoxikation mit zyklischen Antidepressiva, Neuroleptika, Antihistaminika, Baclofen, Atropin, Carbamazepin, ...
WI:	zentral und peripher wirksame reversibler Cholinestersehemmer, indirektes Parasympathomimetikum
PK:	HWZ 1-2 h, Wirkungsdauer ca. 1 h
NW:	cholinerge NW: Bradykardie, Übelkeit, Erbrechen, Stuhl- und Harninkontinenz, Krampfanfälle
KI:	Asthma, DM, KHK, Engwinkelglaukom
Cave:	überschießende vagotone Wirkung, letal ab 5 mg => Antidot Atropin
Intoxikation:	bei Intoxikation oder ausgeprägten cholinergen Effekten => Atropingabe (Hälfte der Physostigmingabe)

I:	chron. schizophrene Erkrankungen, psychische Störungen, Versagensängste, Trigeminusneuralgie
WI:	Neuroleptikum aus der Gruppe der Diphenylbutylpiperidine, soll nach erster Studie wirkungsvoller als CBZ sein
PK:	fast vollständige Resorption, HWZ 50-60 h
NW:	Müdigkeit, Benommenheit, Speichelfluß, Bradykardie, RR-Senkung, verstärkte GIT-Aktivität, Akinesie, Spätdyskinesie
KI:	akute Intoxikationen mit Alkohol und zentral wirksamen Medikamenten, schwere Leber- und Nierenfunktionsstörungen

I:	essentieller Tremor, Sinustachykardie, supraventrikuläre Tachykardie, absolute Arrhythmie bei VHF, VHF
WI:	$\beta_1+\beta_2$-Blocker: Senkung der HF und Herzkraft (RR-Senkung), (neg. inotrop, dromotrop, bathmotrop) verminderter O_2-Verbrauch, Erhöhung des periph. Widerstandes, Brochospasmus
PK:	HWZ 4 h, Bioverfügbarkeit 100 %
NW:	RR-Abfall und verminderte Koronardurchblutung, Bronchospasmus bis schwerer Asthmaanfall, Sedierung bis Somnolenz, Bradykardie
KI:	AV-Block II+III°, Bradykardie, Hypotonie, Asthma, Herzinsuffizienz, frischer Myokardinfarkt, insulinpflichtiger Diabetes

Pipamperon	**Dipiperon**® 40 mg, Saft 5 ml = 20 mg DOSIERUNG: p.o.: 3 * 40 mg = 3 * 1 Tbl./Tag, ggf. Dosissteigerung 3 * 20 mg/Tag bei älteren Patienten Saft: 3 * 40 mg als Saft Max: 360 mg/Tag
Piperacillin	**Pipril**® 1/2/3 g DOSIERUNG: i.v. 3-4 * 2-4 g/Tag i.v. oder 3-4 * 200 mg/kg KG/Tag i.v.
Piracetam	**Avigilin**®, **Nootrop**®, **Normabrain**®, **Piracetam-rat.**® [alle: 800/1200 mg, Amp. = 5 ml = 1000 mg] DOSIERUNG: p.o.: 3 * 800-1200 mg/Tag p.o. oder 2 * 1200 mg Granulat (auflösbar) p.o. i.v. 3000-12000 mg = 3-12 g langsam i.v.
Pirenzepin	**Gastricur**®, **Gastrozepin**®, **Ulcoprotect**®, **Pirenzepin-rat.**® [alle: 25/50 mg, Amp./Inj.Fl.= 10 mg] DOSIERUNG: akut: 2 * 10 mg/Tag i.v. p.o.: 2-3 * 25-50 mg/Tag p.o.

I:	Schlaf- oder Schlaf/Wach-Rhythmusstörungen, psychomot. Erregungszustände, Verwirrtheit, Aggressivität
WI:	Butyrophenonderivat, 5-HT$_2$-Rezeptorantagonist, schwach antipsychotisches Neuroleptikum mit guten sedierenden und schlafanstoßenden Eigenschaften, kaum bis keine anticholinergen NW
PK:	lediglich langsame orale Resorption, HWZ 3-4 h
NW:	Frühdyskinesien = paroxysmale hyperkinetisch dystone Symptome (Therapie: Biperiden i.v.), Parkinsonoid, Akathisie = unangenehme innere Unruhe mit Bewegungszwang, Spätdyskinesien = hyperkinetische Dauersyndrome choreatischer Form, endokrine Störungen, erhöhte Krampfbereitschaft, vegetative Symptome
HI:	regelmäßige RR-Kontrolle
KI:	akute Intoxikation mit Alkohol und zentral wirksamen Medikamenten, schwere Leber- und Nierenfunktionsstörungen

I:	neben Gpos und Gneg besonders Pseudomonas aeruginosa
Spektrum:	Gpoos und Gneg = Azlocillin und Mezlocillin => u.a.: Actinomyces, Clostridium, Enterokokken, Strptokokken, Pseudomonas + Bacteroides, Enterobakterien, Serratia marcescens
WI:	Breitspektrumpenicillin (eines der zur Zeit stärksten Präparate), β-Lactamantibiotikum, Acylaminopenicillin, Synthesehemmung von Murein (Zellbestandteil), bactericide Wirkung auf proliferierende Keime, nicht penicillinase- und säurefest
PK:	HWZ 50-60 min., Plasmaeiweißbindung 20 %, renale Elimination zu 80 %
NW:	allerg. Reaktion, Urtikaria, passagere Neutropenie, dosisabhängige Hemmung der Thrombozytenaggregation, GIT-Symptome, Übelkeit und Erbrechen, GOT-Anstieg, Bilirubinerhöhung, Hypokaliämie
HI:	Perfusor als Dauerinfusion, gute Liquorgängigkeit bei Meningitis, nicht mit NaHCO$_3$ zusammen infundieren !
KI:	Penicillinallergie
WW:	erhöhte Blutungsgefahr bei Einnahme von Thrombozytenaggregationshemmern und oraler Antikoagulation, verlängerte Eliminations-HWZ mit NSA

I:	hirnorganisch bedingte Leistungsstörungen im Alter, hirnorganisches Psychosyndrom, Myoklonien/Myoklonussyndrom
WI:	wissenschaftlich nicht eindeutig nachgewiesene Verbesserung der O$_2$-Versorgung des Gehirns (Verbesserung der Hypoxietoleranz)
PK:	HWZ 4-6 h, renale Elimination
NW:	GIT-Symptome, Unruhe, Aggressivität, Herabsetzung der Krampfschwelle, Schwindel, RR-Senkung, allerg. Reaktionen
HI:	Wirksamkeit bei Hirnleistungsstörungen und dementiellen Krankheitsbildern wissenschaftlich bislang nicht bestätigt, gute Wirksamkeit bei Myoklonien
KI:	rel. KI bei psychomotorische Unruhe, Niereninsuffizienz

I:	Magen-Darmulcera, Streßulcus, Rezidivprophylaxe, Gastritis, ...
WI:	Parasympatholytikum, Muskarinrezeptorantagonist
PK:	HWZ 11 h
NW:	allerg. Hautreaktion, KS, Verwirrtheit, anticholinerge NW: Blasenentleerungsstörungen, Mundtrockenheit, Darmatonie, Obstipation
KI:	Engwinkelglaukom, Blasenentleerungsstörungen, 1. Trimenon

Piretanid	**Arelix**® 3/6 mg, ret. 6 mg, Amp. = 2/5/20 ml = 6/12/60 mg i.v.
	<u>DOSIERUNG:</u>
	akut: 6-12 mg = 1-2 Amp. i.v., ggf. erneut nach 30-60 min.
	p.o.: 1-2 * 6 mg/Tag
	Herzinsuffizienz: 3-6 mg/Tag
	Max: 60 mg/Tag akut
Piritramid	**Dipidolor**® Amp. = 1 ml = 7,5 mg
	<u>DOSIERUNG:</u>
	akut: 7,5-15-(30) mg = ½-1 (2) Amp i.m. oder i.v. oder s.c., bei Bedarf alle 6 h wiederholen
	Max: 600 mg/Tag
Piroxicam	**Brexidol**® 20 mg,
	Felden® 10/20 mg, Supp. 20 mg, Amp. = 1 ml = 20 mg
	<u>DOSIERUNG:</u>
	akut: 1-2 * 20 mg/Tag i.v.
	initial: 40 mg/Tag p.o. für 2 Tage, dann 20 mg/Tag p.o.
	mittlere Dosis: 10-20 mg/Tag
	Max: 20 mg/Tag
Pizotifen	**Sandomigran**® Drg. = 0,5 mg
	<u>DOSIERUNG:</u>
	p.o.: 1 + 2. Tag: 0-0-1
	3. + 4. Tag: 0-1-1
	ab 5. Tag: 1-1-1
	Max: bis 6 * 0,5 mg/Tag

I:	akute Herzinsuffizienz, akutes Lungenödem, Ödeme, zur Diurese bei Vergiftung, chron. Herzinsuffizienz
WI:	Schleifendiuretikum, Hemmung der Na-Resorption => vermehrte Na-Auscheidung
PK:	Bioverfügbarkeit 100 %, Plasmaeiweißbindung 96 %, HWZ 1,5 h, Wirkungsbeginn nach ca. 15 min., Wirkungsdauer 4-6 h
NW:	Hypokaliämie, Alkalose, Exsikkose, Harnsäureanstieg
HI:	langsam infundieren !, Wirkungsbeginn später und länger als bei Furosemid

I:	starke bis sehr starke akute und chron. Schmerzen
WI:	Opioidanalgetikum der Stufe 2
PK:	Wirkungsdauer 6-8 h, HWZ 4-10 h, 15 mg Piritramid = 10 mg Morphin
NW:	Atemdepression, stärkere Sedierung als Morphin, Hypotonie
KI:	akute hepatische Porphyrie

I:	entzündliche und schmerzhafte Erkrankungen des Bewegungsaparates wie PCP, M.Bechterew, Arthrose, Arthritis, akute Gicht
WI:	nichtsteroidales Antiphlogisticum, Hemmung der Prostaglandinbiosynthese, antiproliferativ, hemmt kollageninduzierte Thrombozytenaggregation
PK:	Bioverfügbarkeit 90 %, max. Plasmaspiegel nach 3-5 h, HWZ 50 h, 95 % werden metabolisiert
NW:	Völlegefühl, Blähungen, Verstopfung, Ulzera, Übelkeit, Erbrechen, allerg. Reaktionen, BB-Veränderungen, Ödementstehung, ...
HI:	Transaminasen und AP kann ansteigen
KI:	Asthma bronchiale, Gicht, Ulcus ventriculi
WW:	WW mit blutverdünnenden Medikamenten (Wirkungsverstärkung)

I:	Migräneprophylaxe
WI:	Serotoninantagonisten (5-HT$_2$-Rezeptoren) => Dilatation von konstingierter Arterien, keine Akutwirkung !
PK:	HWZ 23 h
NW:	Gewichtszunahme, Schwindel, Müdigkeit, Mundtrockenheit, Tachykardie und zentral-nervöse Symptome
KI:	Engwinkelglaukom, Schwangerschaft, KHK und Harnverhalt (Prostataadenom)

Plantago-Samen	**Agiolax**® DOSIERUNG: p.o.: 1 Teelöffel, wenn dies nicht hilft alle 6 h wiederholen
PPSB-Konzentrat	**Prothromplex**® S-TIM 4/200/600 DOSIERUNG: allg.: Dosis in I.E = erwünschter Quick-Anstieg * kg KG * 1,2 (z.B. 40 * 70 * 1,2 = 3360 I.E.) Blutungsprophylaxe: 1200-2400 I.E. akute Blutung: 2400-4800 I.E., ggf. weitere 1200-2400 I.E. in 6-12 h OP: 2400 I.E. => Ziel-Quick > 50 %
Pravastatin	**Liprevil**®, **Pravasin**® [alle: 5/10/20 mg] DOSIERUNG: p.o. 10-20 mg/Tag zu Beginn abends, später 10-40 mg/Tag Erhaltungsdosis Max: 40 mg/Tag
Prazosin	**Eurex**® 1/2/5 mg, **Minipress**®, **Prazosin-rat.**® [alle: 1/2/5 mg, ret. 1/2/4/6 mg] DOSIERUNG: Hypertonie: 1 * 0,5 mg abends, dann langsam auf eine Erhaltungsdosis von insgesamt 4 mg/Tag steigern oder 1 * 4 mg ret./Tag Herzinsuffizienz: initial 2-4 * 0,5 mg/Tag, langsam auf eine Erhaltungsdosis von 10-12 mg/Tag steigern oder 1 * 6-12 mg ret./Tag Max: 20 mg/Tag p.o.

I:	Darmverstopfung (Obstipation)
NW:	durch Elektrolytstörungen Muskelschwäche, Magen-Darm-Krämpfe, Pseudomelanosis, allg. NW durch Elektrolystörungen insbesondere des Kaliums, Albuminurie
HI:	ggf. Dosisreduktion der Insulindosis bei insulinpflichtigen Diabetikern notwendig, nicht länger als 1-2 Wochen verordnen (Gewöhnung und Wirkungsverlußt)
KI:	Ileus, mechanische Darmverengungen, schwerer DM
WW:	verstärkter Kaliummangel durch: Thiazide und Nebennierenrindenhormone, bei Kaliummangel verstärkte NW mit Herzglykosiden und Antiarrhythmika

I:	Blutungen infolge Mangel der Faktoren II, VII, IX und X, Marcumarblutung, Verbrauchskoagulopathien, Gerinnungsstörungen infolge schwerem Leberschaden
WI:	enthält Blutgerinnungsfaktor II (600 I.E.), VII (500 I.E.), IX (600 I.E.) und X (600 I.E.), Antithrombin III, Heparin, Protein C
NW:	allerg. Reaktionen, Übelkeit, Brechreiz, RR-Abfall, Exanthem
HI:	PPSB 1,2 I.E./kg KG i.v. hebt Quickwert um ca 1 % an

I:	primäre Hypercholesterimämie mit und ohne Hypertriglyceridämie
WI:	HMG-CoA-Reduktasehemmer, Cholesterin um – 15-30 %, Triglyceride um – 10-20 %, LDL um – 20-40 %, HDL um + 5-10 %
PK:	Bioverfügbarkeit 17 %, HWZ 1,6-2 h
NW:	Arthralgien, Juckreiz, selten Hepatitis
HI:	nach 4 Wochen Kontrolle und Dosisanpassung, Kontrolle der Transaminasen + BB (vor Beginn der Therapie und dann alle 4-6 Wochen)
WW:	mit **Marcumar**® (Wirkungsverstärkung)

I:	arterielle Hypertonie, Herzinsuffizienz, M.Raynaud
WI:	kompetitiver, peripherer, selektiver α_1-Blocker = Sympatholytikum, Dilatation der venösen Kapazitätsgefäße und Arteriolen (viszerale Gefäße > Extremitätengefäße), RR-Senkung: diastol > systol., Nach- und Vorlastsenker
PK:	HWZ 2,5-4 h, Wirkungsdauer 10 h, Elimination durch hepatischen Um/Abbau
NW:	Orthostase, insbesondere bei Therapiebeginn (First-Dose-Synkope), Müdigkeit, Herzklopfen, GIT-Symptome, selten Ödeme, Hautreaktionen, KS
HI:	bei Herzinsuffizienz vorsichtig dosieren, insbesondere bei Kombination mit Diuretika und β-Blockern, ansonsten Kombination mit Thiaziden und β-Blockern sinnvoll
KI:	Herzklappenstenosen (Aorten- und Mitralstenosen), Perikarderguß
Cave:	first dose Synkope

Prednisolon = **Prednison**	**Decortin H**®, **Decortin**® [alle: 1/5/20/50 mg], **Predni-H-Tablinen**® 5/50 mg, **Prednisolon**® [alle: 1/2/2,5/5 mg], **Prednison**® [alle: 5/20/50 mg], **Solu-Decortin H**® Amp. = 10/25/50/250/1000 mg, **Rectodelt**® Supp 5/10/30/100 mg <u>DOSIERUNG:</u> allg.: 15-120 mg/Tag p.o. morgens MS-Schub: 1000 mg morgens i.v für 5 Tage Hyper-Ca-Krise: 125-250 mg/Tag i.v. N. VII-Parese: 1 mg/kg KG für 5 Tage p.o. Status asthmasicus: 250 mg i.v. alle 6 h Anaphylaxie: initial 250-1000 mg i.v. Cluster-KS: 5 Tage 40 mg – 5 Tage 30 mg, 4 Tage 20 mg – 3 Tage 15 mg – 2 Tage 10 mg – 2 Tage 5 mg p.o PCP: 100 mg p.o. morgens für 1 Woche, dann ausschleichen, schwerste Fälle 250 mg PNP-Vask.: 1-2 mg/kg KG/Tag, Erhaltungsdosis: 0,1-0,2 mg/kg KG/Tag Max: bis 30 mg/kg KG
Primidon	**Mylepsinum**®, **Liskantin**® [alle: 250 mg] <u>DOSIERUNG:</u> p.o : beginnen mit ¼ - ½ Tbl., langsame Dosissteigerung, dann 2 * 125-250 mg/Tag p.o. (10-15 mg/kg KG) Mittlere Dosis: 1000-1250 mg/Tag p.o., 3 Tagesdosen sinnvoll Tremor: 2 * 125-250 mg/Tag p.o., langsam einschleichen (mit 62,5 mg abends beginnen)

I:	Anaphylaktischer Schock, Status asthmaticus, autoimmunolog. Erkrankungen, Hirndruck, MS-Schub, Bell'sche Parese (N. VII), Riesenzellarteriitis, Polymyalgia rheumatica, Pneumocystis-carinii-Pneumonie, PNP-Vaskulitis, Clusterkopfschmerz .....
WI:	Entzündungshemmend, immunsuppressiv, antiproliferativ, antiödematös, unterdrückt die ACTH-Freigabe => Nebennierenrindeninsuffizienz, viele andere Wirkungen .... siehe Fachinfo
PK:	gute Resorption nach oraler Gabe, in der Leber Metabolisierung von Prednison in Prednisolon, HWZ 3,5 h, Wirkungsdauer 12-36 h, max. Plasmapiegel nach 1-2 h, biolog. HWZ 18-36 h
NW:	zu Beginn: Hypokaliämie, Natriumretention (Ödeme), BB-Veränderungen, Hyperglykämie, Euphorie/Depression, Thrombosen, Magen-Darm-Ulcera
	auf Dauer: Striae rubrae, Steroidakne, Muskelschwäche (Myopathie), Hypertonie, NNR-Insuffizienz, Osteoporose, aseptische Knochennekrosen, Katarakt, Pankreatitis, Vollmondgesicht, Stammfettsucht, dünne vulnerable Haut
HI:	Infusionen und Tabletten morgen möglichst früh verabreichen, desto länger die Therapie bestand (> 2-3 Wochen), desto langsamer die Dosisreduktion (Addison-Krise)
KI:	Systemmykosen, GIT-Ulcera, Hypertonie, Diabetes mellitus, Leberzirrhose, Glaukom, bekannte Psychose

I:	fokale / komplex-fokale Anfälle und general. tonisch-klonische Anfälle (Grand mal), Impuls Petit mal, essent. Tremor
WI:	Barbiturat, wird in 2 Metabolite abgebaut (Phenobarbital und Phenylehtylmalonamid), Hauptmetabolit ist Phenobarbital
PK:	max. Plasmaspiegel nach 0,5-9 h, Proteinbindung 80 %, HWZ 3-12-22 h
NW:	ZNS-Effekte, Hauterscheinung, Ataxie, Schwindel, KS, Sedation, Impotenz, **Mehrfachdosis nötig**, wie Phenobarbital
HI:	therap. Spiegel 8-12 mg/l, BB + G-GT-Kontrollen, Vorteil: keine tödlichen Intoxikationen, Hauptmetabolit: **Phenobarbital**
KI:	Asthma, Nierenschäden, Pophyrie, schwere Leberschäden
WW:	in Kombination mit Phenytoin geringere HWZ
SS:	20.-40. SSW so niedrig wie möglich, keine Kombination, Vitamin K Prophylaxe im letzten SS-Monat, Übergang in Muttermilch => Somnolenz des Säuglings
Intoxikation:	Gifteelimination (Erbrechen, Gabe von Aktivkohle), forcierte Diurese mit Alkalisierung des Urins, ggf. Intubation, Gabe von Catecholaminen

Probenecid	**Probenecid®** 500 mg
	
	DOSIERUNG:
	p.o: beginnen mit 2 * 250 mg/Tag für 1 Woche, dann
	      2 * 500 mg/Tag p.o.
	
	HIV-Therapie: 3 h vor Cidofovir-Gabe 2000 mg p.o. und
	      2 h und 8 h nach Infusion je 500 mg

Promazin	**Protactyl®** 25/50/100 mg Drg., Susp = 5 ml = 50 mg, Amp. = 1/2 ml = 50/100 mg DOSIERUNG: akut: 50-100 mg als Kurzinfusion (langsam i v) Ambulant: 25-50 mg 4-6 stdl. Max: 1200 mg/Tag
Promethazin	**Atosil®, Prothazin®** [alle. 25 mg, Amp. = 2 ml = 50 mg, Sirup 1 ml = 1 mg, Trpf. 1 ml = 20 mg] DOSIERUNG: akut: 25-50 mg = ½-1 Amp. i.m. oder i v. p.o.: 3-5 * 5-25 Tr./Tag p.o. oder 1-3 * 1-2 Drgs. á 25 mg p.o. Max: 150 Tr./Tag
Propafenon	**Rytmonorm®** 150/300 mg, Drg = 10 mg, Amp. = 20 ml = 70 mg DOSIERUNG: p.o.: 3-5 * 150 mg/Tag oder 2 * 300 mg /Tag p.o. akut: 0,5-1 mg/kg KG in 5 min. i.v. Perfusor: 12-30 mg/h Max: 900 mg/Tag

I:	Hyperurikämie (> 8,5 mg/100 ml), zur Verminderung der Nierentoxizität bei Cidofovir-Gabe z.B. bei AIDS
WI:	Hemmung des renalen Transportes vieler organ. Säuren (u.a. Harnsäure, Penicillin)
PK:	rasche Resorption, hohe Plasmaeiweißbindung, HWZ 6-12 h,
NW:	GIT-Symptome, Exantheme, KS, Benommenheit, bei zu rascher Dosissteigerung Gefahr der intrarenalen Ausfällung von Harnsäure => Tubulopathie
HI:	erst ab einer Tagesdosis von 1-2 g wird die Rückresorption der Harnsäure gehemmt, niedriger wird lediglich die Sekretion gehemmnt
WW:	Kumulation bei: Rifampicin, Mathotrexat, Allopurinol, langsamere Ausscheidung von Penicillin und Cephalosporinen

I:	Psychomot Unruhe, Erregungszustände, Schmerzzustände, Schlafstörungen, Psychosen, delirante Zustände
WI:	stark antihistaminerges Phenothiazin-Neuroleptikum mit sedierender und antiemetischer Eigenschaft, gering antipsychotisch wirksam
PK:	HWZ 4-29 h
NW:	RR-Senkung, Neuroleptika-NW
KI:	schwere Leber- und Nierenerkrankung, ausgeprägte Hypotonie, Engwinkelglaukom, Phäochromozytom, Blasenentleerungsstörungen, depressive Syndrome, schwere Herzerkrankung

I:	Sedativum, Unruhezustände, Agitiertheit, zur psychoveg. Abschirmung, Angst, Spannung, Aggressivität, Antihistaminikum, Antiemetikum
WI:	H_1-Antihistaminicum, zentrale Dämpfung des Parasympaticus, Dämpfung von Antrieb und Affektivität, antipsychotisch, starke Sedierung, Vagolyse, Antihistamineffekt, Potenzierung des Dämpfungseffekts anderer Neuroleptika, Verhinderung von allerg. extrapyra.-mot. und veg. NW (zentral anticholinerge Effekte)
PK:	HWZ 7-14 h
NW:	Sedation, Tachykardie, RR-Abfall, neurolept. Syndrom, Dyskinesien, Mundtrockenheit
KI:	akute Alkohol-, Opiat- und Schlafmittelintoxikation, schwere Leber- und Nierenerkrankung, ausgeprägte Hypotonie, Engwinkelglaukom, Phäochromozytom, Blasenentleerungsstörungen, depressive Syndrome, schwere Herzerkrankung

I:	ventrikuläre Extrasystolen, therapierefraktäre Vorhoftachykardien, ventrikuläre Tachykardien, akzessorische Bündel
WI:	Antiarrhythmicum der Klasse IC, starke Leitungsverzögerung durch chinidinartige Wirkung, β-sympatholytische und kalziumantagonistische WI
PK:	Bioverfügbarkeit 50 %, max. Plasmaspiegel nach < 3 h, Plasmaeiweißbindung 95 %, HWZ 3,8-5 h, hepatischer Metabolismus und renale Elimination zu 40 %
NW:	Schwindel, Parästhesien, Sehstörungen, Mundtrockenheit, Obstipation, Übelkeit, Salz-Geschmack
HI:	Plasmakonzentration 0,2-2,7 mg/l = 0,6-3,0 µmol/l
KI:	manifeste Herzinsuffizienz, AV-Block (II + III°), nach Myokardinfarkt, Hypotonie, schwere COLD, Myasthenie gravis

Propofol	**Disoprivan**® Amp. = 1 ml = 10 mg DOSIERUNG: Einleitung: 2,0-2,5 mg/kg KG i.v. mit 40 mg pro 10 sec. Narkose aufrecht erhalten: wiederholt 25-50 mg oder 0,1-0,2 mg/kg KG pro min. über bis zu max: 2 h
Propranolol	**Dociton**® 10/40/80 mg, ret. 80/160 mg, Amp = 1 ml = 1 mg, **Elbrol**® 40/80 mg, **Indobloc**® 10/40/80 mg, **Obsidan**® 25/40/100 mg, Amp. = 5 ml = 5 mg DOSIERUNG: akut: 1 Amp. = 1 mg langsam i.v. Max: 4 mg p.o.: 3 * 10 bis 4 * 80 mg/Tag p.o. Hypertonie: 2 * 80 mg/Tag (später 160-320 mg) HRST.: 3 * 40 mg/Tag (ggf. 3 * 80 mg) KHK, A. pect.: 3 * 40 mg/Tag (ggf. 3 * 80 mg) Migräne: 2 * 20 mg bis 240 mg/Tag p.o. ess. Tremor: 2 * 20 - 3 * 80 mg/Tag p.o.
Propylthiouracil	**Propycil**® 50 mg, **Thyreostat**® 25 mg DOSIERUNG: akut: 300-400 mg/Tag, dann 50-200 mg/Tag p.o. Prophylaxe: 3 * 100 mg/Tag, dann für 1 Woche 2 * 50 mg/Tag (bei nicht nierengängigem KM länger)
Protaminsulfat	**Protamin**® Amp. = 5 ml = 5000 I.E. [1000 I.E. neutralisieren 1000 I.E. Heparin] DOSIERUNG: 100 % bei sofortiger Antagonisierung 50 % bei Antagonisierung in 60 min 25 % bei Antagonisierung in 120 min

I:	Einleitung und Aufrechterhaltung einer Narkose
WI:	Injektionsanästhetikum, keine Analgesie
PK:	Wirkung nach 10-20 s, Wirkungsdauer 8-9 min., terminale HWZ 240 min.
NW:	hypotone Kreislaufreaktion, Apnoe, Husten, Bradykardie, Krampfanfälle, Übelkeit, Erbechen, KS
KI:	Schwangerschaft, Stillzeit, Alter < 3 J.

I:	arterielle Hypertonie, Migräneprophylaxe, essentieller Tremor, Vorhoftachykardie, Tachykardie bei absoluter Arrhythmie, Angina pectoris, KHK
WI:	nicht selektiver β-Blocker, neg. chronotrop, neg. dromotrop, neg. inotrop, RR-Senkung erst nach 2-3 Wochen
PK:	HWZ 3-4 h, Bioverfügbarkeit 30-50 %, 93 % Albuminbindung, Elimination nach hepatischem Metabolismus
NW:	Müdigkeit, Bradykardie, AV-Block, Cave bei Herzinsuff., Bronchokonstriktion, Hypoglykämieneigung bei insulinbehandeltem DM, Depression, Agranulozytose
HI:	langsam ausschleichen, da sonst unerwünschte NW auftreten können (Tachykardie, Schwitzen, Tremor)
KI:	Asthma bronchiale, manifeste Herzinsuffizienz, AV-Block (II + III°)
Cave:	Agranulozytose: Fieber, Pharyngitis, Laryngitis, Schleimhautulcerationen, Hautausschläge, Sepsis, Lymphadenitis

I:	Thyreotoxische Krise, M. Basedow, vor KM-Gabe zur Prophylaxe
WI:	Thionamid, der Umbau von Jodid in Jod und Einbau in Thyroxin wird blockiert (Hemmung der Joination), T_4 zu T_3 Umbau wird peripher gehemmt
PK:	HWZ 2 h, hohe Proteinbindung, dadurch Einsatz in der Schwangerschaft/Stillzeit möglich
NW:	GIT-Symptome, Agranulozytose, Thrombopenie, hämolyt. Anämie
Cave:	Agranulozytose: Fieber, Pharyngitis, Laryngitis, Schleimhautulcerationen, Hautausschläge, Sepsis, Lymphadenitis

I:	Blutung unter Heparin
NW:	selten allerg. Reaktionen

Pyrazinamid	**Pyrafat**® 100/500 mg
	<u>DOSIERUNG:</u>
	allg.: 35-50 mg/kg KG/Tag
	p.o.: < 50 kg KG: 3 * 500 mg/Tag
	> 50 kg KG: 4 * 500 mg/Tag
	> 75 kg KG: 5 * 500 mg/Tag
	Max: 2500 mg /Tag
Pyridostigmin	**Mestinon**® 10/60 mg, ret. 180 mg, Amp = 5 ml = 25 mg
	<u>DOSIERUNG:</u>
	akut 2 mg alle 3-2 h i.m. oder
	12-24 mg/24 h in 500 ml Ringer i.v
	p o 240-480 mg p o in 4 Einzeldosen/Tag
	MG beginnen mit 4 * 30 mg alle 4 h dosieren,
	Max 4 * 90 mg (Steigerung alle 2 Tage)
	bei Morgentief: ½ - 1 ret. Tbl gegen 22.00 Uhr
	okuläre MG: Max 240-300 mg/Tag
	generalisierte MG Max 450-540 mg/Tag + ggf. 1 Tbl ret.
	Blasen-Darmatonie: 1-2 mg i.m. alle 4 h
Pyridoxin	**Benandion**®, **Hexobion**®, **Vitamin-B$_6$-rat.** Amp. = 2 ml = 100 mg [alle 100 mg]
	<u>DOSIERUNG.</u>
	p o.: 50-150 mg/Tag p.o., dann
	2 mg/Tag als Erhaltungsdosis
	Vit-B$_6$ bedingte PNP 200-300 mg/Tag initial, dann
	2 mg/Tag als Erhaltungsdosis

I:	Tuberkulose, tuberkulöse Meningitis
NW:	hepatotoxisch, Exanthem, Arthralgien, Photosensibilisierung, GIT-Störungen, Hyperurikämie, BB-Veränderungen
HI:	Kontrolle der Harnsäure und Leberwerte
KI:	schwere Leberfunktionsstörungen
WW:	verstärkte BZ-Senkung von Antidiabetika, geringere Harnsäureausscheidung bei Kombination mit Gichtmitteln

---

I:	Myasthenia gravis (MG), Glaukom, Blasen-Darmatonie, Röntgenvorbereitung, Meteorismus, paroxysmale Tachykardie
WI:	reversibler Cholinesterasehemmer, eigene Erregung cholinerger Rezeptoren, passiert nicht die Blut-Hirn-Schranke
PK:	Bioverfügbarkeit 10-20 %, max. Plasmaspiegel nach 2-4 h, HWZ 1,5 h nach i.v., 3,3 h nach p.o., Wirkungsdauer 3-6 h, überwiegend renale Elimination (zu 50 % unverändert)
NW:	profuser Schweißausbruch, Tränenfluß, erhöhte Bronchialsekretion, Bronchokontriktion, Hypotonie, Bradykardie, Diarrhoe, Übelkeit und Erbrechen, Akkomodationsstörungen
HI:	therapeutischer Wirkspiegel nach 2-4 h (40-100 µg/ml), Leberfunktionskontrollen erforderlich
KI:	Asthma bronchiale, bradykarde Herzinsuffizienz, frischer Herzinfarkt, Hypotonie, Magen-Darm-Spasmen, mechanische Verschlüsse von Verdauungs- und Harnwegen
CAVE:	Übersosierung => cholinerge Krise: u a. Muskelschwäche, Ateminsuffizienz, Bradykardie/paradoxe Tachykardie => 1-2 mg Atropinsulfat

---

I:	Vitamin-B_6-Mangelerscheinungen mit und ohne Störungen des ZNS (Epilepsie) und peripheren NS (PNP)
NW:	Sensibilitätsstörungen der Extremitäten, hypochrome Anämie
HI:	Serumkonzentration: 30,8 µg/l
WW:	Pyridoxin verstärkt Decarboxilierung von Levodopa

Pyrimethamin	**Daraprim**® 25 mg DOSIERUNG: p.o.: 100 mg initial p.o., dann 25 mg/Tag T-Encephalitis: 100 mg/Tag in Kombination mit Sulfonamid und Folinsäure Rezidivprophylaxe: 50 mg/Tag
Ramipril	**Delix**®, **Vesdil**® [alle: 1,25/2,5/5 mg] DOSIERUNG: p.o 1 * 2,5 mg/Tag anfangs, später (nach 14 Tagen) 2,5 bis 5 mg/Tag Max. 10 mg/Tag
Ranitidin	**Sostril**®, **Ulcocur**®, **Ranitic**®, **Ranitidin-rat.**®, **Zantic**® [alle: 150/300 mg, Amp. = 5 ml = 50 mg] DOSIERUNG: akut: 3-4 * 50 mg/Tag = 1 Amp./Tag i.v Rezidivprophylaxe: 150-300 mg/Tag zur Nacht Refluxösophagitis: 150-300 mg/Tag zur Nacht
Reserpin	**Serpasil**® derzeit nur als Kombinationspräparat im Handel erhältlich: (**Adelphan-Esidrix**®, **Bendigon N**®, **Briserin**®, **Briserin N**®, **Modenol**®, **Triniton**®) DOSIERUNG: p.o.: 3 * 0,25-1 mg/Tag

WI:	Antimalariamittel, Toxoplasmose, Toxoplasma-Encephalitis (Therapie & Prophylaxe)
PK:	max. Serumkonzentration nach 2 h, Plasmaeiweißbindung 80 %, HWZ 2-6 Tage, Elimination über die Niere
NW:	Hautausschläge, Depressionen, Kopfschmerzen, Schwindel, Krampfanfälle (insgesamt selten, wenn dann bei höheren Dosierungen), Tremor, Ataxie, gastrointestinale Störungen, Störungen der Hämatopoese (Leukopenie, Anämie bzw. Thrombozytopenie), Fieber
HI:	Myelotoxisch => regelmäßige BB-Kontrollen (2 * pro Wo)
KI:	Schwere Blutbildveränderungen (Toxoplasmosetherapie), megaloblastäre Anämie nach Folsäuremangel

I:	essentielle Hypertonie, Hypertonie + Diabetes mellitus
WI:	ACE-Hemmer, Angiotensin II-Konzentration nimmt ab => der peripherer Gefäßwiderstand und die Aldosteronkonzentration nehmen ab, neg. Na-Bilanz, Hemmung des Bradykininabbaus
PK:	Resorptionsquote 60 %, Bioverfügbarkeit 60 %, Plasmaeiweißbindung 50-65 %, max. Plasmaspiegel nach 3 h, Wirkungsbeginn nach 15-30 min., Wirkungsdauer 8-12 h, weniger bis 24 h, HWZ 13-17 h, Elimination nach hepatischem Metabolismus zu 100 % renal, gering dialysierbar
HI:	Dosisreduktion bei Niereninsuffizienz
KI:	schwere Niereninsuffizienz, Nierenarterienstenosen, Leberinsuffizienz, Herzklappenstenosen
WW:	+ NSA => größere RR-Senkung, + K-sparende Diuretika => Hypokaliämie, + Immunsuppr. => mehr BB-Veränderungen, + Lithium => geringer Li-Ausscheidung

I:	GIT-Ulcus, Refluxösophagitis, Gastritis
WI:	H_2-Blocker, Reduktion von Magensaft und Magensäure
PK:	Bioverfügbarkeit 50 %, HWZ 2-3 h, ca. 80 % renale Ausscheidung
NW:	Obstipation, Durchfälle, Übelkeit, Erbrechen, KS, Verwirrtheitszustände, BB-Veränderungen bis zur Agranulozytose, Haarausfall, HRST, RR-Abfall, Prolaktinspiegelanstieg
HI:	bei Niereninsuffizienz < 30 ml/min. Dosis halbieren
KI:	Während Schwangerschaft und Stillzeit strenge Indikationsstellung
Cave:	Agranulozytose: Fieber, Pharyngitis, Laryngitis, Schleimhautulcerationen, Hautausschläge, Sepsis, Lymphadenitis

I:	Antihypertonikum, Hemmung des Sympatikustonus
WI:	hemmt Aufnahme von neusynthestisiertem Dopamin und hemmt die Rückresorption von Noradrenalin aus peripheren und zentralen Granula
PK:	Wirkungsbeginn nach 2-4 Tagen, voll nach 3-4 Wo, Elimination nach hepatischer Metabolisierung über Fäzes
NW:	Parasympaticus (Schwellung der Nasenschleimhaut, Bronchospasmus, Miosis, gastrale Hyperacidität, Ermüdung), Parkinsonismus, Depression, TSH, (Steigerung der Krampfbereitschaft)
HI:	wird in der Hochdrucktherapie kaum noch angewand
KI:	Depression, Epilepsie, Ulcus ventriculi et duodeni, M. Parkinson

Rifampicin	**Eremfat**® 100/300/450/600 mg, Amp. = 300/600 mg, **Rimactan**® 150/300/450/600 mg, Amp. = 600 mg <u>DOSIERUNG:</u> allg 10 mg/kg KG/Tag I.V.: 2 * 300-600 mg/Tag langsam i.v p o. 1 * 450-600 mg/Tag oder 3 * 200 mg/Tag Max: 750-(1200) mg/Tag I.V.
Riluzol	**Rilutek**® 50 mg <u>DOSIERUNG:</u> p.o.: 2 * 1 Kps = 2 * 50 mg/Tag

Risperidon	**Risperdal**® 1/2/3/4 mg, Lsg. 1 ml = 1 mg
	
	 <u>DOSIERUNG.</u>
	
	 p.o.: 1. Tag: 2 * 1 mg
	             2. Tag: 2 * 2 mg
	             3. Tag: 2 * 3 mg
	             Erhaltungsdosis: 2 * 2-4 mg/Tag p.o.
	
	 Max: 2 * 8 mg/Tag

I:	Tuberculose, tuberculöse Menigitis
Spektrum:	Gpos und Gneg, u.a.: Actinomyces, Bacillus, Corynebakterien, Listerien, Mykobacterien, Staphylokokken, Streptokokken, Bacteroides, Chlamydien, Enterokokken, Neisserien, Legionella, Hämophilus
WI:	Hemmung der DNS-abhängigen RNS-Polymerase, wirkt bactericid auf prolif. Keime, passiert die Blut-Liquor-Schranke, bei Meningitis bis zu 90 % der Plasmakonzentration im Liquor nachweisbar
PK:	Bioverfügbarkeit fast 100 %, HWZ 1,5-5 h, Plasmaeiweißbindung 90 %, Elimination zur 40 % cholinerg, 30 % renal
NW:	allerg. Reaktionen mit und ohne Grippe-Symptome, hepatotoxisch, passagere Leberenzymerhöhung, GIT-Störungen, Hämolyse, Thrombozytopenie, Leukopenie, interstitielle Nephritis
HI:	Leberwertkontrolle (Transaminasenanstiege in bis zu 20 % möglich)
KI:	schwere Lebererkrankungen, erstes Trimenon
WW:	über Leberenzyminduktion: u.a. Wirkungsabfall von CBZ + Kontrazeptiva, und viele andere

I:	ALS = Amyotrophe Lateralsklerose
WI:	Glutamatantagonist, laut Studien statistisch signifikante Lebensverlängerung von lediglich 3 Mo
PK:	Bioverfügbarkeit 60 %, HWZ 9-15 h
NW:	Asthenie, Nausea, Erhöhung der Lebertransaminasespiegel, Kopfschmerzen, Bauchschmerzen, Schmerzen, Erbrechen, Benommenheit, Tachykardie, Schläfrigkeit, periorale Parästhesien; in Einzelfällen: anaphylaktische Reaktionen, Angioödeme, Neutropenie.
HI:	Wirkung letztendlich nicht bestätigt, aber angesichts der infausten Prognose Therapieversuch bis zur endgültigen Klärung einer Wirkung sicherlich indiziert

I:	chronisch schizophrene Psychosen mit positiver und negativer Symptomatik
WI:	neues Neuroleptikum, Benzisoxazol-Derivat, Antipsychotikum, Rezeptorantagonist am monoaminen System, Bindung an: 5 HT_2-, D_2- und α_1-Rezeptoren, antipsychotische Wirkung
PK:	vollständige Resorption, Bioverfügbarkeit 66 %, max. Plasmaspiegel nach 1-2 h, HWZ 3 h, metabolisiert in 9-Hydroxy-Risperidon, Plasmaeiweißbindung 88 %, überwiegend renale Elimination (70 %)
NW:	Schlaflosigkeit, Agitation, Angstzustände, KS
HI:	bei Leber- und Nierenfunktionsstörungen Dosisreduktion erforderlich
KI:	Überempfindlichkeit, Hyperprolaktinämie
WW:	Carbamazepin vermindert Plasmaspiegel von aktivem Risperdal
Intoxikation:	Sedation, Tachykardie, Hypotonie, extrapyramidal-motorische Symptome) => Aktivkohle + Laxans, EKG-Monitoring. Flüssigkeitssubstitution, ggf. Anticholinergika

Ropinirol	**Requip®** 0,25/0,5/1,0/2,0/5,0 mg (weiß/gelb/grün/rosa/blau)
	
	DOSIERUNG:
	p.o.: 1. Woche 3 * 0,25 mg/Tag = 0,75 mg
	  2. Woche 3 * 0,5 mg/Tag = 1,5 mg
	  3. Woche 3 * 0,75 mg/Tag = 2,25 mg
	  4 Woche 3 * 1,0 mg/Tag = 3 mg, dann
	  Dosissteigerung in Abhängigkeit der NW um 1,5-3 mg/Tag bis zu einer Erhaltungsdosis von 3-9 mg/Tag
	
	Max: 24 mg/Tag

Roxithromycin	**Rulid®** 150/300 mg DOSIERUNG: p.o.: 2 * 150-300 mg/Tag für 7-10 Tage je vor der Mahlzeit einnehmen
rt-PA = **Alteplase =** **Plasminogen-Aktivator**	**Actilyse®** 10/20/50 mg DOSIERUNG: Apoplex < 3 h: 1,0 mg/kg KG, 10 % als Bolus, Rest in 60 min. i.v. (Max: 100 mg), nach 24 h Heparinisierung Herzinfarkt: 15 mg als Bolus, dann 50 mg in 30 min. gefolgt von 35 mg in 60 min (= 100 mg in 90 bzw. 180 min. i.v.) – Heparinisierung LE: 10 mg als Bolus, dann 90 mg über 2 h (= 100 mg in 120 min. i v.) - Heparinisierung
Salazosulfapyridin **=** **Sulfasalazin**	**Azulfidine®**, **Colo-Pleon®** [alle: 500 mg in Drg. + Tbl., Klsymen 100 ml = 3 g] DOSIERUNG: akut: 3-5 g/Tag = 6-10 Tbl./Tag in 3 Einzeldosen Prophylaxe: 2 * 1 g/Tag = 4-6 Tbl Kinder: akut: 40-60 mg/kg KG/Tag, auf Dauer: 30-40 mg/kg KG/Tag Proktitis 2 * 0,5-1 g/Tag als Supp. Rheumatoide Arthritis: 2 * 1 g/Tag, ggf. Dosissteigerung auf 3 * 1 g/Tag

I:	M. Parkinson, Parkinsonsyndrome
WI:	nicht ergoliner Dopaminagonist (im Striatum), in Hypothalamus und Hypophyse Hemmung der Prolaktinsekretion
PK:	rasche Resorption, Bioverfügbarkeit ca. 50 %, max. Plasmakonzentration nach 1,5 h, HWZ 6 h (3,4-10 h) Plasmaeiweißbindung 10-40 %, wird über ein Leberenzym (Cytochrom P450 Enzym CYP1A2) abgebaut und renal eliminiert
NW:	Übelkeit, Schläfrigkeit, Ödeme der Beine, Synkopen, abdominelle Beschwerden, Erbrechen
HI:	schrittweise Dosisreduktion von L-Dopa um 20 % möglich
KI:	schwere Niereninsuffizienz (Creatinin-Clearance < 30 ml/min.), Schwangerschaft und Stillzeit
WW:	WW mit Medikamenten, die ebenfalls über das Leberenzym abgebaut werden sind möglich (Theophyllin, Ciprofloxacin, Fluvoxamin, Cimetidin)

I:	Infektion der Atemwege, HNO-Bereich, Haut, Urogenitalbereich und bei Clamydien, Legionellen und Mycoplasmen
Spektrum:	= Erythromycin, u.a.: Chlamydien, Legionellen und Mycoplasmen
WI:	Derivat des Erythromycin, höhere Säurestabilität
PK:	gute orale Resorption, HWZ 10 h, Plasmaeiweißbindung 95 %, Elimination überwiegend über Fäzes
NW:	GIT-Symtome, Hepatitis, Pankreatitis, KS, Schwindel
KI:	Allergie gegen Makrolidantibiotika

I:	Lysetherapie bei frischem Herzinfarkt, Lysetherapie bei cerebraler Ischämie/Infarkt (Apoplex), Lungenembolie (LE)
WI:	Gewebsplasminogenaktivator, nach Bindung an Fibrin wird das gebundene Plasminogen in Plasmin aktiviert und dadurch die Fibrinolyse eingeleitet/beschleunigt
PK:	HWZ 4 min. (3-5 min.), Elimination nach hepatischem Metabolismus
NW:	Blutungen, passagere Temperaturerhöhung, allerg. Reaktionen, RR-Abfall möglich
HI:	rt-PA = recombinant tissue plasminogen activator
KI:	Hämorrhagische Diathese, Hypertonie, Endokarditis lenta, frische OP, Aneurysmata, Ösophagusvarizen, Apoplex innerhalb von 6 Mo, Schwangerschaft

I:	entzündliche Erkrankungen des Enddarm (C.ulcerosa, M.Crohn, Strahlencolitis), kollagene Kolitis, rheumatoide Arthritis
WI:	wird in den unteren Darmabschnitten in Sulfapyridin und 5-ASA (Mesalazin) gespalten, lokal antiinflammatorische Wirkung
PK:	lediglich geringe Resorption (< 20 %)
NW:	allerg. Reaktionen, Enantheme, GIT-Symptome, Übelkeit, Erbrechen, Hypertonie, Neuropathie, KS, Gelbfärbung des Urins/Haut
HI:	Serumspiegel sollte < 50 µg/ml sein, da sonst zu große NW auftreten, Kontrolle von BB- und Leberwerten
KI:	Schwangerschaft, Porphyrie, schwere Leber- und Nierenfunktionsstörungen, allerg. Reaktionen gegen Salicylate
WW:	Digoxin- und Folsäureresorption geringer

Salbutamol	Apsomol®, Broncho-Spray®, Sultanol®, Volmac®
	[alle: 4/8 mg, 1,25 mg im Düsenvernebler in Kombination mit Ipratropiumbromid]
	<u>DOSIERUNG:</u>
	inhalieren: 4 * 2 Hübe
	Asthmaprophylaxe 2 * 8 mg ret./Tag
Saquinavir	Invirase® 200 mg
	<u>DOSIERUNG:</u>
	p.o 3 * 600 mg/Tag 1-2 h je nach der Mahlzeit
	Hochdosistherapie: 7,2 g/Tag
	[meist in Kombination mit AZT + DDC oder AZT + 3TC]
Selegilin	Movergan®, Deprenyl®
	[alle: 5 mg]
	<u>DOSIERUNG:</u>
	allg.: 1 mg/kg KG/Tag
	p.o : 1. Wo 2,5 mg/Tag, dann 5 mg in 1-2 Einzeldosen, dann
	5-10 mg = 1-2 Tbl. morgens nach dem Frühstück in Kombination mit Levodopa
	Max. 10 mg/Tag
Simethicon	Elugan®, Espumisan®
	[alle Kps./Tabl. = 40 mg, Trpf.: 1 ml = 41,2 mg (Dimeticon-3000-Si-dioxid 97:3)]
	Lefax® Kautabletten = 42 mg, liquid Susp. 5 ml = 41,2 mg, Trpf. Susp. 1 ml = 41,2 mg, Lutschpastillen = 100 mg
	Sab simplex® Susp. 1 ml = 69,19 mg
	<u>DOSIERUNG:</u>
	p.o : 3 * 40-80-160 mg nach den Mahlzeiten p.o.
	Spülmittelvergiftung: 350 mg als Suspension p.o.

I:	Asthma bronchiale, spastische Bronchitis, allerg. Asthma, ...
WI:	β_2-Sympathomimetikum, Bronchodilatator
PK:	Bioverfügbarkeit nach rektaler Gabe bis zu 85 %, HWZ 2-7 h, Wirkungsdauer 4-6 h
NW:	allerg. Reaktionen, tachykarde HRST, Tremor
KI:	KHK, hypertroph. Kardiomyopathie, Tachykardie, Hyperthyreose

I:	HIV-Therapie
WI:	Proteaseinhibitor, virale Proteinsynthese wird gehemmt, die Replikation behindert
PK:	Bioverfügbarkeit ca. 4 %, max. Plasmaspiegel nach ca. 4 h, HWZ ca. 10 h, Plasmaeiweißbindung 98 %, rasche Metabolisierung, Elimination über Faeces
NW:	gering, Übelkeit, GIT-Symptome, KS, Fieber
HI:	Bioverfügbarkeit wird durch Grapefruitsaft um 40 % erhöht
KI:	Schwangerschaft und Stillzeit
WW:	erhöhter Spiegel durch: Ketoconazol und Ranitidin

I:	Kombinationsbehandlung mit Levodopa bei M. Parkinson, die nach längerer Therapie auf Levodopa nicht mehr ausreichend ansprechen (Akinese, on-off-Symptomatik, end of dose Akinesie)
WI:	MAO-Hemmer, Hemmung des Dopaminabbaus im Striatum durch irreversible MAO-B-Hemmung => L-Dopa WI-Verstärkung und WI-Verlängerung in den nigrostriatalen Hirnabschnitten
PK:	rasche Resorption, Wirkungsbeginn nach 2 h, Wirkungsdauer 24 h, HWZ 1,5 h, Plasmaeiweißbindung 75-85 %, Abbau zu Methamphetamin und Amphetamin
NW:	Unruhe, Schlafstörungen, Dyskinesien, Dyspnoe, Müdigkeit, Schwindel, Mundtrockenheit, Nausea, KS, ...
HI:	nicht in den Abendstunden verordnen (NW)
KI:	Hypertonie, Engwinkelglaukom, Prostataadenom, GIT-Ulcus
WW:	nicht mit Fluoxetin kombinieren, mindestens 5 Wochen vorher absetzen !

I:	Völlegefühl, Blähungen (Meteorismus), Roemheld-Syndrom (gastrokardialer Symptomenkomplex => Verschiebung des Herzens nach links oben durch geblähten Magen/Darm), Spülmittelvergiftungen
WI:	verminderte Schaumbilung im Magen-Darm-Trakt durch Herabsetzung der Oberflächenspannung, verändert nicht die Darmgasbildung
NW:	Überempfindlichkeitsreaktionen (selten)
KI:	Überempfindlichkeit gegen Alkyl-4-hydroxybenzoaten (Paragruppenallergie)

Simvastatin	**Denan**®, **Zocor**® [alle: 5/10/20 mg] <u>DOSIERUNG:</u> p.o beginnen mit 5-10 mg tgl. abends, dann in Abhängigkeit des Cholesterinwertes nach 4 Wo Erhaltungsdosis: 1 * 5-40 mg/Tag Tagesmaximum: 40 mg (Einmalgabe)
Somatostatin	**Sandostatin**® Amp. = 0,05/0,1/0,5/1 mg <u>DOSIERUNG.</u> i.v.: 3,5 µg/kg KG/h i.v.
Sotalol	**Sotahexal**® 40/80/160 mg, **Sotalex**® 80/160 mg, Amp. = 4 ml = 40 mg <u>DOSIERUNG.</u> akut: ½ Amp. = 20 mg über 5 Min. i.v. p.o.: 1-2 * 80-160 mg/Tag p.o. Prophylaxe: 1-3 * 40-80 mg/Tag p.o.

I:	prim. Hypercholesterinämie mit und ohne Hypertriglyceridämie
WI:	HMG-CoA-Reduktasehemmer, Cholesterin um – 15-30 %, Triglyceride um – 10-20 %, LDL um – 20-40 %, HDL um + 5-10 %, signifikante Senkung der Mortalität von Koronarpatienten
PK:	Bioverfügbarkeit < 5 %, 60-80 % Resorption, nach Metabolisierung in der Leber aktiv, max. Plasmaspiegel nach 1-2 h, HWZ 1,9 h, 60 % über Faeces ausgeschieden
NW:	Anämie, hepatozelluläre Toxizität, selten Hepatitis, Ikterus, Muskelschmerzen, selten Hypersensitivitätssyndrom, ...
HI:	CK bestimmen !, nach 4 Wochen Kontrolle der Fette und Dosisanpassung, Kontrolle der Transaminasen + BB (vor Beginn der Therapie und dann alle 4-6 Wochen)
WW:	erhöhtes Myopathierisiko unter. Finbraten, Nicotinsäurederivate und Ciclosporin, WW mit **Marcumar**® fraglich

I:	schwere akute gastrointestinale Blutung, Symptombehandlung endokrin aktiver Tumoren des Gastrointestinaltraktes, akute Pankreatitis
WI:	Hemmung der STH-Sekretion (auch TSH, ACTH, Insulin, Glukagon, Gastrin, Sekretin, Pankreozymin, Pepsin und Renin-Sekretionshemmung). Hemmung der Wirkung von Pentagastrin und Histamin => verminderte Salzsäureproduktion
PK:	HWZ wenige Minuten
NW:	initialer BZ-Abfall, nach 2-3 h BZ-Anstieg, Brechreiz, Hitzegefühl
KI:	Schwangerschaft

I:	bedrohliche VES, Kammertachykardien, WPW-Syndrom, paroxysmale supraventrikuläre Tachykardien, Tachyarrhythmia absoluta
WI:	Antiarrhythmikum der Klasse III, nicht selektiver β-Blocker, ohne ISA, Sinusfrequenz und AV-Überleitung nehmen ab, Verlängerung des Aktionspotentials und QT-Intervalls
PK:	Bioverfügbarkeit 100 %, max. Plasmaspiegel nach 2-3 h, HWZ 7,5-15 h, Elimination unverändert überwiegend renal, keine aktiven Metaboliten
NW:	Müdigkeit, Depression, Verstärkung von: Herzinsuff. (neg. inotrop), AV-Block, periph. Durchblutungsstörungen, Bradykardie, Cave bei Herzinsuffizienz, Bronchokonstriktion, Hypoglykämieneigung bei insulinbehandeltem DM
HI:	Plasmaspiegel: 0,8-2,7 mg/l = 3-10 µmol/l
KI:	AV-Block ab I-II°, Bradykardie, manifeste Herzinsuffizienz
WW:	erhöhtes arrhythmogenes Risiko bei Hypokaliämie (u.a. Diuretika)

Spironolacton	**Aldactone**®, **Spironolacton-rat.**® [alle: 25/50/100 mg] DOSIERUNG: akut: 200-400 mg = 1-2 Amp./Tag langsam i.v. p.o.: 2 * 50-200 mg/Tag p.o prim Hyperaldosteronismus: initial 4 * 75-150 mg/Tag, auf Dauer 75-100 mg/Tag Max: 800 mg/Tag

Streptokinase	**Streptase**® 100000/250000/750000/1500000
	
	 DOSIERUNG.
	
	 i.v.: initial: 250000 I.E./30 min., dann
	        100000-150000 I.E./h i.v. für 5 Tage
	        => vorweg Gabe von Glucokortikoiden, um die Antikörperbildung und ggf. allerg. Reaktionen zu verringern
	
	        Folgetherapie mit einer Vollheparinisierung zur Rethrombosierungsprophylaxe

Succinylbicholin	**Pantolax**® Amp. 2 % = 5 ml = 100 mg DOSIERUNG: i.v.: 1-2 mg/kg KG
Sucralfat	**Ulcogant**® 1 Tbl./Btl. = 1 g, Susp. 5 ml = 1 g DOSIERUNG: p.o.: 4 * 1 g oder 2 * 2 g/Tag vor den Mahlzeiten 2 g zur Nacht als Prophylaxe (3-4 Wochen)

I:	Kardiale, nephrotische und zirrhotische Ödeme, Aszites bei Leberzirrhose, prim. Hyperaldosteronismus
WI:	Aldosteronantagonist, verdrängt Aldosteron kompetetiv vom Rezeptor am distalen Tubulus, Hemmung der Na-Rückresorption und K- + H-Sekretion, allein schwache diuretische Wirkung
PK:	Bioverfügbarkeit ca. 70 %, hepatisch in aktiven Metaboliten Canrenon umgewandelt, HWZ 2-3,7 h (10-20 h mit Metaboliten), Wirkungslatenz 48 h, max. Wirkung nach 3-5 Tagen, Elimination hepatisch
NW:	Hyperkaliämie mit Acidose, Gynäkomastie, Impotentia Coeundi, Sedation, Amenorrhoe, Hirsutismus
KI:	Hyperkaliämie, Niereninsuffizienz, Hyponatriämie, akutes Nierenversagen, Schwangerschaft, Stillzeit
WW:	Gefahr der Hyperkaliämie durch: NSA, ACE-Hemmer
Cave:	Digitalis und K-Anstieg, Niereninsuffizienz

I:	Lysetherapie frischer Thromben und Embolien
Spektrum:	kein Erfolg bei. HI < 12 h (lokal) < 24 h (system.), Venenthrombose > 14 d, Zentralarterienverschlüsse am Auge > 6 h, venös > 10 h, periphere Verschlüsse bei pAVK > 6 Wo
WI:	Cofaktor zur Aktivierung von Plasminogen, welches weiteres Plasminogen in Plasmin überführt, Aktivierung fibrinolytischer Enzyme im Thrombus
PK:	max. Wirkung nach 1-2 h, HWZ 25-35 min., Inaktivierung durch proteolytische Spaltung
NW:	allerg. Reaktionen, Kopfschmerzen, Gelenkschmerzen, Fieber, Übelkeit, Erbrechen, Blutungen, Embolien durch losgelöste Thrombenanteile, Induktion einer Antikörperbildung
HI:	kaum mit schweren allerg. Reaktionen zu rechnen => eher Wirkungsabschwächung
KI:	Blutungsgefahr, Ulcera, Peri- und Endokarditis, Aneurysmata, Schwangerschaft, Leberzirrhose, hochgradige Herz- und Niereninsuffizienz, Lebensalter > 80 J, nicht kontrollierbare RR-Entgleisungen
Intoxikation:	bei Überdosierung kann spezifisches Antidot (e-Aminocapronsäure) verabreicht werden

I:	Blockierung der Erregungsübertragung an NME, Erschlaffung der Skelett-/Atemmuskulatur
PK:	Wirkungseintritt nach ½-1 min., Wirkungsdauer 3-5 min.
NW:	Brochospasmus, Bradykardie, K-Freisetzung, Muskelkater
HI:	Bewußtsein bleibt voll erhalten, daher nur mit Narkosemittel kombinieren

I:	Prophylaxe streßbedingter Schleimhautläsionen des Magen-Darmtraktes, Gastritis
WI:	Al-haltige Substanz, in Verbindung mit der Magensäure entsteht ein gelartige Masse, die die Schleimhaut vor weiteren Säureangriffen schützt
NW:	Obstipation, Schwindel, Exanthem
HI:	Einnahme möglichst auf leeren Magen
KI:	schwere Nierenfunktionsstörung
WW:	AL-kann Resorption anderer Medikamente beeinflussen

Sufentanil	**Sufenta epidural**® Amp. = 2 ml = 0,01 mg, **Sufenta**® Amp. = 1 ml = 0,05 mg, **Sufenta mite**® 1 ml = 0,005 mg DOSIERUNG: Einleitungsdosis: 0,7-2 µg/kg KG i.v. Erhaltungsdosis: 0,15-0,7 µg/kg KG i.v. Mononarkotikum: 7-20 µg/kg KG i.v., dann 0,35-1,4 µg/kg KG i.v Je langsam i.v. oder als Kurzinfusion
Sulpirid	**Dogmatil**®, **Neogama**® [alle: 50 mg/200 mg forte, Amp. = 2 ml = 100 mg, Saft 1 ml = 5 mg] DOSIERUNG: akute Psychose. 3 * 200-300 mg/Tag, ggf. bis 1600 mg/Tag, später 400-800 mg/Tag Schwindel: 1-2 * 100 mg/Tag i v. als Kurzinfusion sonst: 3 * 50-100 mg Kps /Tag, 3 - 8 Tbl. tgl., in der Regel 3 - 4 Tbl. tgl ausreichend
Sultamicillin-tosilat	**Unacid**® 0,75/1,5/3 g Inf.Fl., **Unacid**® **PD oral** 375 mg DOSIERUNG: i.v. 2-3 * 0,75-3 g/Tag i.v., Dauer 5-14 Tage p.o.: 2-3 * 375-750 mg/Tag p.o. Dauer 5-14 Tage Max: 12 g/Tag

I:	zur Analgesie, Anwendung bei Narkosen in Kombination oder als Monosubstanz, Lumbalanästhesie
WI:	Opioidanalgetikum der Stufe 3, starke analgetische Wirkung (im Vergleich zu Morphin 1000 * stärker)
PK:	hepatische Metabolisierung, HWZ 2,5 h, Eiweißbindung 93 %, Verteilungsvolumen 1,4-2,5 l/kg
NW:	Atemdepression, RR-Abfall, Bradykardie, Obstipation, Übelkeit, Erbrechen, Miosis
Antidot:	Naloxon

I:	akute psychotische Erkrankungen, Depression, Schwindel, M. Menier, autistische Verhaltensstörungen
WI:	schwaches bis mittelstarkes Neuroleptikum, Dopaminrezeptorblocker (D_2- und D_3-Rezeptoren), sowohl neuroleptische, als auch antidepressive Eigenschaften, nicht sedierend, psychomotorische aktivierend, stimmungsaufhellend, antihalluzinatorisch, antipsychotisch, antivertiginös
PK:	geringe Bioverfügbarkeit, HWZ 7-9 h
NW:	neuroloptische NW, tardive Dyskinesie, Apathie, Parkinsonsyndrom, Dystonien, endokrine Störungen: Hyperprolaktinämie, Amenorrhoe und Galaktorrhoe, Zyklusstörungen
KI:	prolaktinabhängige Tumoren, akute Intoxikationen mit Alkohol und zentral wirksamen Medikamenten, schwere Leber- und Nierenfunktionsstörungen, Phäochromozytom, Epilepsie

I:	Infektion durch Sulbactam/Ampicillin-empfindliche Erreger, Infektionen der Atemwege, Nieren, Harnwege, Bauchraumes, Geschlechtorgane, Haut und Weichteilgewebe
Spektrum:	viele Gpos + Gneg, u.a.: Staphylokokken, Streptokokken, Haemophilus, Enterokokken, Klebsiella, Proteus
WI:	nach Resorption rasche Spaltung in Sulbactam und Ampicillin, Breitspektrumpenicillin, β-Lactamantibiotikum, Aminopenicillin, Synthesehemmung von Murein (Zellbestandteil), baktericide Wirkung auf proliferierende Keime
PK:	Bioverfügbarkeit 30-40 %, HWZ 1 h
NW:	GIT-Symptome, Diarrhoe, allerg. Reaktionen, Urtikaria, Exanthem, Leukopenie, Thrombopenie, Fieber, GOT-Erhöhung, Nephritis, pseudomembranöse Kolitis
KI:	EBV-Infektion + Virus, Penicillin-Allergie, Schwangerschaft

Sumatriptan	**Imigran**® 50/100 mg, Inj.Lsg. = 0,5 ml = 6 mg DOSIERUNG: p.o.: 1 * 100 mg = 1 Tbl. bei Anfall p.o., nach 4 h ggf. weitere Tbl. s.c.: 1 Fertigspritze = 6 mg s.c., nach 2 h ggf. eine weitere Spritze Max: 3 Tbl in 24 h Max: 2 * 0,5 ml s.c in 24 h
Tacrin	**Cognex**® 10/20/30/40 mg DOSIERUNG: p.o.: 4 * 10 mg/Tag über 6 Wo, dann ggf. Dosissteigerung Erhaltungsdosis: 40-160 mg/Tag Max: 160 mg/Tag
Tamoxifen	**Novaldex**® 10/20/30/40 mg DOSIERUNG: p.o.: 20 - 30 - 40 mg/Tag als Dauertherapie
Teicoplanin	**Targocid**® Inf.Fl.100/200/400 mg DOSIERUNG: i.v.: iInitial: 400 mg/Tag i.v. oder i.m., dann 200-400 mg/Tag

I:	akute Behandlung vom Migräneanfällen mit und ohne Aura mit und ohne Übelkeit, Cluster Kopfschmerz
WI:	spezifischer Serotoninagonist auf zerebrale $5HT_{1B}$- und $5HT_{1D}$-Rezeptoren => selektive Kontriktion zerebraler Gefäße bei Migräneattake, Hemmung von vasodilatierenden Neuropeptiden
PK:	rasche Resorption, Bioverfügbarkeit 14 %, Wirkung p.o. in ca. 30 min. bei 50-75 %, s.c. in ca. 10 min. bei ca. 80-100 %, Wirkungsdauer ca. 12-24 h lang, HWZ 2 h
NW:	Hitzegefühl, Schweregefühl, Müdigkeit, Schwindel, subcutanes Brennen, Kältegefühl, Atemnot, allg. Schwächegefühl, RR-Anstieg, Gefäßspasmen (Angina pectoris)
KI:	symptomatisch ischämische Herzkrankheit (KHK), Herzinfarkt in Anamnese, Prinzmetal Angina, koronare Spasmen, Hypertonie, Morbus Raynaud, Alter > 65 LJ. und < 18 LJ., Schwangerschaft
WW:	keine Gabe von MAO-Hemmern, Fluoxetin, Clomipramin, Ergotamine
I:	M. Alzheimer
WI:	reversibler Cholinesterasehemmer, laut Studien zeigen 25 % klinische Symptomrückbildung
PK:	Bioverfügbarkeit 20 %, HWZ 2-4 h
NW:	hohe NW-Rate (bei bis zu 60 % Therapieabbruch): Übelkeit, Erbrechen, Bradykardie, Leberenzymanstieg, Diarrhoe
HI:	in den ersten 3 Mo alle 2 Wo Leberwertkontrollen, dann vierteljährlich, Medikamenteneinnahme muß von 2. Person (Bezugsperson) überwacht werden können
KI:	GIT-Ulcera, Asthma bronchiale, Leberfunktionsstörungen
WW:	Theophyllinspiegelanstieg, Wirkungsverstärkung von β-Bblockern
I:	adjuvante und palliative Chemotherapie des Mamma-CA
WI:	Blockade des Östrogenrezeptors, bei Rezeptorpositiven Ca in 60 % Ansprechquote mit einer Remissionsdauer von 4-40 Monaten
PK:	HWZ 7-14 h, da Kumulation später HWZ 4-7 Tage !
NW:	pasagere Thrombozytopenie, Blutungsstörung, Hyperkalzämiesyndrom, Knochenschmerzen, Flüssigkeitsretention, Juckreiz, GIT-Symptome, Exantheme,
KI:	Schwangerschaft, Stillzeit, Thrombozytopenie, Leukopenie, Hyperkalzämie
I:	Infekte von Herz, Knochen, Gelenke, Atemwege, Haut und Weichteile, Niere und Harnwege, Sepsis
Spektrum:	Gpos Erreger
NW:	allerg. Reaktionen, Anstieg der Transaminasen + AP + Krea, BB-Veränderungen möglich, Phlebitis, Abszedierung bei Paravasat
HI:	Kontrolle von: Leberwerten, Krea, Hörfunktion
KI:	Schwangerschaft und Stillzeit

Terazosin	**Heitrin**® ½/5 mg <u>DOSIERUNG:</u> p.o.: beginnen mit 1 mg abends, dann für 1 Woche 1 * 1 mg morgens p.o., dann Dosissteigerung um 1 mg/Tag alle 7 Tage bis 5-20 mg/Tag Max: 20 mg/Tag
Terbinafin	**Lamisil**® 250 mg, Creme 1 g = 10 mg <u>DOSIERUNG:</u> p.o.: 1 * 250 mg/Tag (1-0-0 oder 0-0-1) für 3 Monate, ggf. auch länger bei Dermatomykosen 2-6 Wo lang bei Onychomycosen 3-6 Mo lang lokal: 1-2 */Tag auf befallene Hautstellen
Terbutalin	**Bricanyl**® 2,5/5 mg, ret. 7,5 mg, Amp. = 1 ml = 0,5 mg <u>DOSIERUNG:</u> akut: bis zu 4 * 0,25 mg = 4 * ½ Amp. s.c. oder bis zu 12 Sprühstöße Prophylaxe: 2 * 2,5-5 mg/Tag p.o. oder 3-4 Sprühstöße/Tag
Terfenadin	**Hisfedin**®, **Teldane**®, **Terfemundin**® [alle: 60/120 mg, Susp. 5 ml = 30 mg] <u>DOSIERUNG:</u> p.o.: 2 * 60 mg oder 1 * 120 mg/Tag oder 1,5-2,3 mg/kg KG/Tag (1-0-1)

I:	arterielle Hypertonie
WI:	kompetitiver peripherer α_1-Blocker, Dilatation der venösen Kapazitätzgefäße und Arteriolen (viszerale Gefäße > Extremitätengefäße)
PK:	Bioverfügbarkeit 90 %, HWZ 10-18 h, Wirkungsdauer 24 h
NW:	orthostat. Regulationsstörung, Synkope, KS, GIT-Symptome, Übelkeit, verstopfte Nase
HI:	Kombination mit Thiaziden und β-Blockern sinnvoll
KI:	Herzinsuffizienz bedingt durch mechanische Funktionsbehinderung, Lungenerkrankung

I:	Pilzinfektionen durch Dermatophyten an Finger- und Zehennägel, Haut, Hefepilze, Candidaarten, Pityriasis vesicolor
Spektrum:	u.a.: Dermatophyten, Hefepilze, Candidaarten, Pityriasis vesicolor
WI:	Antimykotikum, Erregermembransynthese wird blockiert und dadurch zerstört, fungizid gegen Dermatophyten und Schimmelpilzen, gegen Candida fungizid oder fungistatisch
PK:	Resorption 70-80 %, HWZ 11-16 h, renale Elimination
NW:	allerg. Reaktionen (selten), GIT-Symptome, Leberenzymanstiege
HI:	Dosisreduktion bei Niereninsuffizienz
KI:	Schwangerschaft, Stillzeit, schwere Leber- und Nierenfunktionsstörungen
WW:	Cimetidin verzögert Elimination

I:	obstruktive Atemwegserkrankungen, Asthma Anfall
WI:	β_2-Sympathomimetikum, Bronchodilatation, Aktivierung des Flimmerepithels, Inhibierung der antigeninduzierten Histaminliberation, relaxierend auf die Uterusmuskulatur
PK:	Bioverfügbarkeit 45 %, HWZ 11-23 h, Wirkungsdauer bis 12 h, nach Inhalation ca. 4 h, nach hepatischem Metabolismus überwiegend renale Elimination
NW:	Frequenzsteigerung, Tachykardie, Tremor
HI:	möglichst über Dosieraerosol geben => geringere NW
KI:	KHK, hypertroph. Kardiomyopathie, Tachykardie, Hyperthyreose

I:	Antiallergikum, allerg. Schnupfen, Rhinokonjunktivitis, Pruritus, Neurodermitis, Urtikaria
WI:	H_1-Rezeptorenblocker (=> keine arterioläre Dilatation, geringere Venolenpermeabilität), keine anticholinerge oder antiserotoninerge Wirkung, passiert nicht die Blut-Hirn-Schranke
PK:	Bioverfügbarkeit < 1 %, max. Plasmaspiegel nach 1-2 h, Wirkungsbeginn nach 30 min., Wirkungsdauer 4-12 h, HWZ 20 h, Elimination nach Metabolisierung in aktive Substanzen
NW:	lebensbedrohliche HRST, KS, GIT-Symptome, allerg. Reaktionen
HI:	keine zentrale Wirkung
KI:	Leberzirrhose, Ikterus, Schwangerschaft, Stillzeit, Hypokaliämie, Gefahr von HRST, nicht mit Erythromycin, Itraconazol, Josamycin, Miconacol und Ketoconazol kombinieren

Tetanus = **Humanes Anti-IG**	**Tetanobulin S®, Tetagam®** DOSIERUNG: a) 250 I.E. i.m. als Simultanimpfung mit **Tetanol®** bei nicht oder unzureichend Geimpften b) bei Tetanus: 3000-10000 I.E. i.m. evt. 3000 I.E. an den folgenden Tagen wiederholen
Tetanus-Toxoid	**Tetarax®, Tetanol®** 0,5 ml = 40 I.E. DOSIERUNG: a) 0,5 ml als Simultanimpfung mit **Tetagam®** i.m. b) 0,5 ml i.m. zur Grundimmunisierung und nach der 4.-8. Wo und 6.-12. Mo (also 3 mal insgesamt) alle 10 Jahre Impfauffrischung mit 0,5 ml s.c.
Tetrabenazin	**Nitoman®** 25/50 mg DOSIERUNG: p.o. anfangs mit 25 mg/Tag, jeden 3. Tag + 25 mg später: 75-150 mg in 3-4 Einzeldosen
Tetrazepam	**Mobifortin®, Musaril®, Tethexal®, Tetramdura®, Tetrazepam-rat.®** [alle: 50 mg] DOSIERUNG: p o : 1 Tag ½ Tablette, dann tgl. um ½ Tbl. erhöhen bis auf mittlere Dosis von 2-4 Tbl./Tag stationäre Patienten: beginnen mit 1 Tbl./Tag, dann um 1 Tbl./Tag steigern Myotonolyse: 50-300 mg/Tag p.o.

I:	Tetanusschutz bei offenen Verletzungen ohne ausreichenden Impfschutz
NW:	allerg. Reaktionen, Anaphylaxie, lokale Schmerzen an Injektionsstelle
CAVE:	Bei Kombinationsimpfung (Tetanustoxid und humanes Anti-IgG) immer an voneinander getrennten Körperstellen injizieren!

I:	zur aktiven Immunisierung gegen Tetanus
WI:	14 Tage nach 2. Impfung der Grundimmunisierung beginnt Schutzwirkung für 1 Jahr, nach 3. Impfung Wirkungsdauer 5 Jahre
NW:	Schmerzen, Rötung, lokale Schwellung, gippeartige Symptome, allerg. Reaktionen, reaktive Thrombozytopenien
KI:	Allergie
CAVE:	Bei Kombinationsimpfung (Tetanustoxid und humanes Anti-IgG) immer an voneinander getrennten Körperstellen injizieren!

I:	Therapierefraktäre Dykinesien
NW:	Depression
HI:	nur über internationale Apotheke

I:	zur Musklerelaxation, neurogene Kontrakturen, Muskelhypertonus
WI:	die durch GABA vermittelte synaptische Hemmung wird gefördert (freigesetztes GABA wirkt effektiver) => vermehrter Cl-Einstrom => Reduktion der Erregbarkeit der Neuronenmembran
PK:	HWZ 18 h, Äquivalenzdosis 150 mg
NW:	Müdigkeit, Benzodiazepin-NW
HI:	über den Tag verteilt einnehmen
KI:	Myasthenia gravis, akute Intoxikation mit zentral wirkenden Medikamenten/Alkohol
WW:	Verstärkung zentral wirkender Medikamente/Alkohol

Intoxikation: Anexate® (0,2 mg i.v.)

Theophyllin	**Afonilum**® 125/250/375 mg, **Aerobin**® 200/300/400 mg, **Aminophyllin**® 100 mg, **Euphyllin**® ret. 250 mg, **Bronchoparat**®, **Bronchoretard**® 100/200/350/500 mg, **Solosin**® 270 mg, mite 135 mg, Amp. = 200 mg <u>DOSIERUNG:</u> akut: 0,12-0,24 g => 4-5 mg/kg KG über 30 min i.v., dann 1 mg/kg KG/h, nach 12 h auf 0,8 mg/kg KG/h p.o.: Initial mit 2 * 200-400 mg ret./Tag p.o. = 8-10 mg/kg KG, Dosissteigerung nach 3 d auf Erhaltungsdosis von 10-15 mg/kg KG/Tag KS nach LP: 3 * 1 ret. Tbl./Tag
Thiamazol (Methimazol)	**Favistan**® 20 mg, Amp. =1 ml = 40 mg, **Methimazol** 5 mg, **Thiamazol**® 5/20 mg, Amp. =1 ml = 40 mg <u>DOSIERUNG:</u> initial: 20-40 mg/Tag für ca 3-4 Wochen, dann nach TSH und SD-Parametern. Erhaltungsdosis. 2,5-5 mg/Tag ggf. in Kombination mit 50-100 µg Levothyroxin
Thiamin **Vitamin-B$_1$**	**Aneurin AS**® 100/500 mg, Amp. = 1 ml = 100 mg, **Betabion**® 10/100 mg, Amp. = 2 ml = 100 mg <u>DOSIERUNG:</u> i.v.: 3 * 5-10 mg/Tag p.o., i.v. oder i.m. Wernicke-E.. 100-200 mg/Tag in 250 ml NaCl i.v.

I:	Asthma bronchiale, bronchospastische Zustände, Lungenödem, postpunktionelle Syndrom nach LP
WI:	Xanthinderivat, Broncholyse, aktiviert mukoziliäre Clearance, Stimulation des Atemzentrums, positiv chronotrop und inotrop, ZNS-Stimulation
PK:	Bioverfügbarkeit 60-100 %, max. Plasmaspiegel nach 1-2 h, HWZ 8 (3-12) h
NW:	zentrale Erregung, Unruhe, Schlafstörungen, Tachykardie, Übelkeit und GIT-Symptome; starke NW bei Spiegel > 20 µg/ml: Krampfanfälle, ventrikuläre Arrhythmien, GIT-Symptome
HI:	therapeutischer Spiegel: 8-20 mg/l = 8-20 µg/ml = 44-110 µmol/l, enge therapeutische Breite, soll zur Steigerung der Liquorproduktion führen
KI:	frischer HI, Schock, Epilepsie, tachykarde Arrhythmie, schwere Hypertonie nur wenn vorher kein Theophyllin eingenommen wurde
WW:	erhöhte Spiegel durch: Allopurinol, β-Blocker, Cimetidin, Furosemid, Makrolide, Gyrasehemmer, Isoprenalin, erniedrigte Spiegel durch: Barbiturate, Rifampicin, Isoniazid, Phenytoin, Carbamazepin

Intoxikation: Isoptin® (2,5-5 mg), Sedierung mit Diazepam

I:	Hyperthyreose, M.Basedow, SD-Autonomie, akute Thyreoiditis mit Hyperthyreose
WI:	dosisabhängige Hemmung der durch die Schilddrüsenperoxidase katalysierten Jodisation des Tyrosins, Wirkung nur auf Synthese der SD-Hormone, nicht die Sekretion von SD-Hormon
PK:	HWZ 7-10 Tage
NW:	in 15 % => Hautreaktionen (6 %), Haarausfall (4 %), GIT-Symptome, < 1 % = Leberschäden, Cholestase, Thrombozytopenie, Granulozytopenie, Agranulozytose, Panzytopenie (Dosisabhängig)
HI:	10 mg Thiamizol = 16 mg Carbimazol, ggf. + β-Blocker (Propranolol), Kombinationstherapie: Suppression stimulierender Antikörper

Cave: Agranulozytose: Fieber, Pharyngitis, Laryngitis, Schleimhautulcerationen, Hautausschläge, Sepsis, Lymphadenitis

I:	Vitamin B_1-Mangelzustände (Beri Beri, Neuriotiden, Paresen, Depressionen, Verwirrtheit, HRST, Ödeme, Herzinsuffizienz)
PK:	Tagesbedarf 1-2 mg, HWZ 10-20 h
NW:	allerg. Reaktionen
HI:	es besteht keine Wirkung bei Polyneuropathien, die nicht Folge eines Vitaminmangels sind !

Cave: Anaphylaxie auf Thiamin (ggf. Prednisolon vorweg i.v.)

Thiopental	**Trapanal**® 0,5/2,5/5 g, Amp. = 20 ml = 0,5 g (1 ml = 25 mg) Dosierung: 500 mg Trockensubstanz mit 20 ml Aqua ad. Injk. Auflösen (1 %ige Lösung: 1 ml = 10 mg) Narkoseeinleitung: 3-7 mg/kg KG (200-500 mg) i.v. über 30 s., ggf. nach je 5-10 min. die Hälfte der Dosis nachinjizieren Status epilepticus: 500-700 mg im Bolus i.v., dann 100 mg/h über Perfusor mind. 24 h lang Ziel: Burst-suppression EEG Max: 3000 mg/Tag Hirndruck rasch => 200 mg als Bolus, dann unter Druckkontrolle 2-5 mg/kg KG/h oder langsam => 0,5-2,0 g über 10-15 min i.v Max: 30 mg/kg KG
Thioridazin	**Melleril**® 25/100 mg, ret. 30/200 mg, Trpf 1 ml = 30 mg Dosierung: akute Psychosen: 2-3 * 25-100 mg/Tag = 50-300 mg p.o. stationär: 100-600 mg/Tag p.o. Psychoveg. Abschirmung: 30-60 mg/Tag p.o.
Tiaprid	**Tiapridex**® 100 mg Dosierung: Dyskinesien: ¼ - ½ Tbl./Tag (bis 1 Tbl.) Dyskinesien bei Neuroleptika: 3-6 Tbl./Tag Chorea: 3-10 Tbl./Tag TIC: 3 * 1 bis 3 * 2 Tbl./Tag

I:	Kurz- und Basisnarkose, Status epilepticus, Hirndrucktherapie
WI:	rascher Bewußtseinsverlußt, Verminderung der Herzauswurfleistung, Atemdepression, Verminderung des Hirnstoffwechsels, keine Analgesie, antikonvulsiv, hirndrucksenkend (zerebraler Zellmetabolismus um 50-75 % reduzierter => vermindertes zerebrales Blutvolumen => Senkung des Hirndrucks)
PK:	Bewußtlosigkeit nach 10-20 s, Erwachen nach 20-30 min., Wirkungsdauer ca. 5 Min., HWZ 11 h, hepatische Metabolisierung
NW:	Kardiovaskuläre Depression mit RR-Senkung, HRST, Atemdepression, Histaminfreisetzung, Bronchospasmus, Injektionsschmerz, zentrale Exzitationen (Husten, Niesen, Singultus)
HI:	Burst-suppression EEG meist bei einem Serumspiegel zwischen 150-200 µmol/l, über 200 µg/l ist mit einem isoelektrischen EEG zu rechnen
KI:	Asthma bronchiale, dekomp. Herzinsuffizienz, akuter Myokardinfarkt, Perikardtamponade, Intoxikation, schwere Leber- und Nierenfunktionsstörungen

I:	zur psychovegetativen Abschirmung, Psychosen, Schizophrenien, Manien, Unruhezustände,
WI:	niederpotentes Phenothiazin-Neuroleptikum mit schwach antipsychotischen, wenig sedierenden und leicht anxiolytischen Eigenschaften, nicht antiemetisch wirksam
PK:	gute orale Resorption, max. Plasmaspiegel nach 1-4 h, HWZ 30 (6-40) h, aktive Metabolite (u.a. Mesoridazin)
NW:	extrapyramidalmotorische Störungen (Dystonie, Akathisie, Parkinsonismus, später tardive Dyskinesien), Sedation, anticholinerge NW (Mundtrockenheit, Miktionsstörungen, Tachykardie, Glaukomanfälle), Agranulozytose, Pigmentretinopathie > 800 mg/Tag
HI:	anfangs wöchentliche BB-Kontrollen
KI:	akute Intoxikation mit zentral wirkenden Stoffen, Allergie gegen Phenothiazine
Cave:	Agranulozytose: Fieber, Pharyngitis, Laryngitis, Schleimhautulzerationen, Hautausschläge, Sepsis, Lymphadenitis

I:	fokale Dystonien, Dyskinesien, Dyskinesien nach Parkinsonmedikation/ Neuroleptikatherapie, choreatische Symptome, Chorea, TIC, Antihyperkinetikum
WI:	D_2-Dopaminrezeptorantagonist, Wirkungsort Corpus striatum
PK:	rasche orale Resorption, Bioverfügbarkeit 80 %, HWZ 3-4 h
NW:	Amenorrhoe, Galaktorrhoe, RR-Senkung
KI:	Phäochromozytom, rel. Schwangerschaft und Stillzeit

Ticlopidin	**Tiklyd**® 250 mg DOSIERUNG: p.o.: beginnen mit 1 Tbl. morgens für 2-3 Tage, später: 1-0-1 tgl. unter BB-Kontrolle
Tilidin	**Valoron** N® 50 mg, Trpf. 0,72 ml = 50 mg (+ 4 mg Naloxon) DOSIERUNG: p.o.: 20 Trpf. oder 1 Kps. (50-100 mg) p.o. Max: 400 mg/Tag
Tizanidin	**Sirdalud**® 2/4/6 mg DOSIERUNG: schmerzhafte Muskelverspannung: 3 * 2-4 mg/Tag neurogene Spastik.: 3 * 2 mg anfangs, um 2-4 mg ½ wöchentlich erhöhen bis optimale Dosis von 12-24 mg erreicht Max: 3 * 6 mg/Tag

I:	TIA, RIND, wenn Einnahme von Acetylsalicylsäure infolge NW nicht vertretbar ist bzw. bei „Acetylsalicylsäure-Versagern"
WI:	Beeinflußt die Thrombozytenaggregationsneigung der heranwachsenden Thrombo´s (Hemmung der ADP-induzierten Fibrinogenbrückenbildung)
PK:	orale Resorption 80-90 %, Wirkungslatenz 3-5 Tage, erst nach 7 Tagen volle Wirkung, Plasmaeiweißbindung 98 %, HWZ 30-50 h, Wirkung bis 10 Tage nach Absetzen nachweisbar
NW:	selten Neutropenie, reversible Agranulozytose (0,9 %), Thrombozytopenie, Magen-Darm-Störungen, allerg. Hautreaktionen
KI:	BB-Veränderungen, Blutungsneigung, Organverletzung mit Blutungsgefahr
HI:	während der ersten 3 Monate BB-Kontrollen in 14 tägigen Abständen (neurophile Granulozytopenien)
WW:	Theophyllinelimination wird erheblich verlangsamt => Dosisanpassung nach Spiegel
Cave:	Agranulozytose: Fieber, Pharyngitis, Laryngitis, Schleimhautulzerationen, Hautausschläge, Sepsis, Lymphadenitis
I:	starke bis sehr starke akute + chron. Schmerzen
WI:	Opioidanalgetikum der Stufe 2, 50 mg Tilidin = 10 mg Morphin
PK:	Bioverfügbarkeit 60-70 %, Wirkungsbeginn nach 5-10 min., Wirkungsdauer 3-5 h, Wirkstärke ist 0,1 im Vergleich zum Morphin (= 1), Elimination überwiegend über die Niere (90 %)
NW:	Benommenheit, Schwindel, Übelkeit, Erbrechen
HI:	Lsg. alkoholhaltig
KI:	Cave bei Niereninsuffizienz
I:	neurogene Muskelspasmen, Spastizität, peripher schmerzhaft bedingte Muskelverspannung
WI:	Imidazolderivat, WI über supraspinale α_2-adrenerge Rezeptoren, Dämpfung von gesteigerten Fremdreflexen
PK:	Bioverfügbarkeit ca. 20 %, max. Plasmakonzentration nach 1-2 h, Plasmaeiweißbindung 30 %, HWZ 3-5 h, terminale HWZ 10 h, renale Elimination zu 70 % nach hepatischem Metabolismus
NW:	Müdigkeit, Mundtrockenheit, Schwindel, Muskelschwäche, Magen-Darm-Beschwerden, Verwirrtheitszustände, Angstzustände, Halluzinatinen, KS, ...
HI:	bei eingeschränkter Nierenfunktion Dosisanpassung, bessere WI bei Patienten mit spontanen oder durch Hautreize ausgelösten Spasmen
KI:	Myasthenia gravis, Säuglinge, Kinder
WW:	in Kombination mit Antihypertonika stärkere RR-Senkung

Tobramycin	**Gernebcin**® 20/40/80 mg Inj.Fl. DOSIERUNG: i.v.: leicht: 2 mg/kg KG/Tag = 140 1 * tgl. i.v. schwer: 3-6 mg/kg KG/Tag = 210-420 mg 1 * tgl i.v. maximale Behandlungsdauer 7-10 Tage
Tocopherol	**Evion**®, **Evit**®, **Vit. E Stada**® DOSIERUNG: akut: 2 g/Tag p.o. für 14 Tage, dann 800 mg/Tag, nach 1 Jahr 100 mg/Tag p.o. p.o.: 1 Drg./Tag p.o. Abetalipoproteinämie: 100 mg/kg KG/Tag p.o.
Torasemid	**Torem**®, **Unat**® [alle: 5/10/200 mg, Amp. = 2/4 ml = 10/20 mg] DOSIERUNG: allg: 1-2 * 10 mg/Tag Hypertonie: beginnen mit 1 * 2,5 mg/Tag p.o., später auf 5 mg/Tag erhöhen Herzinsuffizienz: 5-20 mg/Tag p.o. Kardiale Ödeme: 10 mg/Tag p.o. Lungenödem: 20 mg i v., ggf in 30 min. wiederholen Niereninsuffizienz: 50-200 mg/Tag kurzfristig Max: 100 mg/Tag i.v.

I:	Sepsis mit Gneg + Gpos.-Keimen, Infekte der Atemwege, Magen-Darm-Trakt, Knochen, Haut, Harnwege, Weichteile, Meningitis und Peritonitis
Spektrum:	Gpos und Gneg, u.a.: Bacillus, Listerien, Staphylokokken, Bordetella, Enterobakter, E.coli, Klebsiellen, Mycoplasmen, Proteus, Pseudomonas, Yersinien
WI:	Aminoglykosid, Wirkung auf 30S-Untereinheit der Ribosomen und damit auf die Proteinsynthese, Synthese falscher Proteine, Hüllstruktur wird durchlässiger/zerstört, baktericide Wirkung
PK:	gute Liquorgängigkeit, HWZ 2-3 h, renale Elimination
NW:	Neurotoxizität (N.VIII), ototoxisch, nephrotoxisch, allerg. Reaktion, Leberenzymanstiege, Anstieg von Retentionsparametern
HI:	Blutspiegelkontrolle (therapeutischer Bereich 5-12 mg/l = 345-690 µmol/l), max. Plasmaspiegel soll unter 12 mg/l liegen
WW:	+ Cefalosporine => erhöhte Nierentoxizität !, + Amphotherin, Ciclosporin, Cis-Platin + Schleifendiuretika => erhöhte Oto- und Nephrotoxizität

I:	Vitamin E-Mangel u.a. mit spinozerebellärer Degeneration, „dying-back"-PNP, Retinitis pigmentosa, Abetalipoproteinämie = Bassen-Kornzweig-Syndrom
WI:	wichtige Einheit für körpereigenes Oxidationsabwehrsystem, fettlösliches Vitamin
PK:	Resorption abhängig vom Fettgehalt der Nahrung und Anwesenheit von Pankreas- und Gallenenzymen
NW:	in den angegebenen Dosierungen treten keine NW auf, > 800 mg/Tag Magen-Darm Beschwerden
HI:	Serumspiegel: 4,7-20,3 µg/ml, Einnahme während der Mahlzeit

I:	essentielle Hypertonie, Lungenödem, Förderung der renalen Giftelimination, Oligurie
WI:	Schleifendiuretikum, 40 % des glomerulär filtrierten Na werden nicht rückresorbiert, direkt relaxierende Wirkung an den Gefäßen, im Vergleich zum Furosemid setzt die Wirkung verzögert ein, hält jedoch länger an
PK:	Bioverfügbarkeit 85 %, HWZ 3,3 h, Wirkungsbeginn nach ca. 1-2 h, Wirkungsdauer 6-8 h
NW:	Hypokaliämie, Alkalose, verminderte Bikarbonatausscheidung, Hyperglykämie, Hyperurikämie, Übelkeit, Erbrechen, Tachykardie, evtl. RR-Abfall, Hypovolämie => Thromboseneigung
KI:	Oligurie-Anurie nach Schädigung durch nekrotisierende Substanzen

Tramadol	**Tramal**®, **Tramadol-rat.**®, **Tramadolor**®, **Tramagit**®, **Tramagetic**®, **Tramundin ret.**®
	[alle: 50 mg, ret. 100/150/200 mg, Amp. = 50/100 mg, Kps. = 50 mg, 40 Trpf. = 100 mg, Supp. = 100 mg]
	<u>DOSIERUNG:</u>
	akut: 1-2 * 50-100 mg i.m. oder i.v., Dosissteigerung nach Klinik
	p.o.: 1-2 * 50-100 mg p.o., Dosissteigerung nach Klinik
	bis 4 * 20-40 Trpf. oder 50-100 mg/Tag (Tr., Supp., Kps.)
	Max: 400 mg/Tag
Trapidil	**Rocornal**® 200 mg, Amp. = 2 ml = 100 mg
	<u>DOSIERUNG:</u>
	i.v.: 1-3 * 100 mg/Tag i.v
	p.o.: 2-3 * 200 mg/Tag p.o.
Trazodon	**Thombran**® 25/50/100 mg
	<u>DOSIERUNG:</u>
	p.o.: anfangs 50 mg/Tag, später (in Abhängigkeit der NW)
	Steigerung in 1-2 Wochen auf 200-400 mg/Tag p.o.
	Max: 600 mg/Tag
Triamcinolon	**Triam-oral**® 4 mg, **Triamhexal**® 10/40 mg,
	Triam-Lichtenstein® 10/40 mg, **Volon**® 4/8/16 mg,
	Volon A® 10/40/80 mg
	<u>DOSIERUNG:</u>
	Dosierung krankheitsspezifisch sehr unterschiedlich – siehe Fachinfo
	p.o.: 4-32 mg/Tag p.o.
	i.v.: 10-80 mg/Tag i.m. oder i.v.

I:	Schmerzzustände aller Art
WI:	Opioidanalgetikum der Stufe 2, zentral wirkendes Schmerzmittel (α_2-Rezeptoren ?), mittelstarkes Opioid, im Vergleich zum Morphin 0,1 fache Wirkstärke
PK:	Bioverfügbarkeit 60 %, HWZ 2-3 h, Wirkungsdauer 2-4 h, Wirkstärke ist 0,1 im Vergleich zum Morphin (= 1)
NW:	Übelkeit, Erbrechen, Mundtrockenheit, Schwitzen, Atemdepression, RR-Abfall, Bronchospasmen und Sedierung
HI:	wenig/kaum Wirkung bei Knochen/Gelenkschmerzen, besser bei abdominellen/Weichteilschmerzen
KI:	Intoxikation mit zentral wirksamen Medikamenten/Alkohol, bedingt in der Schwangerschaft und Stillzeit

Intoxikation: Naloxon (Amp. = 1 ml = 0,4 mg): alle 2-3 min. 0,1-0,2 mg i.v., evt. nachinjizieren

I:	Ischämische Herzkrankheit, KHK
WI:	Koronartherapeutikum, Hemmung der Phosphodiesterase = Abbauhemmung von cAMP => durch Gefäßdilatation Senkung der Vor- und Nachlast, positiv inotrop, verbesserte kardiale Kontraktilität, Thrombozytenaggregationshemmung, kaum chronotroper und arrhythmogener Effekt
PK:	Bioverfügbarkeit > 95 %, max. Plasmakonzentration nach 1-2 h, HWZ 2-4 h, Plasmaeiweißbindung ca. 80 %, Elimination nach hepatischem Umbau
NW:	GIT-Störungen, Übelkeit und Erbrechen, HRST, RR-Abfall, Flush, KS, Schwindel, Leberenzymerhöhung, allerg. Reaktionen
KI:	schwere Leberfunktionsstörungen, erhöhte Blutungsneigung, akutes Kreislaufversagen

I:	depressive Syndrome, endogene Depressionen
WI:	serotonerge Wirkung, geringere anticholinergen und antiadrenergen NW der übrigen Antidepressiva
PK:	max. Plasmaspiegel nach 1,5-2,5 h, HWZ 4-7 h
NW:	Sedierung, ventrikuläre Extrasystolen, Libidosteigerung, Priapismus, Mundtrockenheit, Obstipation, KS, Schwindel
KI:	Intoxikation mit zentral wirksamen Substanzen/Alkohol, gleichzeitige Einnahme von MAO-Hemmern

I:	systemische Kortikoidbehandlungen
WI:	Depotkortikoid, glucokortikoide Wirkungsstärke bezogen auf Kortisol = 5-6 (4 mg entsprechen ca. 20 mg Kortisol), beinahe keine mineralokortikoide Wirkung
PK:	Wirkungsdauer 2,25 Tage, max. Plasmaspiegel nach 4 h bei i.m. Gabe
NW:	zu Beginn: Hypokaliämie, Natriumretention (Ödeme), BB-Veränderungen, Hyperglykamie, Euphorie/Depression, Thrombosen, Magen-Darm-Ulcera
	auf Dauer: Striae rubrae, Steroidakne, Muskelschwäche (Myopathie), Hypertonie, NNR-Insuffizienz, Osteoporose, aseptische Knochennekrosen, Katarakt, Pankreatitis, Vollmondgesicht, Stammfettsucht, dünne vulnerable Haut
HI:	verstärkte NW an Haut, Knochen und Muskulatur im Vergleich zur zirkadianen Therapie, BZ-Kontrolle

Triamteren	**Jatropur**® 50 mg <u>DOSIERUNG:</u> p.o.: initial 2-4 * 50 mg/Tag p.o., später Erhaltungsdosis 2 * 50 mg/Tag p.o.
Triamteren + Hydrochlorothiazid	**Dytide H**® <u>DOSIERUNG:</u> p.o.: beginnen mit 1-2 Tbl./Tag p.o. Erhaltungsdosis: ½-1-(2) Tbl /Tag p.o.
Triazolam	**Halcion**® 0,25/0,125 mg <u>DOSIERUNG.</u> p o.: 0,125-0,25 mg/Tag für 2 Wochen
Triflupromazin	**Psyquil**® Drg. 10/25 mg, Amp. = 1 ml = 10/20 mg, Supp 70 mg <u>DOSIERUNG:</u> akut: 5-10 mg = ½-1 Amp. langsam i.v. p.o : 10-30 mg p.o. über den Tag verteilt Supp.: 1-2 * 1 Supp./Tag
Trihexyphenidyl	**Artane**® 2/5 mg <u>DOSIERUNG:</u> p.o.. beginnen mit 1 mg/Tag p.o., später 3 * 2-5 mg/Tag p.o. Max: 10 mg/Tag

I:	Leberzirrhose mit Hyperaldosteronismus, Aszites, kardiale, hepatische und nephrotische Ödeme
WI:	kaliumsparendes Diuretikum, Hemmung des Na-Rücktransportes im distalen Tubulus, kein Aldosteronantagonist
PK:	HWZ 3 h
NW:	Hyperkaliämie, Acidose, gesteigerte Bicarbonatausscheidung, Megaloblastärenanämie, Nausea, Erbrechen, muskuläre Spasmen
HI:	Einsatz meist in Kombination mit Thiaziden und Schleifendiuretika
KI:	Hyperkaliämie, Niereninsuffizienz, Folsäuremangel, schwere Leberfunktionsstörungen, DM

I:	art. Hypertonie, Ödeme bei Herz-, Leber-, Nierenerkrankungen, chron Herzinsuffizienz
NW:	Hyperkaliämie, NW durch die vermehrte Wasser- und Elektrolytausscheidung, Lupus erythematodes, Verwirrtheitszustände, Müdigkeit, Apathie, GIT-Symptome, Pankreatitis
HI:	Einnahme möglichst nach den Mahlzeiten
KI:	Niereninsuffizienz, schwere Leberfunktionsstörungen, Hypovolämie, Hyponatriämie, Hyperkalzämie, Hypokaliämie

I:	situationsbedingte Schlafstörungen (kurzfristige Behandlung)
WI:	die durch GABA vermittelte synaptische Hemmung wird gefördert (freigesetztes GABA wirkt effektiver) => vermehrter Cl-Einstrom => Reduktion der Erregbarkeit der Neuronenmembran, sehr kurz wirksames Benzodiazepin-Hypnotikum, aktive Metabolite
PK:	rascher Wirkungsbeginn, HWZ 2-4 h, Äquivalenzdosis 0,25 mg
NW:	Tachykardie, Euphorie, anterograde Amnesie
HI:	unmittelbar vor dem Schlafengehen einnehmen
WW:	Verstärkung zentral wirkender Medikamente/Alkohol

CAVE: > 0,25 mg anterograde Amnesie

Intoxikation: Anexate® (0,2 mg i.v.)

I:	Angst-, Erregungszustand, Unruhezustand, akute Psychose, starkes Erbrechen + Übelkeit, Singultus
WI:	mittelstarkes Phenothiazin-Neuroleptikum, zentral dämpfend, anxiolytisch, antiemetisch, antipsychotisch, sedierend
PK:	HWZ 6 h
NW:	RR-Abfall, AV-Block, allerg. Reaktion, Dyskinesien, Tachykardie, Früh- und Spätdyskinesien, Parkinsonoid, malignes neuroleptisches Syndrom, Unruhe, Delirante Syndrome, GIT-Symptome

Intoxikation: Akineton® (2,5-5 mg = ½-1 Amp. i.m./i.v.)

I:	M. Parkinson, Parkinson-Syndrom
WI:	Anticholinergikum, bes. Tremor + Rigor werden positiv beeinflußt
PK:	HWZ 13 h
NW:	Verwirrtheitszustände, Halluzinosen, Mundtrockenheit, Obstipation, Akkomodationsstörungen
HI:	möglichst nicht älteren Patienten verordnen, Cave Engwinkelglaukom
KI:	dementieller Abbau, Hypotonie, Epilepsie, akute Schlafmittel- und Alkoholintoxikation

Trimethoprim-Sulfamethoxazol (Cortrimoxazol)	**Bactrim**®, **Eusaprim**®, **Kepinol**® 20/80 [alle: [Trimethoprim/ Sulfamethoxazol] 80/400 mg, forte 160/800 mg, Amp. = 5 ml = 80/400 mg, Sirup E = 5 ml = 80/400 mg, Sirup K = 5 ml = 40/200 mg] <u>DOSIERUNG:</u> akut: 2 * 1-2 Amp. i.v. für 7-10 Tage je als Kurzinfusion (1 Amp. in 125 ml Inf.Lsg) p.o.: 2 * 1 Tbl. Forte (160/800)/Tag oder 2 * 10 ml Sirup/Tag HWI: 2 * 1 Tbl. forte für 7-10 Tage Vorbeugung bei rez. HWI: 1 Tbl. abends Pneumocystis-carinii Pneumonie: 20/100 mg pro kg KG pro Tag für 14-21 d [Trimethoprim/Sulfamethoxazol] Prophylaxe (PCP/Toxoplasmose): 1 * 1 Tbl./Tag p.o. oder 3 * 1 Tbl. forte/Wo p.o.
Trimipramin	**Stangyl**® 25/100 mg, Amp. = 2 ml = 25 mg, 40 Trpf.= 1 ml = 40 mg <u>DOSIERUNG:</u> akut: 25-50 mg/Tag i.m. oder i.v. p.o.: 25-150 mg/Tag p.o. Abenddosis > Morgendosis (wegen Sedierung) Max.: ambulant: bis 100 mg/Tag Max.: stationär: bis 400 mg/Tag

| I: | Infektionen der oberen und unteren Atemwege, Pneumocystis carinii-Pneumonie, HNO-Infekt, Infekte der Niere und ableitenden Harnwege (HWI), Geschlechtskrankheiten, GIT-Infekte |

Spektrum: Gpos und Gneg, u.a.: Actinomyces, Clostridium perfringens, Corynebakterien, Listerien, Nocardia, Staphylokokken, Streptokokken, Bordetella, Chlamydien, E.coli, Enterokokken, Haemophilus, Klebsiellen, Neisserien, Proteus Salmonellen, Shigellen, Pneumocystis carinii

PK:	HWZ 11 h bzw. 9 h
NW:	GIT-Symptome, Übelkeit, Erbrechen, allerg. Reaktionen, Entzündungen der Zunge/des Zahnfleisch, Geschmacksstörungen, cholestatische Hepatose, Steven-Johnson-Syndrom, Entzündungen der Zunge/des Zahnfleisch, Geschmacksstörungen, cholestatische Hepatose, Agranulozytose, akutes Nierenversagen, BB-Veränderungen, Thrombo- + Leukopenie, Kreatininanstieg
HI:	Ampullen enthalten 12,9 % Alkohol, NW häufig bei älteren Patienten (> 60 J.), bei Krea-Clearance > 30 ml/min.: Standarddosis, bei 15-30 ml/min. Reduktion auf ½ * Standarddosis, bei < 15 ml/min.: nicht anwenden !
KI:	bei Überempfindlichkeit gegen Med., BB-Veränderung (Thrombozytopenie, ...), deutliche Nierenfunktionsstörung (Krea-Clearance unter 15 ml/min. ?), Leberschäden, 1. Und 3. Trimenin der Schwangerschaft, Stillzeit, bei Glc.-6-Phosphat-Dehydrogenasemangel

Cave: nie unverdünnt intravenös geben ! direkt zubereiten !

Intoxikation: Klinik: Oligo-/Anurie, Übelkeit und Erbrechen, Diarrhoe, KS, Schwindel, transitorische Moypie, Methämoglobin- und Sulfhämoglobinbildung

Therapue: rasche Elimination (Magenspülung, beschleunigte renale Elimination durch forcierte Diurese, NaHCO$_3$ p.o., Toludinblau 2-(4) mg/kg KG i.v. oder 10 ml i.v./i.m. (Beseitigung der Ferrihämoglobine), ggf. Hämodialyse, Folsäuregabe

I:	Depressive Syndrome (besonders mit: Schlafstörungen, Angst, innere Unruhe, chron. Schmerzzustände)
WI:	Trizyklisches Antidepressivum, pschomotorisch dämpfend, keine REM-Schlafunterdrückung
PK:	HWZ 23 h
NW:	vorwiegend vegetative NW, Sedierung, Schwindel, GIT-Symptome, Mundtrockenheit, Obstipation, Akkommodationsstörungen, Miktionsstörungen (= anticholinerge NW)
KI:	In Kombination mit MAO-Hemmern, akute Delirien, Engwinkelglaukom, akute Med-Intoxikationen

Intoxikation: > 1,2 g sind gefährlich. Bei akuter oraler Intoxikation nach ca. 1-(2) Stunden neben anticholinergen Symptomen (Mundtrockenheit, Mydriasis) und Müdigkeit, GIT-Symptome: Nausea und Erbrechen, Herzrhythmusstörungen: Flimmern, Blockbilder, Bradykardie, Blutdruckabfall, Koma mit erhaltenen Reflexen, Krämpfe, Atemdepression bis Atemstillstand. Multiorganversagen.

Therapie: Na-Infusionen bei HRST oder NaHCO$_3$-Infusionen zum Azidoseausgleich, Physostigmin bei anticholinergen Symptomen, passagerer Schrittmacher

Urapidil	**Ebrantil**® 30/60/90 mg ret., Amp. = 5/10 ml = 25/50 mg DOSIERUNG: i.v.: initial 10-25-50 mg langsam i.v., evtl als Dauerinfusion in 250/500 ml NaCl, beginnend mit 2 mg pro Minute, später 9 mg/h als Erhaltungsdosis p.o.: 2 * 30-60 mg/Tag Erhaltungsdosis: 30-180 mg/Tag Max: bis 15 mg/h
Ursodesoxychol-säure	**Ursofalk**® 250 mg DOSIERUNG: allg.: 7-10 mg/kg KG/Tag, bis 80 kg 500 mg/Tag p.o.: zwischen 2-5 Kps./Tag primär biliäre Zirrhose: zwischen 2-5 Kps./Tag Gallenrefluxgastritis: 1 Kps./Tag
Valproinsäure	**Convulex**® 500 mg, **Ergenyl**® 500 mg, **Ergenyl chrono**® 300/500 mg, **Orfiril**® 600 mg, ret. 100 mg, Amp. = 300 mg [alle: 150/300 mg] DOSIERUNG: akut: 2-3 * 300 mg/Tag i.v., dann nach Spiegel p.o.: 3-4 * 300 mg/Tag p.o. Erw.: 15-20 mg/kg KG/Tag Jugendliche: 20-25 mg/kg KG/Tag mittlere Dosis: 900-1500 mg/Tag Myoklonie-Syndrome: 600-2400 mg/Tag (initial 300 mg, später + 300 mg/Tag) **Ergenyl chrono**®: 1000-2100 mg/Tag p.o. auf 2 Dosen tgl. verteilt

I:	hypertensiver Notfall, RR-Einstellung
WI:	Antihypertonikum, zentral bedingte Spasmolyse durch α_2-Rezeptoraktivierung, periphere α_1-Rezeptorblocker
PK:	Plasmaeiweißbindung 80 %, HWZ 3 h, Wirkungsbeginn nach 2-5 min., Elimination überwiegend hepatisch und renal
NW:	Schwindel, Übelkeit, Erbrechen, KS, Sedierung, Herzfrequenzänderung (Tachy + Brady), sonst wenig spezifische NW
HI:	Max 7 Tage lang verabreichen, initial erheblich RR-Senkung möglich ! => langsam unter RR-Kontrolle injizieren
KI:	Schwangerschaft, Stillzeit
WW:	Cimetidin erhöht Urapidil Serumspiegel

Antidot: 1-2 mg Dihydergot i.v. + Volumen

I:	Cholesterin-Gallenblasensteine bei funktionsfähiger Gallenblase, Gallenrefluxgastritis, symptomatische Behandlung der primär biliären Zirrhose im frühen Erkrankungsstadium
WI:	Cholesterinkonzentration der Gallenflüssigkeit nimmt ab (Resorptionshemmung im Darm und Bildung von „Flüssigkristallen")
NW:	selten breiförmige Stühle
HI:	In den ersten 3 Mon. der Behandlung sollten die Leberwerte (GOT, GPT, g-GT) monatlich, dann vierteljährlich kontrolliert werden

I:	epileptische Anfälle aller Art
WI:	Hemmung der spannungsabhängigen Na-Kanäle der Nervenzellen => Hemmung der hochfrequenten repetetiven Entladungen
PK:	Proteinbindung 90-95 %, HWZ 9 h (4-18), > 96 % hepatischer Metabolismus
NW:	GIT-Symptome, Thrombozytopenie, tödliches Leberkoma (Kinder), Vit.-D-Resorptionsstörungen (AP-Kontrolle), Gewichtszunahme, **Haarausfall**, path. Schwangerschaftsverlauf, **Neuralrohrdefekte**, Tremor, NW meist bei Spiegel > 100 mg/l
HI:	therapeutischer Plasmaspiegel: 60-100 mg/l = 350-690 µmol/l, „keine" Kombination mit Phenobarbital (Wirkungsverstärkung) ! frühzeitige Folinsäuresubstitution schon vor der Schwangerschaft + α-Fetoproteinbestimmung, Wirkung der Pille zur Kontrazeption gut, allg. Vorteil: wenig sedativ, keine psychot. Reaktionen
i.v.:	kaum NW (Übelkeit, Schwindel), kann rasch (auch im Bolus) i.v. gegeben werden, Vorteil: keine HRST als NW (wie Phenytoin)
WW:	mit CBZ oder Phenobarbital => Valproatspiegelabfall, mit Phenobarbital => Phenobarbitalspiegelanstieg, mit Lamotrigin => Lamotriginspiegelanstieg

Vancomycin	**Vancomycin**® 250 mg, Inj.Fl.= 500/1000 mg
	
	DOSIERUNG:
	i.v.. leicht: 2 * 500 mg/Tag i.v.
	        schwer: 4 * 500 mg/Tag oder 2 * 1000 mg/Tag i.v.
	p.o.: 4 * 125-500 mg/Tag p.o.
	Meningitis: 4 * 500 mg/Tag i.v. je über 60 min.
	Clostridium-Diarrhoe: 4 * 125-250 mg/Tag über 7-10 Tage
	Niereninsuffizienz (Dosis anhand S-Krea):
	        1,2-1,5 mg/dl => 1000 mg alle 12 h,
	        1,5-5 mg/dl => 1000 mg alle 3-6 Tage,
	        > 5 mg/dl => 1000 mg alle 10-14 Tage

Vasopressin	**Pitressin**® Amp. = 1 ml = 20 I.E. DOSIERUNG: Diabetes insipidus: 5-10 I.E s.c. oder i.m. Ösophagusvarizenblutung: 0,2-0,4 I.E./min. i.v
Vecuronium	**Norcuron**® Amp = 2 ml = 4 mg DOSIERUNG: Präcurarisierung: 1 mg i.v Muskelrelaxierung: 0,1 mg/kg KG als Bolus i.v., dann 0,8-1,4 µg/kg KG/min.

I:	Ausweichpräparat bei antibiotikaresistenten Keimen, pseudomembranöse Enterokolitis (Clostridium difficile-Infektion)
Spektrum:	Gpos.-Spektrum, u.a.: Staphylokokken, Streptokokken, Corynebakterien, Enterokokken, Pneumokokken, Clostridien, Listerien
WI:	Zellwandsynthesehemmung durch Bindung an Murein, bakterizide WI
PK:	geringe orale Resorption, HWZ 6 h, bei Niereninsuffizienz bis zu 1 Wo, gute Liquorgängigkeit, Blutspiegelkontrolle
NW:	allerg. Reaktion, Ototoxizität, Nephrotoxizität, Übelkeit, Erbrechen, BB-Veränderungen
HI:	therapeutischer Bereich 25-40 mg/l, Perfusor als Dauerinfusion möglich, keine i.m. Gaben, Überwachung der Leber- und Nierenfunktion durch regelmäßige Blutkontrollen
KI:	schwere Niereninsuffizienz, allerg. Reaktionen gegen V., Schwangerschaft und Stillzeit, in Kombination mir anderen oto- oder nephrotoxischen Substanzen

I:	neurogener Diabetes insipidus, Ösophagusvarizenblutung
WI:	durch V_2-Rezeptoraktivierung erhöhte Wasserpermiabilität der Sammalrohre und damit antidiuretische WI, Vasokonstriktion im Splanchnikusgebiet bei höheren Dosierungen
PK:	HWZ 17-35 min.
NW:	RR-Anstieg, Angina pectoris, HI, allerg. Reaktionen
KI:	KHK, pAVK, Hypertonie
I:	Einleitung der Narkose, Muskelrelaxation
WI:	Blockierung der Erregungsüberleitung an NME durch Rezeptorbesetzung, 20-30 min. Lähmung der Atemmuskulatur
PK:	Wirkeintritt nach 2-3 min., HWZ 1,5 h, Elimination zu 50 % biliär
HI:	Wirkung kann durch Cholinesterasehemmer aufgehoben werden (Prostigmin), nur in Kombination mit Narkosemittel

Verapamil	**Azupamil**® 160 mg, **Falicard**® 120 mg, ret. 180 mg, **Isoptin**® 120 mg, **Verahexal**® 120 mg, ret. 180 mg [alle: 40/80 mg, ret. 120/240 mg, Amp. = 2 ml = 5 mg] **Isoptin RR**® ret. 120/240 mg, **Veramex**® [alle: Amp. = 2 ml = 5 mg] DOSIERUNG: Notfall 2,5-5-(10) mg (0,1 mg/kg KG) langsam i.v., ggf. nach 10 min. wiederholen p.o.. 3 * 40-120 mg/Tag p.o oder 1-2 * 120-240 mg ret./Tag p.o. Perfusor: 2-5 ml/h (100 mg auf 50 ml NaCl) paroxysmale Tachykardie: 5-10 mg mit 1 mg/min. i.v. <div align="right">Max: 10 mg/h, 100 mg/Tag i.v.</div>
Vigabatrin	**Sabril**® 500 mg DOSIERUNG: p.o.: 4 * 500 mg/Tag am Anfang, später ggf. Steigerung auf maximal 4 g/Tag Durchschnittsdosis: 2-3 g/Tag in 2 Tagesdosen <div align="right">Max: 4 g/Tag</div>
Vincristin (VCR)	**Vincristin liquid**® Inj.Fl.= 1 ml = 1 mg, **Vincristin Bristol**® Inj.Fl. = 1 mg DOSIERUNG: i.v.: 1,4 mg/m² pro Wo i.v <div align="right">Max: 2 mg</div> i.v.: > 65 J 1 mg als Einzeldosis <div align="right">Max: gesamt: 20 mg</div>

I:	paroxysmale supraventrikuläre Tachykardie, Extrasystolie, ventrikuläre Tachykardie bei Vorhofflimmern und -flattern, Vorhoftachykardie mit wechselnder Überleitung, KHK, arterielle Hypertonie
WI:	Antiarrhythmikum der Klasse IV, Kalziumantagonist, Senkung des O_2-Bedarfs am Herz, periph. Gefäßweitung, Erhöhung der Reizschwelle der Muskelzelle => geringer Erregbarkeit, verlängerte AV-Überleitung, geringere Automatie
PK:	gute perorale Resorption, Bioverfügbarkeit 20-35 %, max. Plasmakonzentration nach 20-30 min., Plasmaeiweißbindung ca. 90 %, zu Beginn HWZ 4-5 h, später 9 h, Elimination überwiegend renal nach hepatischem Metabolismus
NW:	AV-Block bis Asystolie, RR-Senkung, Bradykardie, Kopfschmerz, Schwindel, Obstipation, allerg. Reaktionen
HI:	nicht mit alkohol. Lösungen mischen => Ausfällung, therapeutischer Spiegel 0,04-0,2 µmol/l = 0,02-0,1 mg/l
KI:	nicht mit β-Blockern, schwere Schenkelblockbilder (ab AV-Block II°), WPW-Syndrom, akuter HI, Bradykardie, Herzinsuffizienz, Hypotonie und Linksherzinsuffizienz
WW:	Cyclosporin + CBZ + Theophyllin + Digoxinspiegel steigt, Lithiumspiegel fällt
Intoxikation:	Atropin + Orciprenalin und Volumen

I:	Kombinationsbehandlung bei epileptischen Anfällen (einfach und komplex fokale Anfälle) mit und ohne sek. Generalisierung, West-Syndrom
WI:	irreversible Hemmung der GABA-Transaminase, dadurch verringerter GABA-Abbau, Anstieg des inhibitorischen Transmitters GABA im Gehirn
PK:	rasche Resorption, Bioverfügbarkeit 75 %, keine Plasmaeiweißbindung, Wirkung 12-24 h, HWZ 7 h (5-12 h), unveränderte renale Elimination (70 % in 24 h)
NW:	Cave Nierenfunktion, depressive und psychot. Episoden, ggf. Gewichtszunahme, Sehstörungen infolge allergischer Vaskulitis
HI:	keine Korrelation zwischen Serumspiegel und klin. Wirkung und keine zwischen Dosis und klin. Wirkung, monatliche Kontrolle des Sehvermögens !
KI:	Schwangerschaft, schwere Niereninsuffizienz
WW:	in Kombination: Phenytoinspiegelabfall bei Zugabe von V um ca. 20 %, keine Interaktionen mit anderen Antiepileptika

I:	akute Leukämien, maligne Lymphome, Mamma-Ca, osteogenes Sarkom, Wilms-Tumor, Neuroblastom, Neuroblastom
WI:	Zytostatikum, Bindung an mikrotubuläre Proteine mit Depolarisation, wodurch die Bindung an die mitotische Spindel verhindert wird
PK:	HWZ 0,08-2,3-85 h (triphasisch), Ausscheidung über Leber/Galle
NW:	periphere Neuropathie, GIT-Symptome (Obstipation, Ileus), Blasenatonie, Bronchospasmus, Alopezie, ...
HI:	kumulativ neurotoxisch ! nicht paravasal spritzen !
WW:	verminderte Wirkung von Phenytoin

Vitamin B-Komplex	**Milgamma**® Kps.: 40 mg Benfothiamin + 90 mg Pyridoxin **Milgamma N**® Kps.: 100 mg Benfothiamin + 100 mg Pyridoxin <u>DOSIERUNG:</u> p.o.: 3-4 * 1 Drg/Tag **Milgamma N**® Lsg.: 2 ml = 100 mg Thiaminhydrochlorid + 100 mg Pyridoxin + 1 mg Cyanocobalamin <u>DOSIERUNG:</u> i.v.: anfangs 1 Amp. in 250 ml NaCl 0,9 % i.v., später Dosisreduktion

Wafarin-Na	**Coumadin**® 5 mg
	
	<u>DOSIERUNG:</u>
	p.o : 1. Tag: 4-6 Tbl.
	   2. Tag: 2-4 Tbl.
	   3. Tag: nach Quick (½-2 Tbl./Tag)
	
	<u>allg. Hinweise:</u>
	möglichst unter Heparinisierung einstellen, um initiale Gefahr der Thrombenbildung zu verringern (schnellerer Abfall des gerinnungshemmenden Protein C als andere Gerinnungfaktoren)
	
	niedrigere Dosis bei Niereninsuffizienz und im Alter > 60 J (geringere Konzentration von Albumin und Gerinnungsfaktoren)
	
	Vitamin K_1: 5 mg p.o. erhöhen den Quick-Wert in 24 h um ca. 10 %, 25-30 mg normalisieren den Quick-Wert, 25 mg s.c. oder i.m. normalisieren in 6-12 h
	
	PPSB: 1,2 I.E./kg KG i.v. hebt den Quick-Wert um ca. 1 % an

Xipamid	**Aquaphor**® 10/20/40 mg <u>DOSIERUNG:</u> p.o.: initial 1-2 * 10-20 mg/Tag, dann Erhaltungsdosis: ½-1 * 10 mg/Tag Ödemtherapie: 1 * 40 mg/Tag

I:	Vitamin-B-Mangel-PNP, Vitaminmangelzustände, Wernicke-Enzephalopathie, chron. Alkoholabusus
PK:	Thiamin = Vit. B_1, Pyridoxin = Vit. B_6, Cyanocobalamin = Vit B_{12}
NW:	allerg. Reaktionen, Urtikaris, Schockzustände
HI:	anhand einer Vielzahl neuer Studien keine Wirkung bei Polyneuropathien, die nicht Folge eines direkten Vitaminmangels sind !
KI:	strenge Indikationsstellung in der Schwangerschaft, unbedenklich während der Stillzeit

I:	zur Dauerantikoagulation bei erhöhtem Embolierisiko, mechanische Herzklappenträger
WI:	Verdrängung des Vitamin K aus dem Fermentsystem, das in der Leber die Gerinnungsfaktoren (II, VII, IX, X) bildet
PK:	hohe Plasmaeiweißbindung (> 90 %), Wirkungsmaximum 3-5 Tage, Wirkungsdauer 4-7 Tage, in der Leber Hydroxilierung, Glukuronidierung und Sulfatierung, renale Elimination der Metabolite
NW:	Cumarin-Nekrose: hämorrhagische Infarzierung durch hyaline Thromben meist am 3.-5. Tag nach Cumarin-Gabe (Inzidenz: 0,01-0,1 % besonders Frauen zwischen 60-70 J.), Blutungsgefahr aller Organe in 3-5 % (Niere-/Harnwege > Nasen-/Rachenraum > GIT > Auge > ZNS)
HI:	fraglich bessere Steuerbarkeit als Phenprocoumon TPZ-Reagenz / INR => Quick **Innovin™**: 1,0 => 100 %, 1,5 => 51 %, 2,0 => 33 %, 2,5 => 25 %, 3,0 => 20 %, 3,5 => 16 %, 4,0 => 14 %, 4,5 => 12 %, 5,0 => 11 % **Thromboplastin IS:** 1,0 => 100 %, 1,5 => 50 %, 2,0 => 35 %, 2,5 => 28 %, 3,0 => 24 %, 3,5 => 20 %, 4,0 => 17 %, 4,5 => 15 %, 5,0 => 13 %
KI:	Blutungsgefahr, Sepsis, bakterielle Endokarditis, schwere Leberfunktionsstörungen, Niereninsuffizienz
KO:	Blutung: Prothrombinkomplexgabe, falls nicht verfügbar 10-20 ml/kg FFP und 5-10/20-40 mg Vitamin K_1 (**Konakion**® oder **Phytomenadion-Rotexmedica**®)
I:	Ödeme, Herzinsuffizienz, arterielle Hypertonie
WI:	Wirkungsähnlichkeit mit den Thiaziden
PK:	Bioverfügbarkeit fast 10 %, HWZ 5-8 h, Wirkungsbeginn nach 1 h, Wirkungsdauer 12 h
KI:	Leberfunktionsstörungen, Hypokaliämie, schwere Hyponatriämie, relativ bei Hyperurikämie, die Niereninsuffizienz stellt keine KI dar
NW:	allergische Reaktionen, KS, Schwindel, GIT-Symptome, BB-Veränderungen

Xylometazolin	Imidin N/S®, Nasenspray-rat.®, Nasentropfen-rat.®, Olynth®, Otriven Lsg.® DOSIERUNG: Spray· wiederholt pro Tag als Nasenspray zur kurzfristigen Behandlung (< 14 Tagen) bei Erkältungskrankheiten

Zidovudin
 	
 (AZT)
	Retrovir® 100/250 mg, Lsg. = 5 ml = 50 mg
	
	 DOSIERUNG:
	 p.o.: 2 * 250 mg/Tag p.o. oder alle 8 h 200 mg/Tag
	       leichte Patienten 2 * 4 mg/kg KG/Tag
	
	 HIV-Stichverletzung:
	       2 * 250 mg/Tag Ziduvodin + Lamividin 2 * 150 mg/Tag +
	       Idinavır 800 mg alle 8 h
	       (Tel: Robert-Koch-Institut: 030/4547-3407)
	 Cave: absetzen bei Hb < 9 g/dl oder < 750 Neutrophilen/µl

Zolpidemtartrat	Bilkam®, Stilnox® [alle: 10 mg] DOSIERUNG: p.o.: < 65 J: 1 bis maximal 2 Tbl. zur Nacht > 65 J: initial ½ Tbl. bis maximal 1 Tbl. zur Nacht
Zopiclon	Ximovan® 7,5 mg DOSIERUNG: p.o.: 1 Tbl. vor dem Schlafengehen, ggf. auf 2 Tbl. steigern, bei älteren Menschen kann auch ½ Tbl. ausreıchen.

I:	Sinusitits, Rhinitis, Konjunktivitis
WI:	α_1-Sympathomimetikum, Schleimabschwellung durch Vasokonstriktion, Reboundphänomen nach 4-6 h mit verstärker Schleimhautschwellung
NW:	lokales Brennen, ggf. systemische Wirkung (Tachykardie, HRST, Angina pectoris, KS), bei längerer Anwendung Schleimhautschäden (Ozäna, Rhinitis sicca), Abhängigkeitsgefahr (Privinismus)
KI:	Engwinkelglaukom, Herzkrankheiten, Phäochromozytom

I:	HIV-Infektionen, z B. bei V.a. Nadelinfektion
WI:	Hemmstoff der HIV-Replikation über kompetitive Hemmung der r-Transkriptase
PK:	Liquorspiegel 50 % der Plasmaspiegel, Plasmaeiweißbindung 35 %, HWZ 1 h, überwiegend renale Elimination zu 90 %
NW:	BB-Veränderungen (Anämie meist nach 6 Wo, Leukopenie meist nach Monaten) => sind meist therapielimitierend, Myopathie der proximalem Muskeln mit Schmerzen und Muskelschwäche, Übelkeit + Erbrechen, KS, Schlaflosigkeit, Fieber
HI:	absetzen bei Hb < 9 g/dl und < 750 Neutrophile/µl => alle 2 Wo BB + GOT + GPT + LDH + Bili. + Krea-Kontrolle, Dosisreduktion bei Niereninsuffizienz
KI:	schwere Leber- und Niereninsuffizienz, zytostatische Therapie eines malignen Lymphoms/Kaposi-Sarkoms
WW:	Paracetamol steigert in Kombination das Risiko von Neutropenien, verstärkte Toxizität von nephrotoxischen und knochenmarkstoxischen Medikamenten

I:	kurzdauernde symptomat. Behandlung von Schlafstörungen
WI:	gehört nicht zu den Benzodiazepinen, dennoch ähnliches Wirkungsprinzip (Verstärkung der inhibitorischen Effekte von GABA durch Bindung an GABA-Rezeptoren), ist kein Barbiturat, kein Rebound-Phänomen
PK:	Bioverfügbarkeit 70 %, max. Plasmaspiegel nach 1-2 h, Plasmaeiweißbindung 92 %, HWZ 1,5-2,5 h, wird sowohl renal als auch über die Galle ausgeschieden
NW:	Schwindel, Kopfschmerzen, Übelkeit, Erbrechen, Zittern, ...
KI:	Myasthenia gravis, resp. Insuffizienz, Vergiftung mit Neuroleptika, Schwangerschaft und Stillzeit
Cave:	Patienten mit eingeschränkter Leber- und Nierenfunktion (Dosisreduktion)

I:	Ein- und Durchschlafstörungen
WI:	neuartiges Hypnotikum mit schnellem Wirkungseintritt, Wirkung ähnlich der der Benzodiazepine (Verstärkung der inhibitorischen Effekte von GABA durch Bindung an GABA-Rezeptoren), sedative, hypnotische, anxiolytische , antikonvulsive und muskelrelaxierende Eigenschaften
PK:	Bioverfügbarkeit 80 %, max. Plasmaspiegel nach 0,5-2 h, Plasmaeiweißbindung 45 %, HWZ 5 h, nach Metabolisierung Elimination zu 17 % renal
NW:	allerg. Reaktionen, bitterer Geschmack, NW entsprechen denen der Benzodiazepine
KI:	Myasthenia gravis, akute resp. Insuffizienz, dekomp. Herzinsuffizienz, Schwangerschaft und Stillzeit

Zotepin	**Nipolept**® 25/50/100 mg DOSIERUNG: p.o.: beginnen mit 50-100 mg/Tag, dann Dosissteigerung auf eine mittlere Dosis von 200-300 mg/Tag auf mehrere Einzelgaben Max: stationär 450 mg/Tag
Zuclopenthixol	**Ciatyl-Z**® 2/10/25 mg, **Ciatyl-Z**® **Accuphase** Amp = 1 ml = 50 mg, **Ciatyl-Z Depot**® Amp. = 1 ml = 200 mg DOSIERUNG: akut: alle 2-3 Tage 50-150 mg i.m. Psychosen: 10-75 mg/Tag p.o. Unruhe: 2-40 mg/Tag p.o. Depot: alle 2-4 Wochen 200-400 mg i.m. [2 mg: 2-6 mg tgl., 10 mg: 10-70 mg tgl., 25 mg: 25-75 mg tgl.]

I:	akute und chron. Psychotische Zustandsbilder
WI:	trizyklische Neuroleptikum aus der Reihe der Dibenzothiepine mit einer dem Haloperidol vergleichbaren antipsychotischen Wirksamkeit, in höheren Dosen tritt eine deutliche Sedierung auf, neben D_1- und D_2-Rezeptorblockierung vor allem auch α_1-, 5-HT_{1+2} und Acetylcholinrezeptorenblockierung
PK:	rasche Resorption, hoher First-pass-Effekt, Bioverfügbarkeit 7-13 %, HWZ 14-16 h, vollständige Metabolisierung zum Teil zu einem aktiven Metaboliten (Norzotepin)
NW:	anticholinerge NW (Mundtrockenheit, Obstipation, Miktionsstörungen, Schlafstörungen, feinschlägiger Tremor, Hypotonie, orthostatische Dysregulation), selten extrapyramidalmotorische Symptome, BB-Veränderungen
KI:	akute Intoxikationen (Alkohol + Medikamente), Engwinkelglaukom, Prostatahypertrophie, schwere Leber- und Nierenfunktionsstörungen

I:	Unruhe- und Verwirrtheitszustände bei seniler Demenz, akute und chron. Schizophrenie, Manie, Erregungszustände bei erethischem Schwachsinn
WI:	gehört zur Gruppe der Thioxanthene, mittelstark potentes Neuroleptikum, stark sedativ wirksam
PK:	rasche Resorption, nach Injektion max. Plasmaspiegel am 4.-7. Tag, Freisetzungs-HWZ 19 Tage, Wirkungsdauer 2-3 h, HWZ 15-20 h, rasche Metabolisierung
NW:	Extrapyramidale NW: Parkinsonismus, Dystonieen, Akatisien; anticholinerge NW: Tachykardien, Mundtrockenheit, Orthostasereaktionen, Miktionsstörungen; Sedierung, BB-Veränderungen bis zur Agranulozytose, Cholestase, HRST
KI:	Intoxikationen mit zentral wirksamen Stoffen
WW:	Wirkungsverstärkung von Anticholinergika und Dopaminantagonisten, Wirkungsabschwächung von Dopaminagonisten, zental wirksame Medikamente/Alkohol werden in ihrer Wirkung verstärkt

Die pharmakologisch-tabellarischen Übersichten

Antibiotika (Stoffgruppen/Wirkungsmechanismus) 308
Antiepileptika 311
Benzodiazepine 312
Eradikation bei HP-Befall und GIT-Ulcus 313
Giftinformationszentralen 314
Insulintherapie 316
Medikamentendosierung bei Kindern 320
Medikamentendosierung bei Leberinsuffizienz 322
Medikamentendosierung bei Niereninsuffizienz 323
Medikamentendosierung über Perfusoren 328
Medikamente in der Schwangerschaft und Stillzeit 330
Neuroleptika 336
Notfallmedikamente im Kindesalter 337
NSA - nichtsteroidale Antiphlogistika 338
Opioide 339
Parkinsonmittel 340
Schlafstörungen und deren Therapie 340
Schlafmittelvergiftung 341
Schmerztherapie 342
Steroide (Pharmakokinetik) 343
Serumspiegel von Medikamenten 344
Tumormarker 346
Wechselwirkungen mit Phenprocoumon 348

ANTIBIOTIKASTOFFGRUPPENÜBERSICHT

Stoffgruppe	Wirkstoff	Handelsname	AT	Creme	i.m.	i.v.	oral	Wirkungsmechanismus
Aminoglykoside	Gentamycin	Refobacin®	x	x	x	x		Wirkung auf 30 S-Untereinheit der Ribosomen und damit auf die Proteinsynthese, Synthese falscher Proteine
	Amikacin	Biklin®				x		
	Streptomycin	Streptomycin®			x	x		
	Kanamycin	Kanamycin POS®	x					
	Neomycin	Nebacetin®	x	x				
	Tobramycin	Gernebcin®	x		x	x	x	
Acylaminopenicilline = Breitspektrumpenicilline	Azlocillin	Securopen®				x		Hemmung der Mureinsynthese (Bakterienzellwand)
	Mezlocillin	Baypen®				x		Nur parenterale Anwendung, breiteres Spektrum im gramnegativen Bereich als Aminopenicilline
	Piperacillin	Pipril®				x		
Aminobenzylpenicilline	Ampicillin	Binotal®, Unacid®				x	x	Hemmung der Mureinsynthese (Bakterienzell-wand), oral und parenteral anwendbar, weiteres Wirkspektrum im gramnegativen Bereich als Benzyl-Penicilline
	Amoxicillin	Amoxypen®, Clamoxyl®				x	x	
β-Lactamase-Hemmer	Sulbactam	Combactam®			x	x		zerstört Proteine, die zum Aufbau der Bakterien-wand notwendig sind, wirkt baktericid auf wachsende Keime
	Imipenem/Cilastatin	Zienam®			x	x		
β-Lactamase stabile Penicilline	Oxacillin	Stapenor®			x	x	x	Hemmung der Mureinsynthese (Bakterienzell-wand), Einsatz auch bei penicillinasebildenden Staphylokokken
	Flucloxacillin	Staphylex®			x	x	x	
Benzypenicilline	Penicillin G	Penicillin G®				x		„Urpenicillin"

ANTIBIOTIKASTOFFGRUPPENÜBERSICHT

Stoffgruppe	Wirkstoff	Handelsname	AT	Creme	i.m.	i.v.	oral	Wirkungsmechanismus
	Cefazolin	Gramaxin® I°				x		Hemmung der Bakterienwandsynthese, somit nur Wirkung auf wachsende Keime
	Cefalexin	Oracef® I°					x	
	Cefaclor	Panoral®					x	1. Generation: Cefalotin-Cefazolin-Gruppe
	Cefuroxim	Zinacef® II°				x		
	Cefamandol	Mandokef®			x	x		
	Cefotiam	Spizef®				x	x	2. Generation: Cefuroxim-/Cefoxitin-/Cefotaxim-/Cefsulodingruppe; erhöhte Laktameasensibilität, erweitertes Spektrum im gramnegativen Bereich
Cephalosporine	Cefotaxim	Claforan® III°				x		
	Cefizoxim	Cefix®				x		
	Ceftriaxon	Rocefin® Oxim-Gruppe				x		
	Cefsulodin	Pseudocef® III°				x		3. Generation: erhöhte Wirksamkeit im gramnegativen Bereich
Gyrasehemmer = Fluochinolone	Ciprofloxacin	Ciprobay®	x			x	x	Hemmung der DNA-Gyrase, Aufwicklung der DNA nicht mehr möglich
	Norfloxacin	Barazan®	x				x	
	Ofloxacin	Tarivid®	x			x	x	
Makrolid Antibiotika	Erythromycin	Monomycin®	x	x		x	x	Bindung an Ribosomen, Verhinderung der Verlängerung von Proteinen
	Roxithromycin	Rulid®					x	
	Clarithromycin	Klacid®					x	

Tabellen

ANTIBIOTIKASTOFFGRUPPENÜBERSICHT

Stoffgruppe	Wirkstoff	Handelsname	AT	Creme	i.m.	i.v.	oral	Wirkungsmechanismus
Phenoxypenicilline	Penicillin V	Megacillin®					x	Hemmung der Mureinsynthese (Bakterienzellwand), säurestabil
Sulfonamide	Sulfamethoxazol	in Bactrim® und Cotrim®				x		Beeinflussung der bakteriellen Folsäure-Synthese (als kompetitiver Antagonist) => Folsäuresynthesehemmer
	Sulfadiazin	Azulfidine®					x	
	Sulfalen	Longum®					x	
Tetracycline	Chlortetracyclin	Aureomycin®	x					Wirkung auf 30 S-Untereinheit der Ribosomen und damit Verminderung der Proteinsynthese
	Tetracyclin	Supramycin®	x				x	
	Oxytetracyclin	Bisolcomycin®					x	
	Minocyclin	Klinomycin®					x	
	Doxycyclin	Vibramycin®				x	x	

ANTIEPILEPTIKA

[Modifiziert nach R. Besser, Epilepsiesyndrome – Therapiestrategien – Thieme Verlag 1996]

Wirkstoff	Handelsname	Bemerkungen	HWZ [h]	Plasmaeiweißbindung	Umrechnungsfaktor F * mg/l = µmol/l	Serum-Spiegel [mg/l]
Benzodiazepine	Diazepam*, Frisium*, Rivotril*	Serumspiegel nicht sinnvoll, Kumulationsgefahr, Gewöhnungseffekt	z T. > 40	65-100 %	-	-
Carbamazepin	Timonil*, Tegretal*	bei Therapiebeginn längere HWZ	12 (5-26)	70-80 %	4,23	4-12
Clonazepam	Antelepsin*, Rivotril*	bei Kindern gering verkürzte HWZ	30 (19-42)	60-80 %	3,2	0,02-0,07
Ethosuximid	Pyknolepsinum*, Suxinutin*	bei Kindern verkürzte HWZ	50 (48-60)	0 %	7,08	50-100
Gabapentin	Neurontin*	-	5-6	0 %	5,84	Unklar
Lamotrigin	Lamictal*	Verdopplung der HWZ bei Kombination mit Valproinsäure	25 (15-30)	55 %	3,9	1-4 (10) noch unklar
Mesuximid	Petinutin*	Hauptmetabolit N-desmethyl-Mesuximid (HWZ 35-133 h)	1-4	-	4,92	10-40
Phenobarbital	Luminal*, Lepinal*, Phenaemal*	Neugeborene verlängerte HWZ, Säuglinge verkürzte HWZ	80 (60-140)	50 %	4,31	15-30
Phenytoin	Phenhydan*, Zentropil*	Verlängerung der HWZ bei Dosiserhöhung	22 (7-42)	90 %	3,96	10-20
Primidon	Mylepsinum*, Liskantin*	Hauptmetabolit Phenobarbital	12 (3-22)	80 %	4,58	8-12
Tiagabin	Gabitril*	-	5,4-8,0	96 %	2,43	80
Valproat	Convulex*, Orfiril*, Ergenyl*	kaum Interaktion mit Marcumar®	9 (6-15)	95 %	6,93	60-100
Vigabatrin	Sabril*	Bedeutung unklar, da irreversible GABA-Transaminasehemmung ca. 60 Tage andauert	7 (5-9)	0 %	7,74	Bestimmung nicht sinnvoll

BENZODIAZEPINE (nach HWZ geordnet)

Wirkstoff	Medikament (Auswahl)	Verlängerung der HWZ im Alter [in %]	Äquivalenz-dosis [mg]	HWZ [h] ohne Metabolite	HWZ [h] mit Metabolites	Wirkspektrum				
						anxio-lytisch	sedativ	Muskel-relaxation	antikon-vulsiv
Clorazepat	Tranxilium c	90 - 195	15	1,5-2,5	50-80	++	+	+	+
Flurazepam	Dalmadorm c	+ 35 - 115	30	2	8-100	+	+++	+	+
Triazolam	Halcion®	0	0,25	2-4	3-8	+	+++	+	+
Tetrazepam	Musaril®		150	15	25-51	+	++	+++	+
Clotiazepam	Trecalmo®	+ 20		3-15	-	++	+	+	+
Lormetazepam	Noctamid®	0		9-15	-	+	++	+	+
Temazepam	Norkotral®	0		6-16	-	+	++	+	+
Lorazepam	Tavor®	0	1-2	10-18	-	+++	+	+	+
Chlordiazepoxid	Limbatril®	+ 80 - 370		10-18	20-80	++	+	+	+
Alprazolam	Tafil®	+ 40		10-18	12-15	+++	+	+	+
Oxazepam	Adumbran®	0	30	5-18	-	++	+	+	+
Bromazepam	Lexotanil®	+ 75	4,5	12-24	-	+++	+	+	+
Flunitrazepam	Rohypnol®		1	10-25	20-30	++	+++	+	+
Clobazam	Frisium®	+ 60 - 180	20	10-30	36-50	++	+	+	++
Diazepam	Valium®	+ 125 - 200	10	30-45	50-80	++	++	+++	+++
Nitrazepam	Mogadan®	+ 40	2,5	20-50	-	++	++	++	++
Clonazepam	Rivotril®	0		24-56	-	+	+	+	+++

THERAPIESCHEMATA BEIM UNKOMPLIZIERTEM HP-POSITIVEM ULKUS

Medikamente	Dosis	Therapiedauer
Schema 1: modifizierte Tripple Therapie („italienische" Tripel-Therapie)		
Protonenpumpenhemmer [siehe unten]	2 • 1 Standarddosis/Tag	7 Tage
Clarithromycin [Klacid®, Mavid®]	2 • 250 mg/Tag	7 Tage
Metronidazol [Arilin®, Clont®, Flagyl®, Metronidazol Artesan®, Vagimid®]	2 • 400 mg/Tag	7 Tage
Schema 2: alternative modifizierte Tripple Therapie („französische" Tripel-Therapie)		
Protonenpumpenhemmer [siehe unten]	2 • 1 Standarddosis/Tag	7 Tage
Clarithromycin [Klacid®, Mavid®]	2 • 500 mg/Tag	7 Tage
Amoxicillin [Amoxihexal®, Amoxi-Wolf®, Amoxypen®, Clamoxyl®]	2 • 1000 mg/Tag	7 Tage
Schema 3: Reserveschema Quadrupel-Therapie		
Protonenpumpenhemmer [siehe unten]	2 • 1 Standarddosis/Tag	TAG 1 - 10
Wismutsalz [Telen®]	4 • täglich	TAG 4 - 10
Tetrazyklin [Doxycyclin, Minocyclin, Oxytetracyclin, Tetracyclin]	4 • 500 mg/Tag	TAG 4 - 10
Metronidazol [Arilin®, Clont®, Flagyl®, Metronidazol Artesan®, Vagimid®]	3 • 400 mg/Tag	TAG 4 - 10
Dosis Protonenpumpenhemmer: 20 mg Omeprazol oder 30 mg Lansoprazol oder 40 mg Pantoprazol		

Tabellen

GIFTINFORMATIONSZENTRALEN

Ort	Erw./Kinder	Telefon	Fax	24-Stunden-Dienst
Berlin	K	(030) 19240		JA
Berlin (FU)	E	(030) 3035-3466, 3035-3436 oder 3035-2215, Zentrale: 3035-0		
Berlin (Virchow)	E/K	(030) 450-53555 oder 450-53565	(030) 450-53915	JA
Bonn	K	(0228) 287-3211 oder 287-333	(0228) 287-3314	JA
Braunschweig	E	(0531) 62290, Zentrale: 595-0	(0531) 595-2654	JA
Bremen	E	(0421) 497-5268 oder 497-3688	(0421) 497-3345	JA
Bremen	K	(0421) 497-5410, Zentrale: .497-0		JA
Dresden	E/K	(0351) 583145		
Erfurt	E/K	(0361) 73073-0, Zentrale: 73073-11	(0361) 73073-17	JA
Freiburg	K	(0761) 27043-61, Zentrale: 27043-00	(0761) 2704457	JA
Göttingen	E/K	(0551) 19240 oder 383180	(0551) 3831881	JA
Greifswald	E/K	(03834) 77191		
Halle	E/K	(0345) 671835		
Hamburg	E	(040) 6385-3345 oder 6385-3346, Zentrale: 6385-1	(040) 6385-2173	
Homburg/Saar	K/E	(06841) 19240, 162257 oder 162846; 16-2425, Zentrale: 160	(06841) 16-6051	JA

GIFTINFORMATIONSZENTRALEN

Ort	Erw./Kinder	Telefon	Fax	24-Stunden-Dienst
Jena	E/K	(03641) 82-24250 oder 82-0		
Kiel	E	(04131) 597-4268, Zentrale: 597-1393	(04131) 597-302	
Koblenz	E/K	(0261) 499648 oder 499676		
Leipzig	E/K	(0341) 9724666		JA
Ludwigshafen	E	(0621) 503431	(0621) 5032002	
Magdeburg	E/K	(0391) 672875		
Mainz	E	(06131) 232466, Zentrale: 06131/17-1	(06131) 232469	JA
München	E	(089) 19240 oder 4140-2211, Zentrale: 4140-1	(089) 4140-2467	JA
Münster	E	(0251) 83-6245 oder 83-6188, Zentrale: 83-1		JA
Nürnberg	E	(0911) 3982451, Zentrale: 3982205	(0911) 3982999	JA
Rostock	K	(0381) 396994 oder 396978 oder 3960		
Saarbrücken	E	(0681) 963-2643 oder 963-2544, Zentrale: 963-0	(0681) 963-2476	JA
Österreich (Wien)	E/K	(1) 40400/2222		JA
Schweiz (Zürich)	E/K	(01)2515151	(01)252833	JA
Niederlande (Bilthoven)	E/K	(0)30/748888		JA

Tabellen

INSULINTHERAPIE (nach Wirkdauer geordnet)

[Modifiziert nach Hensel et al., Memofix Pharmazie, VHC1995]

Insulinpräparat		Spritz-Eß-Abstand [Stunden]	Wirkungseintritt nach [Min.]	Altinsulinanteil [in %]	Wirkdauer in [Stunden]
Insulin Hoechst®		20 - 30	30	100	8
Insulin S Hoechst®		20 - 30	30	100	8
H-Insulin Hoechst®		15 - 20	30	100	8
H-Insulin 100 Hoechst für Opti-Pen®		15 - 20	30	100	8
Huminsulin Normal®		10 - 15	10 - 15	100	8
Berlinsulin® H Basal	U-40	10 - 15	10 - 15	100	8
Berlinsulin® H Basal Pen		10 - 15	10 - 15	100	8
Insulin Actrapid HM®		15 - 30	30	100	8
Berlinsulin® H Basal Pen 3 ml		10 - 15	10 - 15	100	8
Actrapid HM Penfil® 100 IE/ml		15 - 30	30	100	8
Actrapid HM NovoLet® 100 IE/ml		15 - 30	30	100	8
Berlinsulin® H 50/50	U-40	30 - 45	15 - 30	50	14
Komb-Insulin®		20 - 30	60	33,3	14
Komb-Insulin S®		20 - 30	60	33,3	14
Depot-Insulin Horm®		30	60	-	14
Berlinsulin® H 50/50 Pen 3ml		30 - 45	15 - 30	50	15

INSULINTHERAPIE (nach Wirkdauer geordnet)

[Modifiziert nach Hensel et al., Memofix Pharmazie, VHC1995]

Insulinpräparat		Spritz-Eß-Abstand [Stunden]	Wirkungseintritt nach [Min.]	Altinsulinanteil [in %]	Wirkdauer in [Stunden]
Berlinsulin® H 50/50 Pen		30 - 45	15 - 30	50	15
Berlinsulin® H 50/50 Pen		30 - 45	15 - 30	50	15
Berlinsulin® H 40/60 Pen 3ml		30 - 45	30	40	15
Berlinsulin® H 40/60 Pen		30 - 45	30	40	15
Berlinsulin® H 40/60	U-40	30 - 45	30	40	15
Berlinsulin® H 30/70 Pen 3ml		30 - 45	30	30	15
Berlinsulin® H 30/70 Pen		30 - 45	30	30	15
Berlinsulin® H 30/70	U-40	30 - 45	30	30	15
Huminsulin Profil III®		30 - 45	30	30	15
Huminsulin ProfilIV®		30 - 45	30	40	15
Berlinsulin® H 20/80 3 ml Pen		30 - 45	30 - 45	20	16
Berlinsulin® H 20/80 Pen		30 - 45	30 - 45	20	16
Berlinsulin® H 20/80	U-40	30 - 45	30 - 45	20	16
Kombination-H-Insulin Hoechst®		20 - 30	30	50	16
Huminsulin Profil II®		30 - 45	30	20	16
Insulin Novo Semilente MC®		45	90	-	16

INSULINTHERAPIE (nach Wirkdauer geordnet)

[Modifiziert nach Hensel et al., Memofix Pharmazie, VHC1995]

Insulinpräparat	Spritz-Eß-Abstand [Stunden]	Wirkungseintritt nach [Min.]	Altinsulinanteil [in %]	Wirkdauer in [Stunden]
Komb-H-Insulin Hoechst für Opti-Pen®	20 - 30	30	50	16
Berlinsulin® H 10/90 3 ml Pen	30 - 45	30 - 45	10	18
Berlinsulin® H 10/90 Pen	30 - 45	30 - 45	10	18
Berlinsulin® H 10/90 U-40	30 - 45	30 - 45	10	18
Depot-H-Insulin Hoechst®	30 - 45	30	25	18
Huminsulin Profil I®	30 - 45	30	10	18
Insulin Novo Rapitard®	30	15 - 20	-	18
Depot-H-15 Insulin Hoechst für Opti-Pen®	30 - 45	30 - 45	25	18
Basal-H-Insulin Hoechst®	45 - 60	60	-	20
Depot-H-15-Insulin Hoechst®	30 - 45	30 - 45	15	20
Huminsulin Basal®	30 - 45	30 - 60	-	20
Depot-H-Insulin 100 Hoechst für Opti-Pen®	30 - 45	30 - 45	15	20
Basal-H-Insulin 100 Hoechst für Opti-Pen®	45 - 60	60	-	20
Insulin Insulatard®	45	90	-	24
Insulin Insulatard Human®	45	90	-	24
Insulin Mixtard 30/70 ®	30	30	30	24

INSULINTHERAPIE (nach Wirkdauer geordnet)

[Modifiziert nach Hensel et al., Memofix Pharmazie, VHC1995]

Insulinpräparat	Spritz-EB-Abstand [Stunden]	Wirkungseintritt nach [Min.]	Altinsulinanteil [in %]	Wirkdauer in [Stunden]
Insulin Mixtard Human®	30	30	30	24
Insulin Mixtard 50/50®	30	30	50	24
Insulin Mixtard 50/50 Human®	30	30	50	24
Insulin Protaphan HM®	45	90	-	24
Insulin Actraphane HM®	15-30	30	30	24
Insulin Monotard HM®	45	150	-	24
Insulin Insulatard Human X® 100 IE/ml	45-60	90	-	24
Insulin Mixtrad 30/70 Human X® 100 IE/ml	30	30	30	24
Actraphane HM 30/70 Penfill® 100 IE/ml	15-30	30	30	24
Protaphan HM Penfil® 100 IE/ml	30-45	90	-	24
Protaphan HM NovoLet® 100 IE/ml	35-45	90	-	24
Actraphane HM 30/70 NovoLet® 100 IE/ml	15-30	30	30	24
Insulin Novo Lente®	60	90	-	<24
Insulin Ultratard HM®	-	240	-	<28
Insulin Novo Ultralenta®	-	240	-	<34

Tabellen

MEDIKAMENTENDOSIERUNG BEI KINDERN [IN MG PRO TAG BEI MINDESTENS 3 EINZELGABEN]

[Modifiziert nach v Harnack /Jansen, Pädiatrische Dosistabellen, WVG 1994]

Wirkstoff	Medikament (Auswahl)	Applikation	3 Monate	6 Monate	12 Monate	36 Monate	90 Monate
Aciclovir	Zovirax®	i.v.	330	390	480	660	975
Amoxicillin	Amoxypen®	p.o.	250	300	350	500	750
Ampicillin	Binotal®	i.v.	250	300	375	500	750
Butylscopolamin	Buscopan®	rectal	9,75	9,75	9,75	22,5	22,5
Carbamazepin	Tegretal®	p.o.	-	100-200	100-200	300-500	300-500
Cefaclor	Panoral®	p.o.	250	300	350	500	750
Cefalexin	Ceporexin®	p.o.	500	600	750	1000	1500
Cefazolin	Elzogram®	i.v.	300	400	500	700	1000
Cefotaxim	Claforan®	i.v.	500	600	750	1000	1500
Chlordiazepoxid	Librium®	p.o.	-	-	5	10	15
Chlorprothixen	Truxal®	p.o.	5	6	7	10	15
Clindamycin	Sobelin®	i.v.	250	300	370	500	750
Diazepam	Valium®	p.o.	0,5-2	0,5-2	2-5	2-5	5-10
Dicloxacillin	Dichlorstapenor®	p.o.	330	400	500	670	1000
Dimenhydrinat	Vomex A®	rectal	-	80	80	120	120
Erythromycin	Erythrocin®	p.o.	250	300	375	500	750
Fluconazol	Diflucan®	i.v.	-	-	30-60	50-90	100

MEDIKAMENTENDOSIERUNG BEI KINDERN [IN MG PRO TAG BEI MINDESTENS 3 EINZELGABEN]

[Modifiziert nach v Harnack /Jansen, Pädiatrische Dosistabellen, WVG 1994]

Wirkstoff	Medikament (Auswahl)	Applikation	3 Monate	6 Monate	12 Monate	36 Monate	90 Monate
Flucytosin	Ancotil®	p.o.	700	1000	1250	1750	3000
Folsäure	Folsan®	p.o.	3	4	5	7	10
Gentamycin	Refobacin®	i.v.	10	15	20	30	50
Nitrofurantoin	Furadantin®	p.o.	30	40	50	70	120
Oxacillin	Stapenor®	i.v.	330	400	500	670	1000
Paracetamol	Ben-u-ron®	rectal	375	375	75ß	750	1500
Phenobarbital	Luminal®	p.o.	25-100	25-100	25-100	25-150	50-200
Piperacillin	Pipril®	i.v.	1000	1200	1500	2000	3000
Primidon	Mylepsinum®	p.o.	125-500	125-500	125-500	250-750	500-1000
Promethazin	Atosil®	p.o.	20	24	30	39	60
Propranolol	Dociton®	p.o.	10	12	15	20	30
Spironolacton	Aldactone	p.o.	50	50	75	100	150
L-Thyroxin	Euthyrox®	p.o.	25-50 µg	25-50 µg	50-75 µg	50-75 µg	100-150 µg
Tobramycin	Gernebcin®	i.v.	10	15	20	30	50
Valproinsäure	Covulex®	p.o.	-	-	300-600	400-1200	750-1500
Vancomycin	Vancomycin®	i.v.	200	300	400	600	900

Tabellen

MEDIKAMENTENDOSIERUNG BEI LEBERINSUFFIZIENZ

Wirkstoff	Medikament (Auswahl)	keine Bedenken bei der Therapie	Dosisreduzierung um 50 %	Dosisreduzierung um 75 % bzw. Vermeidung des Medikamentes
Acetylsalicylsäure	ASS®		X	
Allopurinol	Zyloric®			X
Captopril	Lopirin®	X		
Chloramphenicol	Leukomycin®		X	
Clindamycin	Sobelin®		X	
Clomethiazol	Distraneurin®			X
Diazepam	Valium®		X	
Erythromycin	Erythrocin®			X
Furosemid	Lasix®	X		
Glibenclamid	Euglucon®			X
Halothan	Fluothane®			X
Imipramin	Tofranil®			X
Indometacin	Amuno®		X	
Lidocain	Xylocain®			X
Lorazepam	Tavor®	X		
Metamizol	Novalgin®		X	
Metformin	Glucophage®			X
Methyldopa	Presinol®			X

322

ARZNEIMITTELTHERAPIE BEI NIERENINSUFFIZIENZ

[Modifiziert nach Tabellen der Arzneimitteldosierungen bei Niereninsuffizienz von W. Bücherle - München]

Wirkstoff	Handelsname (Auswahl)	Verlust bei Hämodialyse [in %]	Plasmaeiweiß bindung [in %]	Verteilungs- volumen [L/65 kg KG]	renale Elimination [in %]	Dosierungsangabe in % der Normaldosis bei einem Glomerulumfiltrat von		
						> 50 ml/Min.	10 - 50 ml/Min.	< 10 ml/Min.
Acetyldigoxin	Novodigal®	?	30	?	?	75 - 100	30 - 60	20 - 30
Acetylsalicylsäure	Aspirin®	10 - 25	85	< 30	100	75 - 100	50	50
Aciclovir	Zovirax®	25 - 50	15	30 - 100	90	100	30 - 50	15
Ajmalin	Gilurytmal®	?	?	?	?	100	100	100
Allopurinol	Zyloric®	25 - 50	2	30 - 100	90	100	50 - 75	10 - 30
Amikacin	Biklin®	?	?	?	?	30 - 60	15 - 30	10 - 15
Amiodaron	Cordarex®	< 10	95	> 300	15	100	100	100
Amitriptylin	Saroten®	< 10	95	> 300	80	100	75	50 - 75
Amoxycillin	Amoxypen®	25 - 50	20	< 30	90	75	40 - 50	10 - 20
Amphotericin B	Ampho-Moronal®	< 10	95	100 - 300	10	100	100	75
Ampicillin	Binotal®	25 - 50	15	< 30	70	75	40 - 50	10 - 20
Atenolol	Tenormin®	25 - 50	3	30 - 100	100	100	50	25
Azathioprim	Imurek®	25 - 50	30	30 - 100	60	100	75	50
Buprenorphin	Temgesic®	< 10	95	100 - 300	20	100	100	100
Butylscobalamin	Buscopan®	10 - 25	10	100 - 300	90	100	100	75
Captopril	Lopirin®	25 - 50	25	30 - 100	100	75	50	25
Carbamazepin	Tegretal®	10 - 25	75	30 - 100	75	100	100	75
Carboplatin	Carboplat®	10 - 25	85	< 30	90	75 - 100	30 - 40	KI
Cefazolin	Gramaxin®	25 - 50	80	< 30	90			
Cefotaxim	Claforan®	25 - 50	35	< 30	70	100	50	20 - 30
Ceftizoxim	Rocephin®	10 - 25	90	< 30	50			
Cefuroxim	Zinacef®	> 50	60	< 30	95	60 - 100	30	15
Chinidin	Chinidin®	< 10	80	100 - 300	100	100	100	100

ARZNEIMITTELTHERAPIE BEI NIERENINSUFFIZIENZ

[Modifiziert nach Tabellen der Arzneimitteldosierungen bei Niereninsuffizienz von W Bucherle - München]

Wirkstoff	Handelsname (Auswahl)	Verluß bei Hämodialyse [in %]	Plasmaeiweiß bindung [in %]	Verteilungs- volumen [L/65 kg KG]	renale Elimination [in %]	Dosierungsangabe in % der Normaldosis bei einem Glomerulumfiltrat von		
						> 50 ml/Min.	10 - 50 ml/Min.	< 10 ml/Min.
Cimetidin	Tagamet®	10 - 25	20	30 - 100	90	100	75	50
Ciprofloxacin	Ciprobay®	10 - 25	30	100 - 300	75	100	50	50
Cisplatin	Cisplatin®	10 - 25	90	30 - 100	90	Kumulation	KI	KI
Clindamycin	Sobelin®	?	90	?	60	100	100	100
Clonazepam	Rivotril®	< 10	60 - 80	100 - 300	80	100	100	100
Clonidin	Catapressan®	< 10	30	100 - 300	90	100	50 - 75	50
Cotrimoxazol	Canesten®	?	?	?	?	75	50	KI
Cyclophosphamid	Endoxan®	25 - 50	13	30 - 100	99	75 - 100	75	50
Diazepam	Valium®	10 - 25	90	< 30	90	100	100	100
Diazoxid	Hypertonalum®	25 - 50	90	< 30	100	100	100	100
Diclofenac	Voltaren®	< 10	99	< 30	65	100	100	100
Digitoxin	Digimerk®	< 10	95	30 - 100	60	100	100	70 - 80
Digoxin	Novodigal®	< 10	25	> 300	70	75 - 100	30 - 60	20 - 30
Dihydralazin	Nepresol®	< 10	90	> 300	80	100	100	75 - 100
Diltiazem	Dilzem®	< 10	80	30 - 100	95	100	100	100
Disopyramid	Rythmodul®	< 10	60	30 - 100	100	100	50	25
Domperidon	Motilium®	< 10	80	> 300	30	100	100	25
Doxycyclin	Vibramycin®	< 10	85	30 - 100	20 - 60	100	100	100
Enalapril	Xanef®	25 - 50	45	30 - 100	60	75	50	25
Erythromycin	Erythrocin®	< 10	54	30 - 100	10	100	100	75 - 100
Famotidin	Pepdul®	10 - 25	20	30 - 100	70	100	50	25 - 50
Fenoterol	Berotec®	10 - 25	40	100 - 300	100	100	100	75 - 100
Fentanyl	Fentanyl®	< 10	80	100 - 300	90	100	100	100

ARZNEIMITTELTHERAPIE BEI NIERENINSUFFIZIENZ

[Modifiziert nach: Tabellen der Arzneimitteldosierungen bei Niereninsuffizienz von W Bucherle - München]

Wirkstoff	Handelsname (Auswahl)	Verfügt bei Hämodialyse [in %]	Plasmaeiweiß bindung [in %]	Verteilungs- volumen [L/65 kg KG]	renale Elimination [in %]	Dosierungsangabe in % der Normaldosis bei einem Glomerulumfiltrat von		
						> 50 ml/Min.	10 - 50 ml/Min.	< 10 ml/Min.
Flecainid	Tambocor®	< 10	52	> 300	100	100	100	50 - 75
Flucloxacillin	Staphylex®	< 10	95	< 30	60 - 90	50 - 100	50	20 - 40
5 - Fluorouracil	5 - FU®	25 - 50	0	< 30	15	100	100	100
Furosemid	Lasix®	25 - 50	98	< 30	80	100	100	100
Gentamicin	Refobacin®	> 50	10	< 30	90	30 - 70	15 - 30	10
Glibenclamid	Euglucon®	< 10	98	< 30	50	75 - 100	50 - 75	Kumulation
Haloperidol	Haldol®	< 10	90	> 300	50	100	100	100
Hydrochlorothiazid	Esidrix®	< 10	40	100 - 300	100	100	100	100
Ibuprofen	Imbun®	< 10	99	< 30	90	100	100	100
Imipenem	Zienam®	> 50	20	30 - 100	60	100	50 - 75	30
Indometacin	Amuno®	< 10	95	30 - 100	80	100	100	100
Levodopa	Madopar®	25 - 50	5	100 - 300	100	70 - 100	50 - 75	50
Lisinopril	Acerbon®	> 50	0	> 300	70	70 - 100	50	20
Melperon	Eunerpan®	< 10	50	< 30	95	75 - 100	50	< 50
Metamizol	Novalgin®	10 - 25	20	< 30	85	75 - 100	75	50 - 75
Methotrexat	MTX®	< 10	95	?	?	50 - 75	50	vermeiden
Methyldopa	Presinol®	?	?	?	?	100	75	50
Methylprednisolon	Urbason®	?	?	?	?	100	100	100
Metoclopramid	Paspertin®	10 - 25	40	100 - 300	100	100	75	50
Metoprolol	Beloc®	10 - 25	12	> 300	100	100	100	100
Metronidazol	Clont®	?	?	?	?	100	100	20 - 30
Mexiletin	Mexitil®	< 10	55	> 300	100	100	100	50
Mezlocillin	Baypen®	25 - 50	30	< 30	60	75	40 - 50	10 - 20

ARZNEIMITTELTHERAPIE BEI NIERENINSUFFIZIENZ

[Modifiziert nach: Tabellen der Arzneimitteldosierungen bei Niereninsuffizienz von W. Bücherle - München]

Wirkstoff	Handelsname (Auswahl)	Verlußt bei Hämodialyse [in %]	Plasmaeiweiß bindung [in %]	Verteilungs- volumen [L/65 kg KG]	renale Elimination [in %]	Dosierungsangabe in % der Normaldosis bei einem Glomerulumfiltrat von		
						> 50 ml/Min.	10 - 50 ml/Min.	< 10 ml/Min.
Midazolam	Dormicum®	?	?	?	?	100	100	100
Molsidomin	Corvaton®	25 - 50	5	30 - 100	90	100	100	100
Morphin	MST®	25 - 50	25	100 - 300	90	100	100	100
Nifedipin	Adalat®	< 10	99	30 - 100	70	100	100	100
Nitrandipin	Bayotensin®	< 10	98	> 300	80	100	100	100
Ofloxacin	Tarivid®	25 - 50	10	100 - 300	95	70 - 100	50 - 70	10 - 30
Omeprazol	Antra®	< 10	95	< 30	85	1100	75	50
Oxacillin	Stapenor®	< 10	92	< 30	50	100	100	50 - 75
Paclitaxel	Taxol®	< 10	90	100 - 300	13	Kumulation	Kumulation	vermeiden
Paracetamol	Ben - u - ron®	25 - 50	10	30 - 100	100	100	100	100
Penicillin G	Penicillin G®	10 - 25	40	30 - 100	85	100	75	15 - 50
Pentazozin	Fortal®	< 10	70	> 300	100	100	100	100
Pentoxifyllin	Trental®	10 - 25	0	100 - 300	90	50 - 100	50	25
Phenobarbital	Luminal®	10 - 25	50	30 - 100	95	100	75 - 100	50 - 75
Phenoxybenzam	Dibenzyran®	?	?	?	?	100	100	100
Phenprocoumon	Macumar®	?	98	?	?	100	100	100
Phenytoin	Phenhydan®	< 10	90	30 - 100	80	100	100	100
Pindolol	Visken®	< 10	60	30 - 100	90	100	100	75
Piperacillin	Pipril®	25 - 50	20	< 30	80	75	40 - 50	10 - 20
Pirenzepin	Gastrozepin®	10 - 25	12	100 - 300	50	100	75	50
Piritramid	Dipidolor®	?	?	?	4	100	100	100
Prajmalin	Neo-Gilurytmal®	< 10	60	> 300	50	100	100	100
Prazosin	Minipress®	< 10	95	30 - 100	15	100	100	100

ARZNEIMITTELTHERAPIE BEI NIERENINSUFFIZIENZ

[Modifiziert nach Tabellen der Arzneimitteldosierungen bei Niereninsuffizienz von W. Bücherle - München]

Wirkstoff	Handelsname (Auswahl)	Verlust bei Hämodialyse [in %]	Plasmaeiweiß bindung [in %]	Verteilungs- volumen [L/65 kg KG]	renale Elimination [in %]	Dosierungsangabe in % der Normaldosis bei einem Glomerulumfiltrat von		
						> 50 ml/Min.	10 - 50 ml/Min.	< 10 ml/Min.
Prometazin	Atosil®	< 10	90	> 300	70	100	75	50
Propafenon	Rytmonorm®	< 10	95	> 300	40	100	75 - 100	50 - 75
Propranolol	Dociton®	< 10	93	30 - 100	100	100	100	100
Propylthiouracil	Thyreostat®	10 - 25	80	< 30	80	100	75 - 100	50 - 75
Ranitidin	Sostril®	10 - 25	15	100 - 300	70	100	75	50
Rifampicin	Rifa®	< 10	85	30 - 100	30	100	100	100
Salbutamol	Sultanol®	25 - 50	5	100 - 300	80	100	75 - 100	50 - 75
Sotalol	Sotalex®	25 - 50	0	100 - 300	95	100	30	15 - 30
Spironolacton	Aldactone	25 - 50	95	> 300	50	100	KI	KI
Tamoxifen	Tamofen®	< 10	99	< 30	15	100	100	100
Terbutalin	Bricanyl®	25 - 50	20	30 - 100	90	100	50	KI
Theophyllin	Euphyllin®	25 - 50	40	30 - 100	90	100	100	100
Thiamazol	Favistan®	25 - 50	5	< 30	90	100	100	75
Thyroxin	Euthyrox®	?	100	?	?	100	100	100
Tilidin	Valoron N®	?	?	?	90	100	100	100
Tobramycin	Gernebcin®	?	?	?	?	30 - 70	15 - 30	10
Tramadol	Tramal®	25 - 50	4	> 300	85	100	75 - 100	50 - 75
Urapidil	Ebrantil®	< 10	80	30 - 100	60	100	75	50
Valproinsäure	Ergenyl®	10 - 25	90	< 30	90	75 - 100	75	vermeiden
Vancomycin	Vancomycin®	< 50	5	30 - 100	90	50	15	5 - 10
Isoptin	Isoptin®	< 10	90	> 300	90	100	75	50
Vincristin	Vincristin®	< 10	75	> 300	15	100	100	100
Xipamid	Aquaphor®	< 10	98	< 30	100	100	50 - 100	vermeiden

MEDIKAMENTENDOSIERUNG ÜBER PERFUSOREN

[Modifiziert nach Valet et al. Klinikleitfaden Gynäkologie, Jungjohann Verlagsgesellschaft 1992]

Präparat	Medikament	Verdünnung [je auf 50 ml NaCl]	Dosierung [ml/h-Angaben für 70 kg KG]
Adrenalin	Suprarenin®	+ 5 Amp. á 1mg 1:1000 = 100 µ/ml	0,01-0,4 µg/kg/Min
Ajmalin	Gilurytmal®	+ 5 Amp. á 50 mg = 5 mg/ml	7-12 ml/h, 0,5-1 mg/kg/h; bis 2000 mg/d
Angiotensin	Hypertensin®	+ 1 Amp. á 2,5 mg = 0,05 mg/ml	1,2-24 ml/h, 1-20 /Min
Atropin	Atropinsulfat®	+ 5 Amp. á 100 mg = 50 mg/ml	Akylphosphatenvergiftung: 0,5 –20 ml/h
Clonazepam	Rivotril®	+ 5 Amp. á 1 mg = 0,1 mg/ml	zunächst 20 ml/h, dann 10 ml/h
Clonidin	Catapressan®	+ 3 Amp. á 0,15 mg = 0,009 mg/ml	1-5 ml/h, 9-46 µg/h
Dihydralazin	Nepresol®	+ 2 Amp. á 25 mg = 0,1 mg/ml	zunächst 20 ml/h, dann nach RR
Diltiazem	Dilzem®	+ 1 Amp. á 100 mg = 2 mg/ml	6-30 ml/h, 12-60 mg/h
Disopyramid	Rythmodul®	+ 4 Amp. á 50 mg = 4 mg/ml	7 ml/h für 24 Stunden, dann 7 mg/h = 1,75 ml/h
Dobutamin	Dobutrex®	+ 1 Amp. á 250 mg = 5 mg / ml	2-10 ml/h, 2,5–10 µg/kg/Min
Dopamin	Dopamin®	+ 1 Amp. á 250 mg = 5 mg / ml	„Nierendosis": 2,4 ml/h, 5-10 ml
Fentanyl	Fentanyl®	+ 1 Amp. á 0,5 mg	5-15 ml/h, 0,05-0,15 ml
Flecainid	Tambocor®	+ 5 Amp. á 50 mg auf 50 ml G 5 % = 5 g/ml	1,6-3,3 ml/h, 8-16,6 mg/h
Furosemid	Lasix®	+ 2 Amp. á 250 mg = 10 mg/ml	5-12,5 ml/h, 50-125 mg/h, max. 2000 mg/d
Lidocain	Xylocain®	+ 1 Amp. á 1000 mg = 20 mg/ml	6-12 ml/h, 120-240 mg/h

MEDIKAMENTENDOSIERUNG ÜBER PERFUSOREN

[Modifiziert nach Valet et al., Klinikleitfaden Gynäkologie, Jungjohann Verlagsgesellschaft 1992]

Präparat	Medikament	Verdünnung [je auf 50 ml NaCl]	Dosierung [ml/h-Angaben für 70 kg KG]
Mexiletin	Mexitil®	+ 2 Amp. á 250 mg = 10 mg/ml	12,5-25 ml/h für 1 Stunde, dann 3,5-6 ml/h
Midazolam	Dormicum®	+ 10 Amp. á 5 mg = 1 mg/ml	6-12 ml/h
Molsidomin	Corvaton®	+ 10 Amp. á 2 mg = 0,4 mg/ml	2,5-10 ml/h, 1-4 mg/h
Nifedipin	Adalat®	+ 1 Amp. á 5 mg = 0,1 mg/ml	6-12 ml/h, Lichtschutz !!!!!
Nitroglycerin	Trinitrosan®	+ 1 Amp. á 50 mg = 1 mg/ml	1-6 ml/h
Nitropussid-natrium	Nipruss®	+ 1 Amp á 60 mg auf 50 ml G 5 % = 1,2 mg/ml	1-28 ml/h; 21-560 µg/Min ab > 2 µg/kg/Min Zugabe von Na-thiosulfat im Verhältnis 1:10
Noradrenalin	Aterolol®	+ 5 Amp. á 1mg 1:1000 = 100µ/ml	2,1-12,6 ml/h, 0,05-0,3 µg/kg/Min
Orciprenalin	Alupent®	+ 1 Amp. á 5 mg = 0,1 mg/ml	6-18 ml/h, 10-30 µg/kg/Min
Phenobarbital	Luminal®	+ 3 Amp. á 200 mg = 12 mg/ml	2-2,33 ml/h; 0,2-0,4 mg/kg/h, max. 600 mg/d
Piretanid	Arelix®	+ 1 Amp. á 60 mg = 1,2 mg/ml	2-4 ml/h; max. 120 mg/d
Propafenon	Rytmonorm®	+ 2,5 Amp. á 70 mg auf 50 ml G 5 % = 3,5 mg/ml	2,2-6,6 ml/h (eigener Zugang)
Theophyllin	Euphyllin®	+ 1 Amp. á 0,72 g = 14,4 mg/ml	2-6 ml/h, nach 24 h Kontrolle des Serumspiegel
Urapidil	Ebrantil®	+ 3 Amp. á 50 mg = 3 mg/ml	3-10 ml/h
Verapamil	Isoptin®	+ 2 Amp. á 50mg = 2mg/ml	2-5 ml/h; max. 100 mg/d

Tabellen

MEDIKAMENTE IN DER SCHWANGERSCHAFT UND STILLZEIT

[Modifiziert nach Valet et al., Klinikleitfaden Gynäkologie, Jungjohann Verlagsgesellschaft 1992]

Wirkstoff	Medikament (Auswahl)	Schwangerschaft	Stillzeit
Acebutol	Prent®	Kontraindikation im 1. Trimenon und 4. Wo. praepartal, Cave: bei Geburt	Kontraindikation
Acetazolamid	Diamox®	Kontraindikation	Kontraindikation
Acetylcystein	ACC®	strenge Indikation	strenge Indikation
Acetylsalicylsäure	Aspirin®	Kontraindikation im 3. Trimenon bei hohen Dosen Kontraindikation nach 36. SSW; strenge Indikation bei niedrigen Dosen	Kontraindikation bei hohen Dosen strenge Indikation bei niedrigen Dosen
Aciclovir	Zovirax®	keine systemische Gabe	keine systemische Gabe
Ambroxol	Mucosolvan®	strenge Indikation	strenge Indikation
Amikacin	Biklin®	Kontraindikation	Kontraindikation
Amitryptilin	Saroten®	keine Kontraindikation	strenge Indikation
Amoxicillin	Amoxipen®	keine Kontraindikation	strenge Indikation
Amphotericin B	Ampho-Moronal®	systemisch keine exakte Datenlage	systemisch keine exakte Datenlage
Ampicillin	Binotal®	keine Kontraindikation	strenge Indikation
Atropin	Atropinsulfat®	strenge Indikation im 3. Trimenon und Geburt	Kontraindikation
Bisacodyl	Dulcolax®	strenge Indikation	keine Kontraindikation
Bromazepan	Lexotanil®	strenge Indikation im 3. Trimenon und Geburt	Kontraindikation
Carbimazol	Carbimazol®	strenge Indikation	strenge Indikation

MEDIKAMENTE IN DER SCHWANGERSCHAFT UND STILLZEIT

[Modifiziert nach Valet et al., Klinikleitfaden Gynäkologie, Jungjohann Verlagsgesellschaft 1992]

Wirkstoff	Medikament (Auswahl)	Schwangerschaft	Stillzeit
Cefaclor	Panoral®	keine Kontraindikation	strenge Indikation
Cefazolin	Elzogram®	keine Kontraindikation	strenge Indikation
Cefotaxim	Claforan®	keine Kontraindikation	strenge Indikation
Ceftazidim	Fortum®	keine Kontraindikation	strenge Indikation
Ceftotiam	Spizef®	keine Kontraindikation	strenge Indikation
Ceftriaxon	Rocephin®	keine Kontraindikation	strenge Indikation
Cefuroxim	Zinacef®	keine Kontraindikation	strenge Indikation
Chloramphenicol	Berlicetin®	Kontraindikation	Kontraindikation
Chlorhexidin	Chlorhexamed®	keine Kontraindikation	keine Kontraindikation
Chlorpromazin	Propaphenin®	strenge Indikation	strenge Indikation
Cimetidin	Tagamet®	strenge Indikation	möglichst vermeiden
Ciprofloxacin	Ciprobay®	Kontraindikation	Kontraindikation
Clemastin	Tavegil	strenge Indikation	möglichst vermeiden
Clenbuterol	Spiropent®	strenge Indikation	keine exakte Datenlage
Clindaymycin	Sobelin®	Kontraindikation	Kontraindikation
Clobazam	Frisium®	Kontraindikation im 1. Trimenon; cave: bei Geburt Atemdepression beim Säugling möglich	Kontraindikation

Tabellen

MEDIKAMENTE IN DER SCHWANGERSCHAFT UND STILLZEIT

[Modifiziert nach Valet et al., Kliniktleitfaden Gynäkologie, Jungjohann Verlagsgesellschaft 1992]

Wirkstoff	Medikament (Auswahl)	Schwangerschaft	Stillzeit
Clomipramin	Anafranil®	strenge Indikation	keine exakte Datenlage
Clonidin	Catapresan®	Kontraindikation	Kontraindikation
Clotrimazol	Canesten®	lokal unbedenklich	lokal unbedenklich (nicht an Brust)
Diazepam	Valium®	strenge Indikation	Kontraindikation
Diclofenac	Voltaren®	strenge Indikation, Kontraindikation im 3. Trimenon	strenge Indikation
Dicloxacillin	Dichlor-Stapenor®	keine Kontraindikation	strenge Indikation
Dihydralazin	Nepresol®	Kontraindikation im 1. Trimenon, strenge Indikation im 2. + 3. Trimenon	Kontraindikation
Dimenhydrinat	Vomex A®	strenge Indikation	strenge Indikation
Dimetinden	Fenistil®	lokal Keine Kontraindikation	strenge Indikation
Dimticon	Sab simplex®	keine Kontraindikation	keine Kontraindikation
Doxycyclin	Vibramycin®	Kontraindikation	Kontraindikation
Ergotamin	Migrexa®	Kontraindikation	Kontraindikation
Erythromycin	Erythrocin®	keine Kontraindikation	strenge Indikation
Etilefrin	Effortil®	Kontraindikation im 1. Trimenon; strenge Indikation im 2. + 3. Trimenon	Kontraindikation
Fenoterol	Berotec®	strenge Indikation	keine Kontraindikation

MEDIKAMENTE IN DER SCHWANGERSCHAFT UND STILLZEIT
[Modifiziert nach Valet et al., Klinikleitfaden Gynäkologie, Jungjohann Verlagsgesellschaft 1992]

Wirkstoff	Medikament (Auswahl)	Schwangerschaft	Stillzeit
Flucloxallin	Staphylex®	keine Kontraindikation	strenge Indikation
Fluconazol	Diflucan®	Kontraindikation	Kontraindikation
Furosemid	Lasix®	äußerst strenge Indikation	Kontraindikation
Gentamycin	Refobacin®	Kontraindikation	keine Kontraindikation
Glibenclamid	Euglucon®	Kontraindikation	Kontraindikation
Gliquidon	Glurenorm®	Kontraindikation	Kontraindikation
Haloperidol	Haldol®	strenge Indikation	Wirkung beim Säugling möglich
Heparin	Liquemin®	keine Kontraindikation	keine Kontraindikation
Hexetidin	Hexoral®	keine Kontraindikation	keine Kontraindikation
Ketoconazol	Terzolin®	Kontraindikation	Kontraindikation
Lactulose	Bifiteral®	keine Kontraindikation	keine Kontraindikation
Levomepromazin	Neurocil®	strenge Indikation	keine exakte Datenlage
Levothyroxin	Euthyrox®	engmaschige Kontrollen	keine Kontraindikation
Lithiumsalze	Hypnorex®	Kontraindikation bis 20 SSW und unter der Geburt	Kontraindikation
Loperamid	Imodium®	Kontraindikation	Kontraindikation
Lorazepam	Tavor®	Cave: bei Geburt Atemdepression beim Säugling möglich	strenge Indikation

Tabellen

MEDIKAMENTE IN DER SCHWANGERSCHAFT UND STILLZEIT

[Modifiziert nach Valet et al., Klinikleitfaden Gynäkologie, Jungjohann Verlagsgesellschaft 1992]

Wirkstoff	Medikament (Auswahl)	Schwangerschaft	Stillzeit
Metamizol	Novalgin®	Kontraindikation im 1. + 3. Trimenon, strenge Indikation im 2. Trimenon	strenge Indikation
Metformin	Glucophage®	Kontraindikation	keine exakte Datenlage
Metoclopramid	Paspertin®	strenge Indikation	Kontraindikation
Metoprolol	Beloc®	kardiopulmonale + hypoglykämische Komplikationen bei Neugeborenen möglich	strenge Indikation
Metronidazol	Clont®	Kontraindikation	Kontraindikation
Mezlocillin	Baypen®	keine Kontraindikation	strenge Indikation
Minocyclin	Klinomycin®	Kontraindikation	Kontraindikation
N-Butylscopolamin	Buscopan®	strenge Indikation	strenge Indikation
Natriumpicosulfat	Laxoberal®	strenge Indikation	keine Kontraindikation
Nystatin	Moronal®	keine Kontraindikation	keine Kontraindikation
Ofloxacin	Tarivid®	Kontraindikation	Kontraindikation
Orciprenalin	Alupent®	strenge Indikation	strenge Indikation
Oxazepam	Adumbran®	strenge Indikation	Kontraindikation
Oxymetazolin	Nasivin®	strenge Indikation	strenge Indikation
Paracetamol	Ben-u-ron®	strenge Indikation	strenge Indikation

MEDIKAMENTE IN DER SCHWANGERSCHAFT UND STILLZEIT
[Modifiziert nach Valet et al., Klinikleitfaden Gynäkologie, Jungjohann Verlagsgesellschaft 1992]

Wirkstoff	Medikament (Auswahl)	Schwangerschaft	Stillzeit
Penicillin G	Penicillin G®	keine Kontraindikation	strenge Indikation
Penicillin V	Meagcillin®	keine Kontraindikation	strenge Indikation
Perchlorat	Irenat®	Kontraindikation	Kontraindikation
Phenophtalein	Agarol®	Kontraindikation	Kontraindikation
Phenprocoumon	Marcumar®	Kontraindikation	strenge Indikation
Piperacillin	Pipril®	keine Kontraindikation	strenge Indikation
Promethazin	Atosil®	strenge Indikation	Kontraindikation
Propranolol	Dociton®	kardiopulmonale + hypoglykämische Komplikationen bei Neugeborenen möglich	strenge Indikation
Ranitidin	Sostril®	strenge Indikation	strenge Indikation
Spirololacton	Aldactone®	Kontraindikation	Kontraindikation
Terbutalin	Bricanyl®	strenge Indikation	strenge Indikation
Thiamazol	Favistan®	strenge Indikation	Kontraindikation
Tobramycin	Gernebcin®	Kontraindikation	Kontraindikation
Triamteren	Jatropur®	Kontraindikation	strenge Indikation
Triflupromazin	Psyquil®	keine exakte Datenlage	Kontraindikation
Vancomycin	Vancomycin®	keine exakte Datenlage	keine exakte Datenlage

Tabellen

NEUROLEPTIKA

Wirkstoff	Medikament (Auswahl)	Neuroleptische Potenz	sedativ	Nebenwirkungen vegetativ	EPM	Dosis [mg/d]	HWZ [h]
Schwache Neuroleptika							
Chlorprothixen	Truxal®	0,7	+++	+++	+	50-300	8-12
Levomepromazin	Neurocil®	0,7	+++	+++	+	75-300	17-78
Perazin	Taxilan®	0,5	+++	+++	+	75-300	35
Promazin	Protacyl®	0,5	+++	+++	+	50-200	4-29
Prothipendyl	Dominal®	0,7	+++	+++	+	160-640	?
Sulpirid	Arminol	0,5	+	+	+	150-300	8
Thioridazin	Melleril®	0,5	+++	+++	+	50-200	4-10
Mittelstarke Neuroleptika							
Chlorpromazin	Propaphenin®	1	++	++	+	150-300	5
Clopenthixol	Ciatyl®	2-3	++	++	+	20-75	?
Triflupromazin	Psyquil®	2-3	+++	+++	+	50-200	6
Starke Neuroleptika							
Perphenazin	Decentan®	10	+	+	++	8-24	8-12
Trifluoperazin	Jatroneural®	10-20	+	+	+++	2-20	12
Sehr starke Neuroleptika							
Benperidol	Glianimon	200	+	+	+++	1-6	3-5
Fluphenazin	Dapotum®	50	+	+	+++	2,5-10	10-18
Haloperidol	Haldol®	50	+	+	+++	2-10	10-35
Pimocid	Orap®	20-50	+	+	+++	2-16	?
Trifluperidol	Triperidol®	100	+	+	+++	0,75-2,25	15-20

NOTFALLMEDIKAMENTE BEI KINDERN (EINZELGABE)

[Modifiziert nach Müller, Memorix Notfallmedizin, Chapmann& Hall, 1995]

Wirkstoff [mg]	Medikament	Applikation	Neugeb.	6 Mon.	1 Jahr	3 Jahre	5 Jahre	8 Jahre	12 Jahre
Adrenalin (ml) 1:10.00 1:10 verdünnen	Suprarenin®	i.v. endobronchial	0,3 0,6	0,7 1,4	1,0 2,0	1,5 3,0	2,0 4,0	3,0 6,0	4,0 8,0
Atropin	Atropin®	i.v. endobronchial	0,06 0,12	0,15 0,3	0,2 0,4	0,3 0,6	0,4 0,8	0,5 1,0	0,5 1,0
Chloralum hydratum	Chloralhydrat-Rectiole®	rectal	300	600	600	600-1200	600-1200	600-1200	600-1200
Dexamethason	Fortecortin®	i.v.	3	7	10	15	20	30	40
Diazepam	Valium®	i.v. Rektiole	1 2,5	2 5	3 5	4 5-10	5 10	8 10	10 10
Lidocain 2 %	Xylocain®	i.v. endobronchial	3 6	7 14	10 20	15 30	20 40	30 60	40 80
Morphin	MSI®	i.v.	0,3	0,7	1,0	1,5	2,0	3,0	4,0
NaHCO3 (8,4 %) (ml)	NaHCO3®	i.v.	2-5	7	10	15	20	30	40
Paracetamol	Ben-u-ron®	rectal	-	125	250	250	500	500	1000
Phenytoin	Phenhydan®	i.v.	30	50	60	85	100	125	170
Prednison	Rectodelt®	rectal	30	50	100-200	100-200	100-200	100-200	100-200
Ringer-Laktat (ml)	Ringer®	i.v.	20-60	150	200	300	400	600	750
Theophyllin	Euphyllin®	i.v.	15	35	50	75	100	150	200

Tabellen

OPIOIDE

Wirkstoff	Medikament (Auswahl)	Analgetische Potenz	Analgetische Wirkdauer [h]	HWZ [h]	Eiweißbindung [%]	Einzeldosis [mg]	Applikationsformen	Tageshöchstdosis [mg]
Tramaldol	Tramal®	0,08–0,125	4–6	6	10	50–100 (alle Applikationen)	i.m., i.v., p.o., s.c., Supp.	400 (alle Applikationen)
Tilidin	Valoron N®	0,1–0,2	3–5	2–3	?	50–100 p.o.	p.o.	400 p.o.
Pethidin	Dolantin®	0,125	2–4	3–5	50	25–100 i.v., 25–150 i.m., p.o., s.c.	i.m., i.v., p.o., s.c.	500 (alle Applikationen)
Piritramid	Dipidolor®	0,75–1	4–6	7,5–15	?	7,5–22,5 i.v. 15–30 i.m.	i.m., i.v., s.c.	120 i.m.
Pentazocin	Fortral®	0,2	2–3	2–2,5	60	30 i.v., 50 i.m., s.c., Supp.	i.m., i.v., p.o., s.c., Supp.	360 parenteral
Morphin	MST®	1	8–12	3	30	5–10 i.v. 10–30 p.o., i.m., Supp., s.c.	i.m., i.v., s.c., Supp.	300 p.o.
Fentanyl	Fentanyl®	100–300	sehr kurz	1–6	80	0,1–0,2 i.v.	i.v.	-
Buprenorphin	Temgesic®	10–20	6–10	4–6	96	0,3 i.m., i.v. 0,2–0,4 s.l.,	i.m., i.v., s.l.	1,6 s.l.
Levomethadon	Polamidon®	3–4	5–7	15–60	85–90	2,5 i.v., i.m., s.c. 7,5 p.o.	i.m., i.v., p.o., s.c.	?

Parkinsonmittel und deren Wirkung

[Modifiziert nach Therapieschemata Neurologie – F. Lehmann-Horn und A. Struppler]

Substanz	Präparat	H-Name	Wirkung gegen: +: gute WI -: schlechte WI	NW	KI
L-Dopa	Levodopa + Benserazid Levodopa + Carbidopa	Madopar Nacom	+ Minus-Symptome: Akinesie > Rigor, Bradyphrenie - Plus-Symptome: weniger stark auf vegetative Symptome, Tremor	Nausea, Erbrechen, Diarrhoe, Obstipation, Agitiertheit, Unruhe, Delir, Schwindel, choreatiforme Dyskinesien, RR-Schwankung, orthostatische Hypotonie, tachykarde Arrhythmie, Inkontinenz, Psychosen, Verwirrtheit, Halluzinationen	Leber- und Niereninsuffizienz, Engwinkelglaukom, Ulcus duodeni
Dopamin-Agonisten	Bromocriptin Lisurid Pergolid Dihydroergocryptin	Pravidel Dopergin Parkotil Almirid	+ Minus-Symptome: Rigor, Akinesie	Siehe NW-L-Dopa, außerdem Raynaud-Phänomen, Pleuraergüsse, Muskelschmerzen, viszerale Fibrose	Leber- und Niereninsuffizienz, Engwinkelglaukom, Ulcus duodeni
Amantadin	Amantadinsulfat	PK-Merz	+ Minus-Symptome: Rigor, Akinesie, akinetische Krise +/- Plus-Symptome Tremor	Verwirrtheit, psychotische Reaktionen, Delir, Schlafstörungen, periphere Ödeme, RR-Abfall, Übelkeit	Glaukom, Niereninsuffizienz, vorbestehende psychische Veränderungen
MAO-Hemmer	Selegilin	Deprenyl Movergan	+ Minus-Symptome: Rigor, Tremor, Akinesie und „end of dose" Akinesie	Verstärkung der L-Dopa-NW, Dyskinesien, Halluzinationen, Psychose, Depression, Nausea, Erbrechen, Schwitzen, Anorexia, Arrhythmien, Schlafstörungen	Dyskinesien, Demenz, Thyreotoxikose, Tachykardie, Herz- und Lebererkrankung, Hypertonie, Engwinkelglaukom, Prostataadenom, Cave: nicht mit Antidepressiva kombinieren
Anticholinergika	Biperiden Metixen Trihexyphenidyl	Akineton Tremarit Artane	+ Plus-Symptome Tremor - Minus-Symptome weniger stark gegen Rigor, vegetative Symptome, schlecht auf Akinesie	Delir, Verwirrtheit, Halluzinationen, Nausea, Erbrechen, Obstipation, Akkomodationsstörungen, Mydriasis, Mundtrockenheit, Miktionsstörungen, Tachykardie	Engwinkelglaukom, Prostatahypertrophie, Tachykardie, Megakolon, Demenz, Blasenentleerungsstörungen

Tabellen

THERAPIE VON SCHLAFSTÖRUNGEN

Wirkstoff	Medikament (Auswahl)	Einschlaf-störungen	Durchschlaf-störungen	nächtliche Unruhe-zustände im Alter	Alkohol-abusus	Depression	Manische und schizophrene Psychosen
Amitryptilin	Saroten®					X	
Brotizolam	Lendormin®	X					
Chlomethiazol	Distraneurin®			X	X		
Chloralhydrat	Chloraldurat®	X					
Dephenhadramin	Sediat®	X					
Diazepam	Valium®				X		
Doxylamin	Mereprine®	X					
Flunitrazepam	Rohypnol®	X					
Flurazepam	Dalmadorm		X				
Lormetazepam	Noctamid®	X	X				
Nitrazepam	Mogadan®		X				
Oxazepam	Adumbran®	X	X				
Promethazin	Atosil®			X			X
Triazolam	Halcion®	X					

EINSTUFUNG UND SYMPTOMATIK DER SCHLAFMITTELVERGIFTUNG

[Modifiziert nach P. Sefrin und R. Schua – Hexal Notfall Manual – U&S-Verlag 1996]

Stufe	Vigilanz/Reaktion	Bewußtsein	Bewegung	Reflexe	Atmung	Kreislauf
I leichte Vergiftung	ansprechbare Person	Anamnese möglich	kommunikativ, reaktiv, Ataxie, spontaner Lagewechsel	erhalten	frei	o. B.
II leichte Vergiftung	komatöse Person	vereinzelt Antworten	orientierend reaktiv, ruhig, spontaner Lagewechsel	erhalten	frei	o. B.
III mittelschwere Vergiftung	motorisch reaktive Person	Bewußtlosigkeit	auf Schmerz reaktiv, spontaner Lagewechsel selten	erhalten	Verlegung	o. B.
IV schwere Vergiftung	areaktive Person	Bewußtlosigkeit	areaktiv, kein Lagewechsel	Erloschen, außer Kornealreflex	vermindert	RR meist erniedrigt, Puls flach ohne Tachykardie
V schwerste Vergiftung	areaktive, vital gefährdete Person	Bewußtlosigkeit	areaktiv, kein Lagewechsel	erloschen, oft Anisokorie	Apnoe	Tachykardie, RR systolisch < 80 mmHg mit kleiner Amplitude, oft blasse Zyanose

Tabellen

SCHMERZTHERAPIE

[Modifiziert nach E. Neugebauer, Manual Schmerztherapie, Köln-Merheim 1994]

		Wirkstoff	Medikament (Auswahl)	Einzeldosis [mg]	Dosis/d [mg]	Dosisintervall [h]	Wirkung
	Gruppe I (Nicht-Opioid-Analgetika)	Paracetamol	Ben-u-ron®	500	4000	6-8	analgetisch/ antipyretisch
		Ibuprofen	Imbun®	300	1800	∞	analgetisch/ antipyretisch/ antiphlogistisch
		Diclofenac	Voltaren®	50	300	∞	analgetisch/ antipyretisch/ antiphlogistisch
		Metamizol	Novalgin®	500	4000	6-8	analgetisch/ antipyretisch/ antiphlogistisch
		Acetylsalicylsäure	ASS®	500	4000	6-8	analgetisch/ antipyretisch/ antiphlogistisch
	Gruppe II (Mittelstarke Opioid-Analgetika)	Tramadol	Tramal®	100	600	4	analgetisch
		Tilidin	Valoron®	50	600	4	analgetisch
		Dihydrocodein	DHC®	60	600	∞	antitussiv/ (analgetisch)
		Codein	Codicaps®	30	600	∞	antitussiv/ (analgetisch)
	Gruppe III (Starke Opioid-Analgetika)	Morphin	MST®	10-200	1000	4	analgetisch
		Buprenophin	Temgesic®	0,2-0,4	2,4	6-8	analgetisch
		Piritramid	Dipidolor®	7,5-15	60	4	analgetisch
		Pentazozin	Fortral®	30-60	360	4	analgetisch
		Pethidin	Dolantin®	50	500	4-6	analgetisch/ spasmolytisch

PHARMAKOKINETIK DER STEROIDE

[MODIFIZIERT NACH: W FORTH, D HENSCHLER UND W RUMMEL – PHARMAKOLOGIE UND TOXIKOLOGIE]

Substanz	Handelsname (Auswahl)	biologische HWZ [h]	glukokortikoide Potenz	mineralokortikoide Potenz	Cushing-Schwellendosis [mg/d]
Cortisol	Ficortil*, Hydrocortison	8 - 12	1	1	30
Cortison	Cortison Ciba*	8 - 12	0,8	0,8	40
Prednison	Decortin*	12 - 36	4	0,6 - 0,8	7,5
Prednisolon	Ultracorten*	12 - 36	4	0,6 - 0,8	7,5
Fluocortolon	Ultralan*	-	4	0	7 - 10
Methylprednisolon	Urbason*	12 - 36	5	0	6
Dexamethason	Fortecortin*	36 - 72	25 - 30	0	1,5
Betamethason	Betnesol*, Celstan*	36 - 72	25 - 35	0	1
Fludrocortison	Astonin H*	8 - 12	10	125	-
Aldosteron	Aldocorten	-	-	700	-

THERAPEUTISCHE SERUMSPIEGEL VON MEDIKAMENTEN

[Modifiziert nach Braun et al., Klinikleitfaden Intensivmedizin, Jungjohann Verlagsgesellschaft 1993]

Wirkstoff	Medikament (Auswahl)	therapeutischer Bereich [mg/l]	Umrechnungsfaktor	therapeutischer Bereich [µmol/l]
Ajmalin	Gilurytmal®	0,03-0,05	3	0,09-0,15
Amiodaron	Cordarex®	0,5-3	1,6	0,8-4,7
Amitryptilin	Saroten®	0,1-0,2	3,6	0,4-0,9
Carbamazepin	Tegretal®	4-12	4,23	17-42
Chinidin	Limptar®	2-5	3	6-15
Ciclosporin A	Sandimun®	0,1-0,3	0,8	0,08-0,25
Clonazepam	Rivotril®	0,02-0,07	3,2	0,06-0,22
Desipramin	Pertofran®	0,06-0,25	3,8	0,25-0,95
Digitoxin	Digimerk®	13-25 µg/l	1,3	17 – 33 nmol/l
Digoxin	Novodigal®	0,7-2,0 µg/l	1,3	0,9 – 2,6 nmol/l
Disopyramid	Rythmodul®	2-5	3	6-15
Ethosuximid	Petnidan®	50-100	7,1	355-710
Flecainid	Tambocor®	0,2-1	2,5	0,5-2,5
Gentamicin	Refobacin®	5-12	2,2	11 – 26

THERAPEUTISCHE SERUMSPIEGEL VON MEDIKAMENTEN

[Modifiziert nach Braun et al., Klinikleitfaden Intensivmedizin, Jungjohann Verlagsgesellschaft 1993]

Wirkstoff	Medikament (Auswahl)	therapeutischer Bereich [mg/l]	Umrechnungsfaktor	therapeutischer Bereich [µmol/l]
Lidocain	Xylocain®	2-5	4,3	8,5-21,5
Lithium	Hypnorex®			600-800-(1200)
Mesuximid	Petinutin®	10-40	4,92	49,2-196
Mexiletin	Mexitil®	0,5-2	5,6	2,8-11,2
Nortriptyllin	Nortrilen®	0,05-0,15	3,8	0,2-0,6
Phenobarbital	Luminal®	15-30	4,3	65-130
Phenytoin	Phenhydan®	10-20	4,0	40-80
Procainamid	Procainamid Duriles®	4-10	4,3	17-43
Propafenon	Rytmonorm®	0,2-2,7	3	0,6-3,0
Sotalol	Sotalex®	0,8-2,7	3,7	3-10
Theophyllin	Euphyllin®	8-20	5,5	44 – 110
Tobramycin	Germebcin®	5-12	2,1	11-25
Valproinsäure	Convulex®	60-100	6,9	414-690
Verpamil	Isoptin®	0,02-0,1	2,2	0,04-0,2

Tabellen

Tumor [U/ml]	AFP <15	CA 15-3 <30-40	CA 19-9 <30-40	CA-72-4 <4	CA 125 <35	CEA <5 ng/ml	β-HCG <5 U/L	MCA <15	NSE <12 ng/ml	SCC <3 ng/ml	TPA <120 U/L	andere
					Angaben der Häufigkeit des Nachweises eines Tumors in bis zu XX %							
Blasen-Ca											70	
Colorektales-Ca		35	50	55	30	80 %		35			80	
Enometrium-Ca											50	
Gallenwegs-Ca		40	65	55	50	50						
HNO Platten-Ca										40		
Hoden, Nonseminom	60						60					
Hypernephrom		20			40							
Keimzelltumor	60						100					
Leber hepatozell.-Ca	80		40									
Lebermetastasen												
Bronchial-Ca epithelial						50			20	60		CYFRA, CA-549
Bronchial-Ca kleinzellig		65	10		20	50		35	90		60	
Magen-Ca		35	60	65	30	45		25			70	
Mamma-Ca		80	10	40	40	55		80			70	
Melanom											60	

Tumor [U/ml]	AFP <15	CA 15-3 <30-40	CA 19-9 <30-40	CA-72-4 <4	CA 125 <35	CEA <5 ng/ml	β-HCG <5 U/L	MCA <15	NSE <12 ng/ml	SCC <3 ng/ml	TPA <120 U/L	andere
				Angaben der Häufigkeit des Nachweises eines Tumors in bis zu XX %								
Neuroblastom									95			
Ösophagus-Ca			25			40				40		
Ovar, Epithel-TU		60	30		85	20		45			70	
Ovar, Keimzell-TU	60						100					
Pankreas-Ca		40	80	35	60	60		30			80	CA-50
Prostata-Ca									30		40	PAP 70 %, PSA 90 %
Sarkom											60	
Seminom									75			
SD anaplast.-Ca											70	
SD C-Zell/MEN											70	Calcitonin
SD diffus Ca												Thyreoglobulin
Thyreoiditis												TAK, MAK
Uterus, Adeno-Ca										30		
Uterus-Chorium						35	100					
Uterus-Platten-Ca										80		

Medikamentenwechselwirkung mit Phenprocoumon

[Modifiziert nach A Goldinger, Krankenhauspharmazie, 5:1996]

Legende — Wirkungseinfluß: + gering, ++ mittel, +++ stark

Wirkstoff	Medikament (Auswahl)	Wirkungsverstärkung von Marcumar®	Wirkungsverminderung von Marcumar®
Acetylsalicylsäure	ASS®	+++	
Allopurinol	Zyloric®	++	
Amikacin	Biklin®	+	
Amiodaron	Cordarex®	+++	
Amytryptilin	Saroten®		+++
Betamethason	Celestan®		++
Bezafibrat	Azufibrat®	+++	
Carbamazepin	Tegretal®		++
Cefalexin	Ceporexim®	+	
Chinidin	Limptar®	++	
Chinin	Chinidin-Duriles®	++	
Chloralhydrat	Chloraldurat®	++	
Chloramphenicol	Leukomycin®	++	
Chlorpromazin	Propaphenin®	++	
Clarithromycin	Klacid®	+	++
Clofibrat	Regelan N®	+++	
Colestyramin	Quantalan®		++
Co-trimoxazol	Bactrim®	+++	
Danazol	Winobanin®	++	
Dexamethason	Fortecortin®		++
Dextrothyroxin	Dynothel®	+++	
Diazoxid	Proglicem®	++	
Diclofenac	Voltaren®	+++	

Medikamentenwechselwirkung mit Phenprocoumon

[Modifiziert nach A Goldinger, Krankenhauspharmazie, 5:1996]

Legende — Wirkungseinfluß: + gering, ++ mittel, +++ stark

Wirkstoff	Medikament (Auswahl)	Wirkungsverstärkung von Marcumar®	Wirkungsverminderung von Marcumar®
Digoxin	Novodigal®		++
Disulfiram	Antabus	++	
Erythromycin	Erythrocin®	+	
Fluconazol	Diflucan®	++	
Furosemid	Lasix®		++
Gentamicin	Refobacin®	+	
Glibenclamid	Euglucon®	++	
Glucagon	GlucaGen®	+	
Griseofulvin	Gricin®		++
Haloperidol	Haldol®		?
Ibuprofen	Imbun®	+	
Indometacin	Ammuno®	+	
Isoniazid	Isozid®	+	
Kanamycin	Kanamytrex®	+	
Kebuzon	Ketazon®	+++	
Ketoconazol	Nizoral®	++	
Levothyroxin	Euthyrox®	+++	
Lovastatin	Mevinacor	++	
Mefenaminsäure	Ponalar®	+++	
Metronidazol	Clont®	++	
Miconazol	Daktar®	++	
Nandrolon	Deca-Durabolin®	+++	
Naproxen	Proxen®	+	

Medikamentenwechselwirkung mit Phenprocoumon

[Modifiziert nach A. Goldinger, Krankenhauspharmazie, 5:1996]

Wirkstoff	Medikament (Auswahl)	Legende	Wirkungsverstärkung von Marcumar®	Wirkungsverminderung von Marcumar®
Neomycin	Neomycin®	Wirkungseinfluß: + gering, ++ mittel, +++ stark	+	
Netilmicin	Certomicin®		+	
Phenobarbital	Luminal®			+++
Phenytoin	Phenhydan®		++	++
Piroxicam	Felden®		+++	
Prednisolon	Decortin H®			++
Prednison	Rectodelt®			++
Primidon	Mylepsinum®			++
Propafenon	Rytmonorm®		++	
Propylthiouracil	Thyreostat®			+++
Reserpin	in: Briserin®		+	
Rifampicin	Rifa®			+++
Simvastatin	Zocor®		++	
Streptomycin	Streptomycin®		+	
Tamoxifen	Tamoxifen®		++	
Tetracyclin	Hostacyclin®		++	
Thiamazol	Favistan®			+++
Thiopental	Trapanal®			+++
Tobramycin	Gernebcin®		+	
Trimethoprim	Bactrim®		+++	
Trimiparin	Stangyl®		++	
Valproinsäure	Convulex®		+	

Handelsregister in alphabetischer Reihenfolge

Handelsname	Präparat	ATC-Code
ACC®	Acetylcystein	R05CB01
Acebutolol®	Acebutolol	C07AB04
ACE-Hemmer-rat®	Captopril	C09AA01
Acemuc®	Acetylcystein	R05CB01
Acenorm®	Captopril	C09AA01
Acerbon®	Lisinopril	C09AA03
Acesal®	Acetylsalicylsäure	N02BA01
Acimethin®	L-Methionin	G04BA04
Actilyse®	Rt-PA, Alteplase	B01AD02
Adalat®	Nifedipin	C08CA05
ADDEL®	E-Lyte-Lsg.	B05BB01
Adiclair®	Nystatin	A07AA02
Adiclair®	Nystatin	D01AA01
Adiclair®	Nystatin	G01AA01
Adriablastin®	Doxorubicin	L01DB01
Adriamycin®	Doxorubicin	L01DB01
Adumbran®	Oxazepam	N05BA04
Aequamen®	Betahistin	A04AD07
Aerobin®	Theophyllin	R03DA04
Afonilum®	Theophyllin	R03DA04
Agarol®	Paraffin + Phenolphthalein	A06AA51
Agiolax®	Plantago-Samen	A06AC01
Agopton®	Lansoprazol	A02BC03
Akatinol-Memantine®	Memantin	M03BX31
Akineton®	Biperiden	N04AA02

Handelsname	Präparat	ATC-Code
Aknemycin®	Erythromycin	D10AF02
Aldactone®	Spironolacton	C03DA01
Aldocorten®	Aldosteron	H02AA01
Alexan®	Cytarabin	L01BC01
Alimix®	Cisaprid	A03FA02
Alkeran®	Melphalan	L01AA03
Allergocrom®	Cromoglicinsäure	R01AC01
Allergocrom®	Cromoglicinsäure	S01GX01
Allo von ct®	Allopurinol	M04AA01
Allopurinol-rat.®	Allopurinol	M04AA01
Almirid®	Dihydroergocryptin	N04BC03
Altramet®	Cimetidin	A02BA01
Aludrox®	Alluminiumhydroxid	A02AB02
Alupent®	Orciprenalin	C01BX02
Alupent®	Orciprenalin	R03CB03
Amaryl®	Glimepirid	A10BB12
Ambrohexal®	Ambroxol	R05CB06
Ambroxol®	Ambroxol	R05CB06
Amineurin®	Amitriptylin	N06AA09
Aminophyllin®	Aminophyllin	R03DA05
Amitriptylin-neuraxpharm®	Amitriptylin	N06AA09
Ammuno®	Indometacin	M01AB01
Amoxicillin®	Amoxicillin	J01CA04
Amoxihexal®	Amoxicillin	J01CA04
Amoxi-Wolf®	Amoxicillin	J01CA04
Amoxypen®	Amoxicillin	J01CA04
Ampho Moronal®	Amphotericin B	A01AB04
Ampho Moronal®	Amphotericin B	D01AA10
Ampho Moronal®	Amphotericin B	G01AA03
Ampho Moronal®	Amphotericin B	J02AA01
Amphotericin B®	Amphotericin B	J02AA01
Ampicillin-rat.®	Ampicillin	J01CA01

Handelsname	Präparat	ATC-Code
Anafranil®	Clomipramin	N06AA04
Analgin®	Metamizol	N02BB02
Anco®	Ibuprofen	M01AE01
Andante®	Bunazosin	C02CA07
Androcur®	Cyproteron	G03HA01
Aneurin AS®	Thiamin	A11DA01
Anexate®	Flumazenil	V03AB25
Angionorm®	Dihydroergotamin	C06AA02
Antabus®	Disulfiram	V03AA01
Antacidum OPT®	Alluminiumhydroxid	A02AB02
Anticholium®	Physostigmin	V03AB19
Antifungol®	Clotrimazol	D01AC01
Antifungol®	Clotrimazol	G01AF02
Antra®	Omeprazol	A02BC01
Apomorphin®	Apomorphin	V03AB07
Aponal®	Doxepin	N06AA12
Aprovel®	Irbesartan	C09CA04
Apsomol®	Salbutamol	R03AC02
Aquaphor®	Xipamid	C03BA10
Aquo-Cytobion®	Cobalamin	B03BA01
Arelix®	Piretanid	C03CA03
Arilin®	Metronidazol	G01AF01
Arilin®	Metronidazol	J01XD01
Artane®	Trihexyphenidyl	N04AA01
Arterenol®	Noradrenalin	C01CA03
Aspirin®	Acetylsalicylsäure	B01AC06
Aspisol®	Acetylsalicylsäure	N02BA01
ASS 100 Lichtenstein®	Acetylsalicylsäure	N02BA01
ASS 500 Stada®	Acetylsalicylsäure	N02BA01
ASS-rat.®	Acetylsalicylsäure	N02BA01
Astonin®	Fludrocortison	H02AA02
Atehexal®	Atenolol	C07AB03

Handelsname	Präparat	ATC-Code
Atenolol®	Atenolol	C07AB03
Atosil®	Promethazin	N05AA08
Atropin sulfuricum®	Atropin	A03BA01
Atropinsulfat®	Atropin	A03BA01
Atrovent®	Ipratropiumbromid	R01AX03
Atrovent®	Ipratropiumbromid	R03BB01
Aurorix®	Moclobemid	N06AG02
Avigilin®	Piracetam	N06BX03
Avonex®	Interferon beta 1 a	L03AA11
Azucimet®	Cimetidin	A02BA01
Azudoxat®	Doxycyclin	J01AA02
Azufibrat®	Bezafibrat	C10AB02
Azulfidine®	Salazosulfapyridin/ Sulfasalazin	A07EC01
Azupamil®	Verapamil	C08DA01
Azuperamid®	Loperamid	A07DA03
Azutrental®	Pentoxifyllin	C04AD03
B12-Steigerwald®	Cobalamin	B03BA01
β-Acetyldigoxin-rat.®	Beta-Acetyldigoxin	C01AA02
Bactrim®	Trimethoprim + Sulfamethoxazol/Cotrim-oxazol	J01EE01
Baralgin®	Metamizol	A03DA02
Baralgin®	Metamizol	N02BB02
Barazan®	Norfloxacin	J01MA06
Basal-H-Insulin Hoechst®	Insulin (verzögert)	A10AD
Batrafen®	Ciclopiroxolamin	D01AE14
Batrafen®	Ciclopiroxolamin	G01AX12
Baycillin®	Propicillin	J01CE03
Baymycard®	Nisoldipin	C08CA07
Bayotensin®	Nitrendipin	C08CA08
Baypen®	Mezlocillin	J01CA10
Befibrat®	Bezafibrat	C10AB02
Beloc®	Metoprolol	C07AB02
Beloc Zok®	Metoprolol	C07AB02

Handelsname	Präparat	ATC-Code
Benandion®	Pyridoxin	A11HA02
Ben-u-ron®	Paracetamol	N02BE01
Benzbromaron®	Benzbromaron	M04AB03
Bepanthen®	Panthothensäure	A01AD15
Bepanthen®	Panthothensäure	A03FA07
Bepanthen®	Panthothensäure	D03AX03
Bepanthen®	Panthothensäure	S01XA12
Bepanthen AS®	Dexpanthenol	S01XA12
Berlinsulin H Basal®	Insulin (verzögert)	A10AD
Berotec®	Bromhexin + Fenoterol	R03AC04
Berotec®	Bromhexin + Fenoterol	R03AK03
Berotec®	Bromhexin + Fenoterol	R03CC04
Betabion®	Vitamin B1	A11DA01
Betaseron®	Interferon beta 1b	L03AA11
Bezacur®	Bezafibrat	C10AB02
Bezafibrat Stada®	Bezafibrat	C10AB02
Bezafibrat-rat.®	Bezafibrat	C10AB02
Bifideral®	Lactulose	A06AD11
Bikalm®	Zolpidem	N05CG01
Binotal®	Ampicillin	J01CA01
Biofanal®	Nystatin	A07AA02
Biofanal®	Nystatin	D01AA01
Biofanal®	Nystatin	G01AA01
Biperiden-neuraxpharm®	Biperiden	N04AA02
Bisolvon®	Bromhexin	R05CB02
Brevimytal®	Methohexital	N01AF01
Brexidol®	Piroxicam	M01AC01
Bricanyl®	Terbutalin	R03AC03
Briserin N®	Clopamid, Reserpin	C02LA01
Brocadopa®	L-Dopa	N04BA01
Bromazanil®	Bromazepam	N05BA08
Bromhexin 12®	Bromhexin	R05CB02

Handelsname	Präparat	ATC-Code
Bromhexin-BC®	Bromhexin	R05CB02
Bromhexin-rat.®	Bromhexin	R05CB02
Bromuc®	Acetylcystein	R05CB01
Broncho Spray®	Salbutamol	R03AC02
Bronchocort®	Beclometason	R03BA01
Bronchoparat®	Theophyllin	R03DA04
Bronchoretard®	Theophyllin	R03DA04
BS-ratiopharm®	Butylscopolamin	A03BB01
Budesonid Stada®	Budesonid	R01AD05
Budesonid rat.®	Budesonid	R01AD05
Budesonidvon ct®	Budesonid	R01AD05
Buscopan®	Butylscopolamin	A03BB01
Bykomycin®	Neomycin	J01GB05
Calcitonin Stada®	Calcitonin	H05BA01
Calcitonin von ct®	Calcitonin	H05BA01
Calcitonin-dura®	Calcitonin	H05BA01
Calcitonin-rat.®	Calcitonin	H05BA01
Candio-Hermal®	Nystatin	D01AA01
Canesten®	Clotrimazol	D01AC01
Canesten®	Clotrimazol	G01AF02
Canifugol Vaginal®	Clotrimazol	G01AF02
Captin®	Paracetamol	N02BE01
Captogamma®	Captopril	C09AA01
Captohexal®	Captopril	C09AA01
Capto-Isis®	Captopril	C09AA01
Captopril®	Captopril	C09AA01
Carbimazol Henning®	Carbimazol	H03BB01
Carboplat®	Carboplatin	L01XA02
Cardular®	Doxazosin	C02CA04
Carnigen®	Oxilofrin	C01CB04
Catapressan®	Clonidin	C02AC01
Cedur®	Bezafibrat	C10AB02

Handelsname	Präparat	ATC-Code
Ceftix®	Ceftizoxim	J01DA22
Cephoral®	Cefixim	J01DA23
Chinidin-Duriles®	Chinidin	M09AA02
Chinidin-Duriles®	Chinidin	P01BC01
Chinidin-ret.®	Chinidin	M09AA02
Chinidin-ret.®	Chinidin	P01BC01
Chloraldurat®	Chloralhydrat	N05CC01
Ciatyl®	Clopenthixol	N05AF02
Ciatyl®	Zuclopenthixol	N05AF05
Cibacen®	Benazepril	C09AA07
Cimebeta®	Cimetidin	A02BA01
Cimehexal®	Cimetidin	A02BA01
Cimet®	Cimetidin	A02BA01
Cimetidin-Heumann®	Cimetidin	A02BA01
CimLich®	Cimetidin	A02BA01
Cinnaricin AL®	Cinnarizin	C04AX33
Cinnaricin AL®	Cinnarizin	N07CA02
Cinnaricin forte von ct®	Cinnarizin	C04AX33
Cinnaricin forte von ct®	Cinnarizin	N07CA02
Cinnaricin forte-rat.®	Cinnarizin	C04AX33
Cinnaricin forte-rat.®	Cinnarizin	N07CA02
Ciprobay®	Ciprofloxacin	J01MA02
Circanol®	Dihydroergotoxin	C04AE01
Cisplatin®	Cisplatin	L01XA01
Claforan®	Cefotaxim	J01DA10
Clamoxyl®	Amoxicillin	J01CA04
Claudicat®	Pentoxifyllin	C04AD03
Clonidin-rat.®	Clonidin	C02AC01
Clont®	Metronidazol	G01AF01
Clont®	Metronidazol	J01XD01
Codicompretten®	Codein	R05DA04
Codipertussin®	Codein	R05DA04

Handelsname	Präparat	ATC-Code
Cognex®	Tacrin	N07AA04
Colchicum dispert®	Colchizin	M04AC01
Coleb®	Isosorbidmononitrat	C01DA14
Colo-Pleon®	Sulfazosulfapyridin	A07EC01
Concor®	Bisoprololfumarat	C07AB07
Contraneural®	Ibuprofen	M01AE01
Convulex®	Valproinsäure	N03AG01
Corangin®	Isosorbidmononitrat	C01DA14
Corangin Nitro®	Nitroglycerin	C01DA02
Cordarex®	Amiodaron	C01BD01
Cordicant®	Nifedipin	C08CA05
Cordichin®	Verapamil + Chinidin	C01BA51
Cordichin®	Verapamil + Chinidin	C08DA51
Coric®	Lisinopril	C09AA03
Corinfar®	Nifedipin	C08CA05
Corotrend®	Nifedipin	C08CA05
Corvaton®	Molsidomin	C01DX12
Coumadin®	Wafarin-Natrium	B01AA03
Cranoc®	Fluvastatin	C10AA04
Cripar®	Dihydroergocryptin	N04BC03
Crixivan®	Indinavir	J05AE02
Cromoglycin-rat.®	Cromoglycinsäure	R01AC01
Cromoglycin-rat.®	Cromoglycinsäure	R03BC01
Cromoglycin-rat.®	Cromoglycinsäure	S01GX01
Cymeven®	Ganciclovir	J05AB06
Cynt®	Moxonidin	C02AC05
Cystit®	Nitrofutantoin	G04AC01
Cytobion®	Cobalamin	B03BA01
Cytotec®	Misoprostol	A02BB01
Daktar®	Miconazol	A01AB09
Daktar®	Miconazol	A07AC01
Daktar®	Miconazol	D01AC02

Handelsname	Präparat	ATC-Code
Daktar®	Miconazol	J02AB01
Dalmadorm®	Flurazepam	N05CD01
Dantamacrin®	Dantrolen	M03CA01
Dantrolen®	Dantrolen	M03CA01
Daraprim®	Pyrimethamin	P01BD01
DCCK®	Dihydroergotoxin	C04AE01
Decortin®	Prednison	H02AB07
Decortin H®	Prednisolon	H02AB06
Dehydrobenzperidol®	Droperidol	N05AD08
Delix®	Ramipril	C09AA05
Denan®	Simvastatin	C10AA01
Depot-H15-Insulin®	Insulin (misch)	A10AC
Depot-H-Insulin®	Insulin (misch)	A10AC
Deprenyl®	Selegilin	N04BD01
Depressan®	Dihydralazin	C02DB01
Deprilept®	Maprotilin	N06AA21
Deseril®	Methysergid	N02CA04
DET MS®	Dihydroergotamin	N02CA01
Dexa-Allvoran®	Dexamethason	H02AB02
Dexabene®	Dexamethason	H02AB02
Dexaflam®	Dexamethason	H02AB02
DHC®	Dihydrocodein	N02AA08
DHE®	Dihydroergotamin	C06AA02
DHE®	Dihydroergotamin	N02CA01
Diamox®	Azetazolamid	S01EC01
Diazepam-Destin rectal®	Diazepam	N05BA01
Diazepam-rat.®	Diazepam	N05BA01
Diblocin®	Doxazosin	C02CA04
Diclac®	Diclofenac	M01AB05
Diclac®	Diclofenac	M02AA15
Diclophenac-rat.®	Diclofenac	M01AB05
Diclophlogont®	Diclofenac	M01AB05

Handelsname	Präparat	ATC-Code
Diclophlogont®	Diclofenac	M02AA15
Diflucan®	Fluconazol	J02AC01
Digacin®	Digoxin	C01AA05
Digimerck®	Digitoxin	C01AA04
Digitoxin AWD®	Digitoxin	C01AA04
Digitoxin Didier®	Digitoxin	C01AA04
Digostada®	Beta-Acetyldigoxin	C01AA02
Digotab®	Beta-Acetyldigoxin	C01AA02
Dihydergot®	Dihydroergotamin	C06AA02
Dihydergot®	Dihydroergotamin	N02CA01
Dilanacin®	Digoxin	C01AA05
Dilatrend®	Carvedilol	C07AG02
Diltahexal®	Diltiazem	C08DB01
Diltiuc®	Diltiazem	C08DB01
Dilzem®	Diltiazem	C08DB01
Dipidolor®	Piritramid	N02AC03
Dipiperon®	Pipamperon	N05AD05
Disoprivan®	Propofol	N01AX10
Distraneurin®	Clomethiazol	N05CM02
Dobutamin AWD®	Dobutamin	C01CA07
Dobutamin Giulini®	Dobutamin	C01CA07
Dobutamin Hexal®	Dobutamin	C01CA07
Dobutamin Solvay®	Dobutamin	C01CA07
Dobutamin-rat.®	Dobutamin	C01CA07
Dobutrex®	Dobutamin	C01CA07
Dociton®	Propranolol	C07AA05
Dogmatil®	Sulpirid	N05AL01
Dolantin®	Pethidin	N02AB02
Dolgit®	Ibuprofen	M01AE01
Dolgit®	Ibuprofen	M02AA13
Doloreduct®	Paracetamol	N02BE01
Dopamin Giulini®	Dopamin	C01CA04

Handelsname	Präparat	ATC-Code
Dopergin®	Lisurid	G02CB02
Dopergin®	Lisurid	N04BH03
Dormicum®	Midazolam	N05CD08
Dormicum V®	Midazolam	N05CD08
Doryl®	Carbachol	N07AB01
Doxepin-Dura®	Doxepin	N06AA12
Doxepin-neuraxpharm®	Doxepin	N06AA12
Doxepin-rat.®	Doxepin	N06AA12
Doxorubicin®	Doxorubicin	L01DB01
Doxy von ct®	Doxycyclin	J01AA02
Doxy Wolff®	Doxycyclin	J01AA02
Doxycyclin Heumann®	Doxycyclin	J01AA02
Doxycyclin-rat.®	Doxycyclin	J01AA02
Doxyhexal®	Doxycyclin	J01AA02
Durafenat®	Fenofibrat	C10AB05
Duraglucon®	Glibenclamid	A10BB01
Duranifin®	Nifedipin	C08CA05
Duranitrat®	Isosorbiddinitrat	C01DA08
Durapindol®	Pindolol	C07AA03
Durapindol®	Pindolol	S01ED07
Duravoletten®	Diclofenac	M01AB05
Durazanil®	Bromazepam	N05BA08
Dusodril®	Naftidrofurylhydrogenoxalat	C04AX21
Dynacil®	Fosinopril	C09AA09
Dynorm®	Cilazapril	C09AA08
Dysmenalgit N®	Naproxen	G02CC02
Dysmenalgit N®	Naproxen	M01AE02
Dytide H®	Triamteren + Hydrochlorothiazid	C03EA21
Eatan N®	Nitrazepam	N05CD02
Ebrantil®	Urapidil	C02CA06
Eferox®	Levothyroxin	H03AA01
Effekton®	Diclofenac	M01AB05

Handelsname	Präparat	ATC-Code
Effekton®	Diclofenac	M02AA15
Effortil®	Etilefrin	C01CA01
Elantan®	Isosorbidmononitrat	C01DA14
Elbrol®	Propranolol	C07AA05
Elobact®	Cefuroximaxetil	J01DA06
Elobact®	Cefuroximaxetil	J01DA38
Elugan®	Simethicon	A02DA01
Embolex® NM	Cetoparin-Natrium	B01AB13
Emesoan®	Diphenhydramin	D04AA32
Endoxan®	Cyclophosphamid	L01AA01
Enelfa®	Paracetamol	N02BE01
Epanutin®	Phenytoin	N03AB02
Epi-Pevaryl®	Econazol	D01AC03
Epivir®	Lamivudin	J05AB10
Equilibrium®	Amitryptillinoxid	N05AA25
Eremfat®	Rifampicin	J04AB02
Ergenyl®	Valproinsäure	N03AG01
Ergo sanol®	Ergotamintartrat	N02CA02
Ergont®	Dihydroergotamin	C06AA02
Ergont®	Dihydroergotamin	N02CA01
Ergotamin Medihaler®	Ergotamintartrat	N02CA02
Erycinum®	Erythromycin	J01FA01
Eryfer 100®	Eisen II-Sulfat	B03AA07
Eryhexal®	Erythromycin	J01FA01
Erypo®	Erythropoetin	B03XA01
Esidrix®	Hydrochlorothiazid	C03AA03
Espumisan®	Simethicon	A02DA01
Essaven®	Heparin	C05BA03
Estraderm TTS®	Estradiol	G03CA03
Estrifam®	Estradiol	G03CA20
Estriol LAW®	Estriol	G03CA04
Estriol LAW®	Estriol	G03CD01

Handelsname	Präparat	ATC-Code
Eugalac®	Lactulose	A06AD11
Euglucon®	Glibenclamid	A10BB01
Eunerpan®	Melperon	N05AD03
Euphyllin®	Theophyllin, Aminophyllin	R03DA05
Eurex®	Prazosin	C02CA01
Eusaprim forte®	Trimethoprim + Sulfamethoxazol/ Cotrimoxazol	J01EE01
Euthyrox®	Levothyroxin	H03AA01
Evion®	Tocopherol	A11HA03
Evit®	Tocopherol	A11HA03
Famvir®	Famciclovir	J05AB09
Faustan®	Diazepam	N05BA01
Favistan®	Thiamazol	H03BB02
Felden®	Piroxicam	M01AC01
Felden®	Piroxicam	M02AA07
Fenistil®	Dimetinden	D04AA13
Fenistil®	Dimetinden	R06AB03
Fenofibrat-rat.®	Fenofibrat	C10AB05
Fentanyl®	Fentanyl	N01AH01
Fentanyl-Hexal®	Fentanyl	N01AH01
Fentanyl-Janssen®	Fentanyl	N01AH01
Ferrlecit®	Eisen-II-Gluconat	B03AA03
Ferrlecit 2®	Eisen-II-Succinat	B03AA06
Ferro 66®	Eisen II-Chlorid	B03AA05
Ferro sanol/duodenal®	Eisen II-Sulfat	B03AA07
Ferro-Folsan®	Eisen II-Sulfat + Folsäure	B03AA57
Ferrum Verla®	Eisen II-Gluconat	B03AA03
Fevarin®	Fluvoxamin	N06AB08
Finlepsin®	Carbamazepin	N03AF01
Flagyl®	Metronidazol	G01AF01
Floxal®	Ofloxacin	S01AX11
Fluanxol®	Flupentixol	N05AF01
Fluctin®	Fluoxetin	N06AB03

Handelsname	Präparat	ATC-Code
Fluctin-rat.®	Fluoxetin	N06AB03
Fluimucil®	Acetylcystein	R05CB01
Flunitrazepam-rat.®	Flunitrazepam	N05CD03
Fluoretten®	Natriumfluorid	A01AA01
Foligan®	Allopurinol	M04AA01
Fondril®	Bisoprololfumarat	C07AB07
Fortecortin®	Dexamethason	H02AB02
Fortral®	Pentazocin	N02AD01
Fortrum®	Ceftazidim	J01DA11
Fosfocin®	Fosfomycin	J01XX01
Fosinorm®	Fosinopril	C09AA09
Fragmin®	Dalteparin-Na	B01AB04
Fragmin®	Dalteparin-Na	B01AB13
Fraxiparin®	Nadroparin-Calcium	B01AB06
Fraxiparin®	Nadroparin-Calcium	B01AB13
Frisium®	Clobazam	N05BA09
Funagta®	Fluconazol	J02AC01
Fungizid-rat. Vaginal®	Clotrimazol	G01AF02
Furadantin®	Nitrofutantoin	G04AC01
Furo von ct®	Furosemid	C03CA01
Furorese®	Furosemid	C03CA01
Furosemid®	Furosemid	C03CA01
Gammabulin Immuno S®	Immunglobulin (human)	J06BA02
Gammonativ®	Immunglobulin (human)	J06BA02
Ganor®	Famotidin	A02BA03
Gastrax®	Nizatidin	A02BA04
Gastricur®	Pirenzepin	A02BX03
Gastroloc®	Omeprazol	A02BC01
Gastrosil®	Metoclopramid	A03FA01
Gastrozepin®	Pirenzepin	A02BX03
Gernebcin®	Tobramycin	J01GB01
Gevilon®	Gemfibrozil	C10AB04

Handelsname	Präparat	ATC-Code
Gilurytmal	Ajmalin	C01BA05
Glianimon	Benperidol	N05AD07
Glibenhexal	Glibenclamid	A10BB01
Glucobay	Acarbose	A10BF01
Glucophage	Metformin	A10BA02
Glucoreduct	Glibenclamid	A10BB01
Glucovital	Glibenclamid	A10BB01
Glycerosteril	Glycerol	C01DA02
Godamed	Acetylsalicylsäure	B01AC06
Gramaxin	Cefazolin	J01DA04
Gutron	Midodrin	C01CA17
Gyno-Daktar	Miconazol	G01AF04
Gyno-Pevaryl	Econazol	G01AF05
H2-Blocker-rat.	Cimetidin	A02BA01
Haemiton	Clonidin	C02AC01
Haemiton	Clonidin	S01EA04
HAES-Steril 10%	Hydroxyäthylstärke	B05AA08
Halcion	Triazolam	N05CD05
Haldol	Haloperidol	N05AD01
Hämaccel 35	Gelantine, Polypeptide	V06DD
Hämatopan F	Eisen II-Sulfat + Folsäure	B03AA57
Heitrin	Terazosin	C02CA05
Hexobion	Pyridoxin	A11HA02
H-Insulin Hoechst	Insulin (normal)	A10AB
Hisfedin	Terfenadin	R06AX12
Hivid	Dideoxycytidin	J05AB08
Human Albumin 5%	Humanalbumin	B05AA01
Humaninsulin Basal	Insulin (verzögert)	A10AD
Humaninsulin Lilly	Insulin (normal)	A10AB
Humaninsulin Profil I-III	Insulin (misch)	A10AC
Hydergin	Dihydroergotoxin	C04AE01
Hygroton	Chlortalidon	C03BA04

Handelsname	Präparat	ATC-Code
Hypnomidate®	Etomidat	N01AX07
Hypnorex®	Lithium	N05AN01
Ibuhexal®	Ibuprofen	M01AE01
Ibuphlogont®	Ibuprofen	M01AE01
Ibutad®	Ibuprofen	M01AE01
Imap®	Fluspirilen	N05AG01
Imbun®	Ibuprofen	M01AE01
Imeson®	Nitrazepam	N05CD02
Imidin N/S®	Xylometazolin	R01AA07
Imigran®	Sumatriptan	N02CC01
Imodium®	Loperamid	A07DA03
Imurek®	Azathioprin	L04AX01
Indobloc®	Propranolol	C07AA05
Indomet®	Indometacin	M01AB01
Insidon®	Opipramol	N06AA05
Insulin Actrapid HM®	Insulin (normal)	A10AB
Insulin Mixtard Human®	Insulin (misch)	A10AC
Insulin Protaphan HM®	Insulin (verzögert)	A10AD
Insulin Ultratard HM®	Insulin (lang)	A10AD
Intal®	Cromoglicinsäure	R01AC01
Intal®	Cromoglicinsäure	R03BC01
Intraglobin F®	Immunglobulin (human)	J06BA02
Intron A®	Interferon alpha 2b	L03AA04
Invirase®	Saquinavir	J05AE01
Irenat®	Natriumperchlorat	H03BC
IS 5 mono-rat.®	Isosorbidmononitrat	C01DA14
ISDN rat.®	Isosorbiddinitrat	C01DA08
ISDN Riker®	Isosorbiddinitrat	C01DA08
ISDN Stada®	Isosorbiddinitrat	C01DA08
ISDN von ct®	Isosorbiddinitrat	C01DA08
Ismelin®	Guanethidin	C02CC02
Ismelin®	Guanethidin	S01EX02

Handelsname	Präparat	ATC-Code
Ismo®	Isosorbidmononitrat	C01DA14
Iso Mack®	Isosorbiddinitrat	C01DA08
Isocillin®	Penicillin V	J01CE02
Isoket®	Isosorbiddinitrat	C01DA08
Isomonit®	Isosorbidmononitrat	C01DA14
Isoptin®	Verapamil	C08DA01
Isopto-Carbachol®	Carbachol	N07AB01
Isostenase®	Isosorbiddinitrat	C01DA08
Isovist®	Iotrolan	V08AB06
Itrop®	Ipratropiumbromid	C01BX01
Itrop®	Ipratropiumbromid	R01AX03
Jatropur®	Triamteren	C03DB02
Jenaprofen®	Ibuprofen	M01AE01
Jodetten®	Jodid	H03CA01
Jodid®	Jodid	H03CA
Jodid®	Jodid	H03CA01
Kadefungin Vaginal®	Clotrimazol	G01AF02
Kalinor®	Kaliumchlorid	A12BA01
Kalinor-Brause®	KHCO3	A12BA04
Kaliumchlorid Braun®	Kaliumchlorid	A12BA01
Kalium-Duriles®	Kaliumchlorid	A12BA01
Karil®	Calcitonin	H05BA01
Karvea®	Irbesartan	C09CA04
Katadolon®	Flupirtin	N02BG07
Kefspor®	Cefaclor	J01DA08
Kepinol®	Cotrimoxazol	J01EE01
Kessar®	Tamoxifen	L02BA01
Ketamin-rat.®	Ketamin	N01AX03
Ketanest®	Ketamin	N01AX03
Klacid®	Clarithromycin	J01FA09
Komb-H-Insulin Hoechst®	Insulin (misch)	A10AC
Konakion®	Phytomenadion	B02BA01

Handelsname	Präparat	ATC-Code
Kreon®	Pankreatin	A09AA02
Lactofalk®	Lactulose	A06AD11
Lamictal®	Lamotrigin	N03AX09
Lamisil®	Terbinafin	D01AE15
Lamisil®	Terbinafin	D01BA02
Lanicor®	Digoxin	C01AA05
Lanitop®	Methyldigoxin	C01AA08
Lasix®	Furosemid	C03CA01
Laubeel®	Lorazepam	N05BA06
Laxbene®	Bisacodyl	A06AB02
Laxbene®	Bisacodyl	A06AG02
Laxoberal®	Bisacodyl	A06AB02
Laxoberal®	Bisacodyl	A06AG02
Lefax®	Simethicon	A02DA01
Lepinal®	Phenobarbital	N03AA02
Leponex®	Clozapin	N05AH02
Leukeran®	Chlorambuzil	L01AA02
Leukomycin®	Chloramphenicol	J01BA01
Lexotanil®	Bromazepam	N05BA08
Li 450®	Lithium	N05AN01
Librium®	Chlordiazepoxid	N05BA02
Linoladiol N Creme®	Estradiol	D11AX15
Lioresal®	Baclofen	M03BX01
Lipanthyl®	Fenofibrat	C10AB05
Lipidil®	Fenofibrat	C10AB05
Lipobay®	Cerivastatin	C10A
Lipo-Merz®	Etofibrat	C10AB09
Lipotalon®	Dexamethason	H02AB02
Liprevil®	Pravastatin	C10AA03
Liquemin®	Heparin	B01AB01
Liskantin®	Primidon	N03AA03
Lithium-Duriles ret.®	Lithium	N05AN01

Handelsname	Präparat	ATC-Code
Löferon®	Eisen II-Gluconat	B03AA03
Lomir®	Isradipin	C08CA03
Lopedium®	Loperamid	A07DA03
Loperamid-rat.®	Loperamid	A07DA03
Lopirin®	Captopril	C09AA01
Lopressor®	Metoprolol	C07AB02
Loretam®	Lormetazepam	N05CD06
Lorzaar®	Losartan	C09CA01
L-Polamidon®	Methadon	N02AC52
L-Thyroxin Henning®	Levothyroxin	H03AA01
Ludiomil®	Maprotilin	N06AA21
Maaloxan®	Alluminiumhydroxid	A02AB02
Madopar®	Benseracid + L-Dopa	N04BA02
Makrodex®	Dextran 60	B05AA05
Maliasin®	Barbexaclon (Phenobarbital)	N03AA04
Maninil®	Glibenclamid	A10BB01
Mannit®	Mannitol	B05BC01
Marax®	Magaldrat	A02AD02
Marcumar®	Phenprocoumon	B01AA04
Mavid®	Clarithromycin	J01FA09
MCP-rat.®	Metoclopramid	A03FA01
Mediabet®	Metformin	A10BA02
Megacillin®	Penicillin V	J01CE02
Melleril®	Thioridazin	N05AC02
Mercurochrom®	Merbromin	D08AK04
Mescorit®	Metformin	A10BA02
Mestinon®	Pyridostigmin	N07AA02
Metalcaptase®	Penicillamin	M01CC01
Methergin®	Methylergometrin	G02AB01
Methimazol®	Thiamazol	H03BB02
Methotrexat®	Amethopterin	L01BA01
Methylergobrevin®	Methylergometrin	G02AB01

Handelsname	Präparat	ATC-Code
Metohexal®	Metoprolol	C07AB02
Metronidazol Artesan®	Metronidazol	G01AF01
Mevinacor®	Lovastatin	C10AA02
Mexitil®	Mexiletin	C01BB02
Migrexa®	Ergotamintartrat	N02CA02
Milgamma®	Vitamin B-Komplex	A11DB
Milgamma N®	Vitamin B-Komplex	A11DB
Milgamma®	Vitamin B-Komplex	N07XB56
Milgamma N®	Vitamin B-Komplex	N07XB56
Minipress®	Prazosin	C02CA01
Minirin®	Desmopressin	H01BA02
Mitoxantron AWD®	Mitoxantron	L01DB07
Mobifortin®	Tetrazepam	M03BX07
Modip®	Felodipin	C08CA02
Mogadan®	Nitrazepam	N05CD02
Molsidomin Heumann®	Molsidomin	C01DX12
Molsihexal®	Molsidomin	C01DX12
Mono Mack®	Isosorbidmononitrat	C01DA14
Monoclair®	Isosorbidmononitrat	C01DA14
Mono-Embolex multi®	Cetoparin-Natrium	B01AB13
Mono-Embolex NM®	Cetoparin-Natrium	B01AB13
Monolong®	Isosorbidmononitrat	C01DA14
Monostenase®	Isosorbidmononitrat	C01DA14
Moronal®	Nystatin	A07AA02
Moronal®	Nystatin	D01AA01
Moronal®	Nystatin	G01AA01
Morphin Merck®	Morphin	N02AA01
Motilium®	Domperidon	A03FA03
Movergan®	Selegilin	N04BD01
MSI®	Morphin	N02AA01
MST Mundipharma®	Morphin	N02AA01
MTX®	Methotrexat	L01BA01

Handelsname	Präparat	ATC-Code
Mucosolvan	Ambroxol	R05CB06
Mucret	Acetylcystein	R05CB01
Munobal	Felodipin	C08CA02
Musaril	Tetrazepam	M03BX07
Muskel-Trancopal	Chlormezanon	M03BB02
Myambutol	Ethambutol	J04AK02
Mycospor	Bifonazol	D01AC10
Mycospor	Bifonazol	D01AC60
Mykofungin Vaginal	Clotrimazol	G01AF02
Mylepsinum	Primidon	N03AA03
Myleran	Busulfan	L01AB01
Nacom	Levodopa + Carbidopa	N04BA02
NAC-rat	Acetylcystein	R05CB01
Narcanti	Naloxon	V03AB15
Narcaricin	Benzbromaron	M04AB03
Nasenspray-rat	Xylometazolin	R01AA07
Nasentropfen-rat	Xylometazolin	R01AA07
Natriumhydrogencarbonat	NaHCO$_3$	A02AH01
Natriumhydrogencarbonat	NaHCO$_3$	A06AX02
Natriumhydrogencarbonat	NaHCO$_3$	C01EB71
Natriumthiosulfat	Natriumthiosulfat	V04AB06
Neogama	Sulpirid	N05AL01
Neomycin	Neomycin	J01GB05
Neostigmin	Neostigmin	N07AA01
Neostigmin	Neostigmin	S01EB06
Neo-Thyreostat	Carbimazol	H03BB01
Nepresol	Dihydralazin	C02DB01
Neupogen	Filgrastim (G-CSF)	L03AA02
Neurocil	Levomepromazin	N05AA02
Neurontin	Gabapentin	N03AX12
Neurothioct	a-Liponsäure	N07XB01
Neurothioct	a-Liponsäure	N07XB01

Handelsname	Präparat	ATC-Code
Nifedipat®	Nifedipin	C08CA05
Nifehexal®	Nifedipin	C08CA05
Nifelat®	Nifedipin	C08CA05
Nimotop®	Nimodipin	C08CA06
Nipolept®	Zotepin	N05AX12
Nipruss®	Nitroprussid-Na	C02DD01
Nitoman®	Tetrabenazin	N05AK01
Nitrangin Isis®	Nitroglycerin	C01DA02
Nitrangin liquidum®	Nitroglycerin	C01DA02
Nitrendipin®	Nitrendipin	C08CA08
Nitro Mack®	Nitroglycerin	C01DA02
Nitroderm®	Nitroglycerin	C01DA02
Nitrolingual®	Glyceroltrinitrat	C01DA02
Nitro-Pohl®	Nitroglycerin	C01DA02
Nitrosorbon®	Isosorbiddinitrat	C01DA08
Nizax®	Nizatidin	A02BA04
Nizoral®	Ketoconazol	D01AC08
Nizoral®	Ketoconazol	J02AB02
Noctamid®	Lormetazepam	N05CD06
Nootrop®	Piracetam	N06BX03
Norcuron®	Vecuronium	M03AC03
Normabrain®	Piracetam	N06BX03
Normalip N®	Fenofibrat	C10AB05
Normoc®	Bromazepam	N05BA08
Nortrilen®	Nortriptylin	N06AA10
Norvasc®	Amlodipin	C08CA01
Novadral®	Norfenefrin	C01CA05
Novaldex®	Tamoxifen	L02BA01
Novalgin®	Metamizol	N02BB02
Novaminsulfon-rat.®	Metamizol	N02BB02
Novanox®	Nitrazepam	N05CD02
Novatron®	Mitoxantron	L01DB07

Handelsname	Präparat	ATC-Code
Noveril	Dibenzepin	N06AA08
Novocain	Procain	N01BA02
Novodigal	Beta-Acetyldigoxin	C01AA02
Novo-Nordisk	Insulin (normal)	A10AB
Novoprotect	Amitriptylin	N06AA09
Nystatin Lederle	Nystatin	A07AA02
Nystatin Lederle	Nystatin	D01AA01
Nystatin Lederle	Nystatin	G01AA01
Obsidan	Propranolol	C07AA05
Ödemase	Furosemid	C03CA01
OeKolp Vaginal	Estriol	G03CA04
OeKolp Vaginal	Estriol	G03CD01
Oestro Gynaedron	Estriol	G03CA04
Oestro Gynaedron	Estriol	G03CD01
Olicard	Isosorbidmononitrat	C01DA14
Olynth	Xylometazolin	R01AA07
Optalidon	Ibuprofen	M01AE01
Optipect	Codein	R05DA04
Orap	Pimozid	N05AG02
Orelox	Cefpodoxim	J01DA33
Ospolot	Sultiam	N03AX03
Ossin	Natriumfluorid	A12CD01
Ostac	Clodronsäure	M05BA02
Otriven Lsg	Xylometazolin	R01AA07
Ovestin	Estriol	G03CA04
Paedialgon	Paracetamol	N02BE01
Paediathrocin	Erythromycin	J01FA01
Pankreon	Pankreatin	A09AA02
Panoral	Cefaclor	J01DA08
Panthenol	Dexpanthenol	A03FA07
Panthenol	Dexpanthenol	A11HA30
Panthenol	Dexpanthenol	D03AX03

Handelsname	Präparat	ATC-Code
Panthenol®	Dexpanthenol	R01AX08
Panthenol®	Dexpanthenol	S01XA12
Pantolax®	Succinylbicholin	A07AB04
Pantozol®	Pantoprazol	A02BC02
Paraxin®	Chloramphenicol	J01BA01
Parkotil®	Pergolidmesilat	N04BC02
Partussisten®	Fenoterol	G02CA03
Partussisten®	Fenoterol	R03AC04
Partussisten®	Fenoterol	R03CC04
Paspertase®	Pankreatin	A09AA02
Paspertin®	Metoclopramid	A03FA01
Penicillin G®	Penicillin G	J01CE01
Penicillin Grünenthal®	Penicillin G	J01CE01
Penicillin V®	Penicillin V	J01CE02
Pentalong®	Pentaerythrityltetranitrat	C01DA05
Pepdul®	Famotidin	A02BA03
Persantin®	Dipyridamol	B01AC07
Persantin®	Dipyridamol	C01DX21
Pertofan®	Desipramin	N06AA01
Petinutin®	Mesuximid	N03AD03
Petnidan®	Ethosuximid	N03AD01
Phenaemal®	Phenobarbital	N03AA02
Phenhydan®	Phenytoin	N03AB02
Phenytoin®	Phenytoin	N03AB02
Physiotens®	Moxonidin	C02AC05
Pidilat®	Nifedipin	C08CA05
Pidilat®	Nifedipin	C08CA05
Pipril®	Piperacillin	J01CA12
Piracetam-rat.®	Piracetam	N06BX03
Pirenzepin-rat.®	Pirenzepin	A02BX03
Pitressin®	Vasopressin	H01BA01
PK-Merz®	Amantadinsulfat	N04BB01

Handelsname	Präparat	ATC-Code
Plantocur	Flohsamenschalen	A06AC01
Plastufer	Eisen II-Sulfat	B03AA07
Plastulen N	Eisen II-Sulfat + Folsäure	B03AA57
Platinex Lsg	Cisplatin	L01XA01
Podomexef	Cefpodoxim	J01DA33
Pravasin	Pravastatin	C10AA03
Pravidel	Bromocriptin	G02CB01
Pravidel	Bromocriptin	N04BC01
Praxiten	Oxazepam	N05BA04
Prazosin-rat	Prazosin	C02CA01
Predni-H-Tablinen	Prednisolon	H02AB06
Prednisolon	Prednisolon	H02AB06
Prednison	Prednison	H02AB07
Prelis	Metoprolol	C07AB02
Prent	Acebutolol	C07AB04
Pres	Enalapril	C09AA02
Probenecid	Probenecid	M04AB01
Progastrit	Alluminiumhydroxid	A02AB02
Proglicem	Diazoxid	A10CA02
Promit	Dextran 1	B05AA05
Propulsin	Cisaprid	A03FA02
Propycil	Propylthiouracil	H03BA02
Prostavasin	Alprostadil	C01EA01
Protactyl	Protamin	N05AA03
Protamin	Protaminchlorid	V03AB14
Prothazin	Promethazin	N05AA08
Prothromplex S-TIM	PPSB-Konzentrat	B01BD01
Proxen	Naproxen	M01AE02
Psyquil	Triflupromazin	A04AD06
Pulmicort	Budesonid	R01AD05
Pulmicort	Budesonid	R03BA02
Pulmicret	Acetylcystein	R05CB01

Handelsname	Präparat	ATC-Code
Pyknolepsinum®	Ethosuximid	N03AD01
Pyrafat®	Pyrazinamid	J04AK01
Quantalan®	Colestyramin	C10AC01
Quilonum®	Lithium	N05AN01
Radedorm®	Nitrazepam	N05CD02
Ranitic®	Ranitidin	A02BA02
Ranitidin-rat.®	Ranitidin	A02BA02
Recormon®	Erythropoetin/Epoetin beta	B03XA01
Rectodelt®	Prednison	H02AB07
Refobacin®	Gentamicin	D06AX07
Refobacin®	Gentamicin	S01AA11
Rekawan®	Kaliumchlorid	A12BA01
Remid®	Allopurinol	M04AA01
Rentylin®	Pentoxifyllin	C04AD03
Requip®	Ropinirol	N04BC04
Retrovir®	Zidovudin	J05AB05
Rewodina®	Diclofenac	M01AB05
Rewodina®	Diclofenac	M02AA15
Rheomakrodex®	Dextran 40	B05AA05
Rifun®	Pantoprazol	A02BC02
Rilutek®	Riluzol	N07XX02
Rimactan®	Rifampicin	J04AB02
Riopan®	Magaldrat	A02AD02
Risperdal®	Risperidon	N05AX08
Rivanol®	Ethacridin	D08AA01
Rivotril®	Clonazepam	N03AE01
Rocaltrol®	Calcitriol	A11CC04
Rocephin®	Ceftriaxon	J01DA13
Rocornal®	Trapidil	C01DX11
Roferon A®	Interferon alpha 2a	L03AA04
Rohypnol®	Flunitrazepam	N05CD03
Rudotel®	Medazepam	N05BA03

Handelsname	Präparat	ATC-Code
Rulid	Roxithromycin	J01FA06
Rythmodul	Disopyramid	C01BA03
Rytmonorm	Propafenon	C01BC03
Sab Simplex	Simethicon	A02DA01
Sabril	Vigabatrin	N03AG04
Salofalk	Mesalazin = 5-Aminosalicyl-säure	A07EC02
Sanasthmax	Beclometason	R03BA01
Sandimmun	Ciclosporin A	L04AA01
Sandomigran	Pizotifen	N02CX01
Sandostatin	Somatostatin	H01CB02
Saroten	Amitriptylin	N06AA09
Scandicain	Mepivacain	N01BB03
Sediat	Diphenhydramin	N05CM20
Sedovergan	Diphenhydramin	R06AA02
Sempera	Itraconazol	J02AC02
Seroxat	Paroxetin	N06AB05
Serpasil	Reserpin	C02AA02
Sibelium	Flunarizin	C04AX43
Sibelium	Flunarizin	N07CA03
Silomat	Clobutinol	R05DB03
Simagel	Almasilat	A02AD05
Sinquan	Doxepin	N06AA12
Sirdalud	Tizanidin	M03BX02
Siros	Itraconazol	J02AC02
Sirtal	Carbamazepin	N03AF01
Sobelin	Clindamycin	D10AF01
Sobelin	Clindamycin	G01AA10
Sobelin	Clindamycin	J01FF01
Solo-Decortin H	Prednisolon	H02AB06
Solosin	Theophyllin	R03DA04
Solutrast	Iopamidol	V08AB04
Sortis	Atorvastatin	C10A

Handelsname	Präparat	ATC-Code
Sostril®	Ranitidin	A02BA02
Sotalex®	Sotalol	C07AA07
Spironolacton-rat.®	Spironolacton	C03DA01
Spiropent®	Clenbuterol	R03CC13
Spizef®	Cefotiam	J01DA19
Stangyl®	Trimipramin	N06AA06
Stapenor®	Oxacillin	J01CF04
Staphylex®	Flucloxacillin	J01CF05
Staurodorm®	Flurazepam	N05CD01
Stillacor®	Beta-Acetyldigoxin	C01AA02
Stilnox®	Zolpidemtartrat	N05CG01
Streptase®	Streptokinase	B01AD01
Sufenta / mite 10®	Sufentanil	N01AH03
Sufenta epidural®	Sufentanil	N01AH03
Sultanol®	Salbutamol	R03AC02
Sultanol®	Salbutamol	R03CC02
Supracyclin®	Doxycyclin	J01AA02
Suprarenin®	Adrenalin, Epinephrin	A01AD01
Suprarenin®	Adrenalin, Epinephrin	B02BC09
Suprarenin®	Adrenalin, Epinephrin	C01CA03
Suprarenin®	Adrenalin, Epinephrin	C01CA24
Suprarenin®	Adrenalin, Epinephrin	R03AA01
Suprarenin®	Adrenalin, Epinephrin	S01EA01
Suprax®	Cefixim	J01DA23
Suxinutin®	Ethosuximid	N03AD01
Tabalon®	Ibuprofen	M01AE01
Tafil®	Alprazolam	N05BA12
Tagamet®	Cimetidin	A02BA01
Tagonis®	Paroxetin	N06AB05
Taloxa®	Felbamat	N03AX10
Tambocor®	Flecainid	C01BC04
Targocid®	Teicoplanin	J01XA02

Handelsname	Präparat	ATC-Code
Tofranil	Imipramin	N06AA02
Tolvin	Mianserin	N06AX03
Torem	Torasemid	C03CA04
Tradon	Pemolin	N06BA05
Tramadolor	Tramadol	N02AX02
Tramadol-rat	Tramadol	N02AX02
Tramagetic	Tramadol	N02AX02
Tramagit	Tramadol	N02AX02
Tramal	Tramadol	N02AX02
Tramundin	Tramadol	N02AX02
Tranquase	Diazepam	N05BA01
Tranxilium	Dikaliumclorazetat	N05BA05
Trapanal	Thiopental	N01AF03
Tremarit	Metixen	N04AA03
Trental	Pentoxifyllin	C04AD03
Triamhexal	Triamcinolon	H02AB08
Triam-Lichtenstein	Triamcinolon	H02AB08
Triam-oral	Triamcinolon	H02AB08
Trigastil	Alluminiumhydroxid	A02AB02
Trolovol	Penicillamin	M01CC01
Truxal	Chlorprothixen	N05AF03
Tryasol	Codein	R05DA04
Tussamed	Clobutinol	R05DB03
Ubretid	Distigminbromid	N07AA03
Udicil	Cytarabin	L01BC01
Ulcocur	Ranitidin	A02BA02
Ulcogant	Sucralfat	A02BX02
Ulcoprotect	Pirencepin	A02BX03
Ultralan	Fluocortolon	D07AC05
Ultralan	Fluocortolon	H02AB03
Ultravist	Iopromid	V08AB02
Unacid	Ampicillin + Sulbactam	J01CR01

Handelsname	Präparat	ATC-Code
Unacid PD®	Sultamicillintosilat	J01CR04
Unat®	Torasemid	C03CA04
Urbason®	Methylprednisolon	H02AB04
Uripurinol®	Allopurinol	M04AA01
Ursofalk®	Ursodesoxycholsäure	A05AA02
Urtias®	Allopurinol	M04AA01
Uskan®	Oxazepam	N05BA04
Vagimid®	Metronidazol	G01AF01
Vagimid®	Metronidazol	J01XD01
Valiquid®	Diazepam	N05BA01
Valium®	Diazepam	N05BA01
Valoron N®	Tilidin	N02AX51
Vancomycin®	Vancomycin	J01XA01
Vascal®	Isradipin	C08CA03
Vasomotal®	Betahistin	A04AD07
Vasomotal®	Betahistin	N07CA01
Venimmun®	7S-Immunglobulin	J06BA02
Ventilat®	Oxitropiumbromid	R03BB02
Vepesid®	Etoposid	L01CB01
Verahexal®	Verapamil	C08DA01
Veramex®	Verapamil	C08DA01
Vergentan®	Alizaprid	A03FA05
Vermox®	Mebendazol	P02CA01
Vertigo-Vomex S®	Dimenhydrinat	A04AB02
Vesdil®	Ramipril	C09AA05
Vibramycin®	Doxycyclin	J01AA02
Vigantol®	Colecalciferol	A11CC05
Vigantoletten®	Colecalciferol	A11CC05
Vincristin Bristol®	Vincristin	L01CA02
Vincristin Liquid®	Vincristin	L01CA02
Visken®	Pindolol	C07AA03
Vitaferro®	Eisen II-Sulfat	B03AA07

Handelsname	Präparat	ATC-Code
Vitamin E Stada	Tocopherol	A11HA03
Vitamin-B1	Thiamin	A11DA01
Vitamin-B12-rat	Cobalamin	B03BA01
Vitamin-B6-rat	Pyridoxin	A11HA02
Vitamin-E	Tocopherol	A11HA03
Vividrin	Cromoglicinsäure	R01AC01
Vividrin	Cromoglicinsäure	R03BC01
Vividrin	Cromoglicinsäure	S01GX01
Volmac	Salbutamol	R03CC02
Volon	Triamcinolon	A01AC01
Volon	Triamcinolon	D07AB09
Volon	Triamcinolon	H02AB08
Volon A	Triamcinolon	H02AB08
Voltaren	Diclofenac	M02AA15
Voltaren	Diclofenac	S01BC03
Vomacur	Dimenhydrinat	A04AB02
Vomex A	Dimenhydrinat	A04AB02
Xanef	Enalapril	C09AA02
Ximovan	Zopiclon	N05CF01
Xylocain	Lidocain	C01BB01
Xylocain	Lidocain	D04AB01
Xylocain	Lidocain	N01BB02
Zaditen	Ketotifen	R06AX17
Zantic	Ranitidin	A02BA02
Zentropil	Phenytoin	N03AB02
Zienam	Imipenem	J01DH01
Zinacef	Cefuroxim	J01DA06
Zinnat	Cefuroximaxetil	J01DA38
Zithromax	Azithromycin	J01FA10
Zocor	Simvastatin	C10AA01
Zofran	Ondansetron	A04AA01
Zovirax	Aciclovir	D06BB03

Handelsname	Präparat	ATC-Code
Vitamin E Stada®	Tocopherol	A11HA03
Vitamin-B1®	Thiamin	A11DA01
Vitamin-B12-rat.®	Cobalamin	B03BA01
Vitamin-B6-rat.®	Pyridoxin	A11HA02
Vitamin-E®	Tocopherol	A11HA03
Vividrin®	Cromoglicinsäure	R01AC01
Vividrin®	Cromoglicinsäure	R03BC01
Vividrin®	Cromoglicinsäure	S01GX01
Volmac®	Salbutamol	R03CC02
Volon®	Triamcinolon	A01AC01
Volon®	Triamcinolon	D07AB09
Volon®	Triamcinolon	H02AB08
Volon A®	Triamcinolon	H02AB08
Voltaren®	Diclofenac	M02AA15
Voltaren®	Diclofenac	S01BC03
Vomacur®	Dimenhydrinat	A04AB02
Vomex A®	Dimenhydrinat	A04AB02
Xanef®	Enalapril	C09AA02
Ximovan®	Zopiclon	N05CF01
Xylocain®	Lidocain	C01BB01
Xylocain®	Lidocain	D04AB01
Xylocain®	Lidocain	N01BB02
Zaditen®	Ketotifen	R06AX17
Zantic®	Ranitidin	A02BA02
Zentropil®	Phenytoin	N03AB02
Zienam®	Imipenem	J01DH01
Zinacef®	Cefuroxim	J01DA06
Zinnat®	Cefuroximaxetil	J01DA38
Zithromax®	Azithromycin	J01FA10
Zocor®	Simvastatin	C10AA01
Zofran®	Ondansetron	A04AA01
Zovirax®	Aciclovir	D06BB03

Handelsname	Präparat	ATC-Code
Zovirax*	Aciclovir	J05AB01
Zovirax*	Aciclovir	S01AD03
Zyloric*	Allopurinol	M04AA01
Zymafluor*	Natriumfluorid	A01AA01
Zyprexa*	Olanzapin	N05AH03
Zyrtec*	Cetirizin	R06AE07

Literaturverzeichnis:

1.) AIDS 1997 Diagnostik und Therapie – H.-R.- Brodt, E. B. Helm und B. S. Kamps – 7. Auflage Steinhäuser Verlag
2.) Allgemeine und spezielle Pharmakologie und Toxikologie - W. Forth, D. Henschler und W. Rummel – 5. Auflage Wissenschaftsverlag
3.) Allgemeine und systematische Pharmakologie und Toxikologie – H. H. Wellhöner – 5. Auflage Springer Verlag
4.) Antiepileptic Drugs, Forth Edition, R.H. Levy, R.H. Mattson, B.S. Meldrum – Raven Press New – York
5.) Antikoagulanzien- und Fibrinolysetherapie – J. Jaenecke – 5. Auflage Georg Thieme Verlag 1996
6.) Arzneimittel – H.Helwig, H. Otto – Wissenschaftliche Verlagsgesellschaft mbH 1992
7.) Arzneimitteldosierungen bei Niereninsuffizienz – Dosierungstabellen in der 2. Auflage – W.Bücherle – Nephrologische Klinik München Schwabing
8.) Arzneimittelwirkungen – E. Mutschler - Wissenschaftliche Verlagsgesellschaft mbH 1991
9.) Arzneiverordnungsreport '96 – U. Schwabe und D. Paffrath – Gustav Fischer-Verlag
10.) Der postoperative Schmerz – K.A. Lehmann – Springer 1996
11.) Empfehlung zur Therapie – Onkologie 1996 – J. Preiß, W. Dornhoff, F.G. Hagmann, A. Schmieder – 8. Auflage - Onkologische Arbeitsgemeinschaft Saar-Pfalz-M osel e.V.
12.) Epilepsiesyndrome – Therapiestrategien – R. Besser und G. G. Selbeck – Thieme Verlag 1997
13.) Fachinformationen einzelner Präparate
14.) Gelbe Liste – MediMedia, Medizinische Medien Informations GmbH, Am Forsthaus Gravenburg 9 in 63263 Neu-Isenburg
15.) Humorale Tumormarker – Andreas Ammon – Editiones <Roche> 1990
16.) Index – Infektionen, Erreger und Antibiotika – M. M. Zimmermanns und B. Wiedemann – Steinen: Zett-Verlag 1989
17.) Innere Medizin – G. Herold und Mitarbeiter – 1996/97

18.) Klinikleitfaden Gynäkologie – A. Valet, K.Goerke, J.Steller – 2. Auflage bei Jungjohann Verlagsgesellschaft

19.) Klinikleitfaden Innere Medizin – A. Schäfer und U. Renz – 5. Auflage beim Gustav Fischer-Verlag

20.) Klinikleitfaden Intensivmedizin – J. Braun und R. Preuss – 2. Auflage beim Gustav Fischer-Verlag

21.) Klinikleitfaden Neurologie – J. Klingelhöfer und M. Spranger - 1. Auflage beim Gustav Fischer-Verlag

22.) Lehrbuch der klinischen Chemie und Pathobiochemie – H. Greiling und A.M. Gressner – 2. Auflage des Schattauer-Verlag

23.) Lehrbuch der Pharmakologie und Toxikologie – E. Mutschler - Wissenschaftliche Verlagsgesellschaft GmbH Stuttgart 1991

24.) Lehrbuch der Schmerztherapie – M. Zens und I. Jurna – Wissenschaftliche Verlagsgesellschaft GmbH Stuttgart 1993

25.) Medikamentöse Diabetes-Therapie – Schriftenreihe der Bayrischen Landesapothekerkammer 47: 1993

26.) Memofix Pharmazie- A.Hensel, S. Cartellieri, J. Engel – VHC 1995

27.) Memorix Notfallmedizin – S. Müller – Chapmann & Hall 3. Auflage 1995

28.) Neurologie compact – A. Hufschmidt und C.H. Lücking – Thieme Verlag 1997

29.) Neuropsychopharmaka- Band 2 - Tranquilizer und Hypnotika – P. Riederer, G. Laux und W. Poldinger – Springer Verlag

30.) Nieren- und Hochdruckkrankheiten - J. Girndt - Schattauer-Verlag

31.) Normalwerttabelle – A. M. Gressner, Klinikum der Philipps-Universität Marburg

32.) Oralcephalosporine in der antibakteriellen Therapie - E. Strehl – PZ-Prisma 1: 1994

33.) Pädiatrie – K.H. Niessen – 2. Auflage edition medizin VHC Verlagsgesellschaft

34.) Pädiatrische Dosistabellen – G.a. Von Harnack, F. Jansen – 11. Auflage Wissenschaftliche Verlagsgesellschaft mbH 1994

35.) Pharmakologie und Toxikologie – T. Küttler – 17. Auflage Jungjohann Verlagsgesellschaft

36.) Pharmakotherapie – Klinische Pharmakologie – G. Fülgraff und D. Palm, 10. Ausgabe Gustav Fischer Verlag

37.) Psychiatrie – Kurzlehrbuch – W. Frank – 9. Auflage der Jungjohann Verlagsgesellschaft
38.) Psychiatrische Pharmakotherapie – O. Benkert und H. Hippius – 6. Auflage im Springer-Verlag 1995
39.) Rote Liste® – Rote Liste Service GmbH, Editio Cantor Verlag, Karlstraße 21 in 60329 Frankfurt
40.) Schilddrüsenkrankheiten – Diagnose und Therapie – P. Pfannenstiel, 3. Auflage im Berliner med. Verlagsanstalt GmbH
41.) Schmerztherapeutisches Manual – E. Neugebauer, E. Eypasch – 1 Auflage Kliniken Köln-Merheim 1994
42.) Schmerztherapie in der Operativen Medizin – G. Hempelmann, I. Bisoping – Bibliomed Melsungen 1989
43.) Spezielle Pharmakologie – T. Küttler – 10. Auflage Jungjohann Verlagsgesellschaft
44.) Stellenwert der Nichtopiodanlagetika in der Behandlung postoperativen Schmerzen – I.M. Bowdler, W. Seeling – Der Schmerz 7: 97-106, 1993
45.) Taschenbuch der Arzneibehandlung – H. Scholz und U. Schwabe – 11. Ausgabe Gustav Fischer Verlag
46.) Taschenbuch der Arzneiverordnungen in Schwangerschaft und Stillperiode – H. Spielmann, R. Steinhoff – Gustav Fischer Verlag 1990
47.) Therapie mit Cumarinderivaten - A. Goldinger – **Krankenhauspharmazie 5: 1996**
48.) Therapie und Verlauf neurologischer Erkrankungen – T. Brandt, J. Dichgans und H.C. Diener – 2. Auflage beim Kohlhammer Verlag
49.) Therapieschemata Neurologie – F. L. Horn und A. Struppler – 2. Auflage beim Urban & Schwarzenberg Verlag
50.) Tumorschmerztherapie – U. Hankemeier, I. Bowdler, D. Zech – Springer 1989

Labornormalwerte für Erwachsene

[Modifiziert nach A M Gressner, Normalwerttabelle, Klinikum der Philipps-Universität Marburg]

Serum:	SI-Einheit	Umrechnungs-faktor	konventionelle Einheit
Ammoniak	M: 15-60 µmol/l F: 11-51 µmol/l	1,703	M: 25-102 µg/dl F: 19-87 µg/dl
α-Amylase			40-130 U/l
AP			50-190 U/l
AT III			10-15 U/ml
Bilirubin (gesamt)	3,4-17,1 µmol/l	0,0585	0,2-1,0 mg/dl
Bilirubin (direkt)	< 3,4 µmol/l	0,0585	< 0,20 mg/dl
BSG (1 h)	ca. M: < 15 mm ca. F: < 25 mm		M: Alter/2 F: (Alter + 10)/2
BZ	3,89-6,11 mmol/l	18,02	70-110 mg/dl
CHE (Cholinesterase)			3500-8500 U/l
Cholesterin (gesamt)	3,36-6,47 mmol/l	38,66	130-250 mg/dl
HDL-Cholesterin	M: 0,9-1,16 mmol/l F: 1,16-1,7 mmol/l	38,66	M: 35-45 mg/dl F: 45-65 mg/dl
LDL-Cholesterin	< 3,9 mmol/l	38,66	< 150 mg/dl
CK			M: 10-80 U/l F: 10-70 U/l
CK-MB			< 6 % der Gesamt-CK oder < 10 U/l
CRP	< 5-10 mg/l		
Eisen	M: 11,6-29,9 µmol/l F: 8,9-29,9 µmol/l	5,585	M: 65-170 µg/dl F: 50-170 mg/dl
Eiweiß	66-83 g/l	0,1	6,6-8,3 g/dl
Ferritin	M: 30-400 µg/l F: 30-150 µg/l		
Fibrinogen	2,0-4,0 g/l	100	200-400 mg/dl
GLDH			< 3-4 U/l
GOT (AST)			M: 5-17 U/l F: 5-15 U/l
GPT (ALT)			M: 5-23 U/l F: 5-19 U/l
γ-GT			M: 6-28 U/l F: 4-18 U/l
Harnsäure	M: 202-416 µmol/l F: 142-339 µmol/l	0,0168	M: 3,4-7,0 mg/dl F: 2,4-5,7 mg/dl
Harnstoff	2,07-7,65 mmol/l	6	12-46 mg/dl
HbA1c			4-6 % des Ges.-Hb
HBDH			68-135 U/l
Kalium	3,6-5,6 mmol/l	3,839	14,1-21,5 mg/dl
Kalzium	2,2-2,6 mmol/l		
Kreatinin	50-106 µmol/l	0,0113	0,6-1,2 mg/dl
Laktat	1,0-2,0 mmol/l	9,008	9-18 mg/dl
LDH			120-240 U/l
Lipase			< 190 U/l
Magnesium	0,73-1,05 mmol/l	2,431	1,77-2,55 mg/dl
Natrium	135-144 mmol/l		
Osmolarität	280-305 mosmol/kg H_2O		

Serum:	SI-Einheit	Umrechnungs-faktor	konventionelle Einheit
Phosphat	0,84-1,45 mmol/l	3,103	2,6-4,5 mg/dl
Protein C	0,6-1,3 U/ml		0-140 %
Protein S (frei)	0,23-0,49 U/ml		60-145 %
Quick			70-130 %
PTT			24-43 sek.
PTZ			14-27 sek.
Saure Phosphatase			M: < 4,7 U/l F: < 3,7 U/l
TEBK (totale Eisen-bindungskapazität)	45-72 µmol/l	5,585	240-400 µg/dl
Triglyzeride	< 2,28 mmol/l	87,5	< 200 mg/dl
T_3	1,4-2,8 nmol/l	0,642	0,9-1,8 ng/ml
fT_3	5,4-12,3 pmol/l	0,650	3,5-8,0 ng/l
T_4	77-142 nmol/l	0,077	5,5-11,0 µg/dl
fT_4	10-23 pmol/l	0,078	0,8-1,8 ng/dl
Transferin	2,3-4,3 g/l	100	230-430 mg/dl
TSH basal			0,3-4,0 mU/l
BB (Blutbild):			
Erythrozyten	M: 4,4-6,0 T/l F: 4,2-5,5 T/l	1	M 4,4-6,0 * 10^6/µl F 4,2-5,5 * 10^6/µl
Retikulozyten			7-15/10^3 Ery´s
Hb (Hämoglobin)	M: 140-180 g/l F: 120-160 g/l	0,1	M: 14-18 g/dl F: 12-16 g/dl
MCHC	320-360 g/l		
MCH	27-32 pg		
MCV	80-94 fl		
Hkt.	M: 0,40-0,54 l/l F: 0,37-0,47 l/l	100	M: 40-54 % F: 37-47 %
Leukozyten	4,3-10,0 G/l	1	4,3-10 * 10^3/µl
Thrombozyten	150-350 G/l	1	150-350 * 10^3/µl
BGA (Blutgasanalyse):			
Basenexcess	-3 bis +2 mmol/l		
PH	7,37-7,45		
PCO_2	4,4-6,0 kPa	7,525	33-45 mmHg
PO_2	9,5-13,9 kPa	7,525	70-104 mmHg
Standard-Bicarbonat	22-27 mmol/l		
Eiweißelektrophorese:			
Gesamteiweiß	66-83 g/l	0,1	6,6-8,3 g/dl
Albumin	37-53 g/l	0,1	3,7-5,3 g/dl oder 58-70 %
α_1-Globulin			1,5-4,0 %
α_2-Globulin			5,0-10,0 %
β-Globulin			8,0-13,0 %
γ-Globulin			10,0-19,0 %

Springer und Umwelt

Als internationaler wissenschaftlicher Verlag sind wir uns unserer besonderen Verpflichtung der Umwelt gegenüber bewußt und beziehen umweltorientierte Grundsätze in Unternehmensentscheidungen mit ein. Von unseren Geschäftspartnern (Druckereien, Papierfabriken, Verpackungsherstellern usw.) verlangen wir, daß sie sowohl beim Herstellungsprozess selbst als auch beim Einsatz der zur Verwendung kommenden Materialien ökologische Gesichtspunkte berücksichtigen.
Das für dieses Buch verwendete Papier ist aus chlorfrei bzw. chlorarm hergestelltem Zellstoff gefertigt und im pH-Wert neutral.

Springer

MIX
Papier aus verantwortungsvollen Quellen
Paper from responsible sources
FSC® C105338

If you have any concerns about our products,
you can contact us on
ProductSafety@springernature.com

In case Publisher is established outside the EU,
the EU authorized representative is:
**Springer Nature Customer Service Center GmbH
Europaplatz 3, 69115 Heidelberg, Germany**

Printed by Libri Plureos GmbH
in Hamburg, Germany